临床根管治疗学

（第二版）

主编 梁景平

世界图书出版公司
上海・西安・北京・广州

图书在版编目（CIP）数据

临床根管治疗学 / 梁景平主编. — 2版. — 上海 : 上海世界图书出版公司, 2018.10（2020.11重印）
ISBN 978-7-5192-5128-4

Ⅰ. ①临… Ⅱ. ①梁… Ⅲ. ①牙髓病 - 根管疗法 - 高等学校 - 教材 Ⅳ. ①R781.305

中国版本图书馆CIP数据核字（2018）第212842号

书　　名	临床根管治疗学（第二版） Linchuang Genguan Zhiliaoxue（Di-er Ban）
主　　编	梁景平
责任编辑	胡　青
装帧设计	江苏凤凰制版有限公司
出版发行	上海世界图书出版公司
地　　址	上海市广中路88号9-10楼
邮　　编	200083
网　　址	http://www.wpcsh.com
经　　销	新华书店
印　　刷	杭州宏雅印刷有限公司
开　　本	787mm×1092mm　1/16
印　　张	17.5
字　　数	220千字
版　　次	2018年10月第1版　2020年11月第2次印刷
书　　号	ISBN 978-7-5192-5128-4 / R·463
定　　价	110.00元

编 写 人 员

主　编　梁景平

副主编　夏文薇

编　者（以姓氏拼音为序）

黄正蔚　姜　葳　姜云涛

刘　斌　马　瑞　孙　喆

唐子圣　夏文薇

再版说明

《临床根管治疗学》出版以来，受到广大读者的喜爱，先后多次印刷，仍有读者希望购买。同时也有读者对书中的不足之处提出了许多宝贵意见，为此在第一版的基础上对错误之处进行了修订，补充了一些最新的研究成果以及研究文献。增加了一章，关于临床病例的收集、诊断和治疗计划的制订，同时对临床病例开展了讨论，有助于大家对临床治疗过程中出现的问题进行思考。希望对读者有所帮助。

最后请广大读者继续对本书的错误给予批评指正，并提出希望和要求，感谢大家的支持!

编者

2018 年 3 月

前言

Preface

根管治疗——作为牙髓根尖周病的主要治疗方法，迄今为止已经历了200多年的历史，从最早的水蛭治疗脓肿的患牙，烧红的金属丝烫死牙髓，金属材料充填根管，到麻醉技术的应用，橡皮障的使用及非规范化的拔髓针和根管锉，以及X射线技术的临床应用和标准根管预备器械及方法的出现，根管治疗技术越来越成熟，而格罗斯曼（Grossman）的《根管治疗》（*Endodontic practice*）为根管治疗技术的标准化和规范化奠定了重要的基础。

近20年来，根管治疗已经从治疗的器械、材料、临床治疗技术等方面取得了飞跃的发展，而随着镍钛器械的应用、超声波技术、根管长度测定仪、热牙胶三维技术以及显微根管治疗技术的发展，根管治疗技术不仅在临床治疗中有了进一步的发展，根管治疗的成功率有了进一步的提高，而且在临床治疗机制及其医学科学的基础研究方面也有了长足的发展，包括根管器械的材料构成，各类器械的特点，去除根管壁玷污层的能力，根管工作长度测定的重要性，根管化学预备和冲洗在根管治疗中的作用与地位，三维根管充填的重要性及其不足之处，无菌概念在根管治疗中的意义，特别是显微镜在根管治疗中和根管再治疗中的作用与地位等方面进行了大量的研究和报道，对于临床具有重要的指导意义。

为此，本书籍从临床实用性角度出发，针对临床日常使用的各种根管预备器械，材料，方法，结合我们的临床经验，从根管治疗的理论基础到根管治疗的适应证，病例选择，根管治疗难度系数的评估，患者的知情同意；从根管治疗的第一步髓腔预备原则开始到根管工作长度的测定及其意义，各种根管治疗器械的特性，组成，正确的使用方法，使用注意事项，以及各类根管充填方法的优缺点及如何选择等逐一进行介绍，同时又介绍了近年来根管治疗方面的新技术，包括 CBCT 的应用，显微根管治疗技术的应用等方面的进展，内容既包括了基本的治疗技术和方法，又有相关的评价及研究报道。既有传统、经典的方法，结合介绍，又有先进理论、概念及技术的介绍。因此，可作为一本根管治疗临床专业参考书使用，既可供牙髓病专科医师参考，也可适用于临床口腔全科医师，口腔医学研究生以及进修医师选用参考。

本书在编写工作中得到了牙体牙髓专业前辈刘正教授的精心指导和帮助，可惜的是她还未写完本书的序言，就离我们而去，她生前谆谆教导我们要及时将这些宝贵的临床经验总结、发表，成果和经验要和大家分享才有意义。本书的出版可告慰刘正教授的在天之灵。

参与编写本书的作者都是我科长期从事牙体牙髓专业的临床医师，具有丰富的临床经验以及教学、理论知识，但由于编写时间近一年，而科技在迅速发展，因此在编写中难免存在许多不足与错误，诚请各位专家、老师以及同道不吝赐教，以便再版时加以修订。

梁景平

目录

Contents

第一章

现代根管治疗学概述

第一节　序　　言

根管治疗术作为牙髓病、根尖周病的主要治疗方法，近 30 年来不仅在临床治疗技术方面，而且在材料器械方面均取得了令人瞩目的成果，是牙髓病学的一个重要的组成部分。

根管治疗术的历史可以追溯到 2200 年前，在 2200 年前的群葬墓中从一个那巴第安武士的头颅上发现右上侧切牙根管内植入了一根 2.5 mm 的青铜丝——这是迄今为止牙齿中含有金属充填物的最早考古标本。

追溯近代的根管治疗历史可以发现，1852 年，罗伯特（Robert）成功地研制出拔髓针，这为去除牙髓、根管内的感染打下了基础。而橡皮障的应用（1862）、牙髓电活力测试仪器的诞生（1891）以及局部麻醉的出现和 X 射线的使用为根管治疗的发展打下了坚实的基础。

美国牙髓病学先驱路易斯· I. 格罗斯曼（Louis I. Grossman）博士将根管治疗的发展历程（1776—1976）长达 200 年的历史共划分为 4 个 50 年。

（1）第一阶段（1776—1826）：人们采用水蛭或烘烤过的无花果膏治疗牙齿脓肿，还采用烧红的金属丝烧灼牙髓，并开始采用金箔将根管进行充填治疗。

（2）第二阶段（1826—1876）：此阶段最标志性的成果是建立了全世界第一个牙科学校，创建了第一本牙科学杂志，同时在牙科治疗中引进了麻醉、橡皮障、牙胶尖、拔髓针以及专用于根管扩大、清理的三面或四面有锥度的根管预备器械，建立了根管内消毒概念等。在此阶段，砷仍被用来失活牙髓。

（3）第三阶段（1876—1926）：此阶段的主要发展是 X 射线的发现和发展以及在牙科治疗中的应用；如 1891 年奥托·沃尔克霍夫（Otto Walkhoff）采用氯樟脑酚（camphorated monoclorophenol，CMCP）进行根管消毒。1895 年成功地拍摄了第一张牙齿 X 线片。

但是到 20 世纪之初，由于受到病灶感染学说的影响，根管治疗术受到质疑、非议和发展的阻碍。许多可以保留和治愈的牙齿被拔除。在此阶段牙科治疗，尤其是根管治疗的发展停滞不前，一直到 20 世纪 30 年代前后才得到恢复和发展。

（4）第四阶段（1926—1976）：由于放射技术、麻醉和根管治疗操作规范化的提高以及根管治疗器械、材料的不断改进和提高，同时抗生素的出现以及在感染根管中的应用等，根管治疗的技术发展迅速，提出了更为理性、系统的牙髓治疗的概念。在这一阶段格罗斯曼编著的《根管治疗》（*Endodontic Practice*）的出版奠定了根管治疗术的实践基础。

纵观我国牙髓病学治疗的历史，早在公元前 14 世纪在殷墟遗址中发掘出来的甲骨上就有“龋”字样。在公元 200 年，中国人已开始使用砷剂治疗牙髓炎。而在西方国家，直至 1836 年斯普纳（Spooner）才提出用三氧化二砷进行牙髓失活。在 20 世纪 50 年代至 80 年代初，由于干髓术的临床操作要求简单易行，短期内即可迅速取得止痛、消炎的治疗效果，故在这段时间内我国对于牙髓疾病主要的治疗是干髓术，但随着时间的延长以及对干髓术临床疗效的回顾，人们逐渐发现干髓术虽然近期的临床疗效尚可，但其远期疗效较差，随着时间的延长成功率逐年下降，尤其当根髓有炎症时，术后成功率仅为 22.65%，同时人们对干髓剂的主要药物——甲醛是否具有致癌的危险也引起了牙科界的普遍关注。美国在 20 世纪 40 年代起逐渐淘汰了干髓术，而其他欧洲国家及日本等国也先后淘汰，我国自 20 世纪 90 年代起逐渐淘汰了干髓术。目前在临床教学及大专院校、专科医院中已基本不应用干髓术治疗了，仅在少数经济不发达地区或基层牙科治疗条件差的医院中少量使用。相信随着根管治疗技术的发展，干髓术最终将在我国退出历史舞台。

在我国牙髓病治疗的发展过程中，还有一项治疗技术——塑化治疗术有必要再次回顾并予以恰当的评价。其实早在 1912 年有人就提出了用间苯二酚、甲醛溶液充填根管，并在当时的东欧，包括苏联盛行了一段时间。我国于 20 世纪 50 年代起开始应用酚醛树脂液充填根管，以后随着对塑化剂配方的不断改进，尤其是发现 FR 酚醛树脂塑化剂具有塑化、抑菌，并能渗透到细小的根管分支中，逐渐成为塑化治疗术用来进行牙髓、根尖周病的治疗。在当时我国的口腔医疗条件，无论是材料、器械各方面均处于较落后的情况下还是取得了较好的疗效，作为当时牙髓根尖周病的主要治疗手段之一。1979 年北京医科大学牙髓病学专家王满恩教授的一项临床研究结果显示，牙髓塑化治疗后 6 个月至 1 年的成功率为 86.5%。随着时间的延长，成功率可达 97% 以上，其他学者的研究如王嘉德教授、李志宇、王忠伟等医师的临床研究结果也提示牙髓根尖周病塑化治疗的成功率可达 80%~90%。

虽然牙髓的塑化治疗其基本思想也与干髓术相似，即通过塑化液的塑化、抑菌及渗透作用使根管处于无菌化的状态而达到治疗的目的，但其在原理及治疗程序、手段、方法等方面均有别于现代根管技术。

但由于塑化液的主要成分为甲醛和间苯二酚，尤其是前者为人类可疑致癌物质，其在牙科治疗中的应用一直受到人们的质疑。此外，这类物质对人体组织细胞在体外的研究表明可能存在一定的毒性，有刺激性；在临床治疗过程中由于体位、牙位的关系，上颌牙齿的疗效比下颌较差，塑化不够完全。而一旦出现治疗的失败或因牙冠修复需要做桩核冠修复时，由于在根管内聚合的树脂类聚合物很难去除，给进一步的修复治疗或根管的再治疗带来了很大困难。因此，在现代根管治疗技术发展的条件下，塑化治疗也不作为牙髓病、根尖周病首选的治疗方案，但对于某些病例，如年老体弱者或根管条件不够理想、不够通畅、根管部分闭锁或经济条件有限、暂时保留患牙的也可考虑采用塑化治疗的方法进行治疗。

第二节　现代根管治疗的形成及其基础

进入 20 世纪 80 年代，随着医学科学基础研究的发展，包括口腔微生物学研究、材料学、抗菌药物的发展以及根管预备器械、方法、根管充填技术的改进和显微镜及牙 CT 的应用，根管治疗技术目前已逐渐成为具有完善的理论系统和基础研究、操作步骤规范、器械标准化、疗效可达 90% 以上的临床治疗技术——现代根管治疗术。与根管治疗技术发展的 4 个阶段相比较，现代根管治疗技术具有以下不同之处。

一、根管微生物学研究的发展

从 20 世纪 70 年代开始，随着厌氧培养技术的发展，尤其是分子生物学手段应用到根管微生物研究中后，对根管内的微生物特点有了充分的认识。目前已知在根尖周疾病的发病过程、细菌的感染尤其是厌氧菌的感染具有重要的地位，但大多数根管感染还是以厌氧菌感染为主的混合感染。在原发性根尖周炎的病例中，产黑素拟杆菌可能是原始致病菌。而在根管治疗后疾病中，粪肠球菌是一个重要的感染因子。因此，根管治疗的首要任务就是通过根管的机械预备和化学预备尽可能去除根管内的感染。在此基础上，采用根管的消毒及根管的严密充填而达到去除根管内感染，根尖周病变愈合的目标。

近年来，细菌在感染根管内的定植与生物膜的形成已得到大量研究证实。同一菌株的生物膜细菌和浮游生长细菌不但具有不同的特性，而且在生物膜状态下，不是某一种属的细菌单独发挥作用，而是多种属的细菌的联合作用；另一方面，细菌在生物膜的基质中缓慢生长，基质的低渗透性可阻碍外界物质的进入，这些功能既可以维护细菌的生存，并且增强了细菌的防御能力；也可使原来对某些抗生素敏感的细菌成为抗菌株，对抗机体的免疫和液体的冲刷，使其在根管治疗过程中既不能被常规的机械手段去除，也不能被化学冲洗或杀菌的方法去除，成为许多慢性持续性感染的根源。

有学者进一步研究还发现在许多持续性慢性根尖周炎患牙中，除了根管内存在耐药的细菌如粪肠菌以外，在其根尖牙骨质表面和超填的牙胶尖表面也存在着细菌的生物膜，而且有的标本根尖生物膜内仅存在某一细菌，如杆菌或球菌，有的生物膜内则同时存在多种细菌，其中以拟杆菌、丝状真菌和螺旋体为主的微生物混合形成的生物膜较为多见，且多位于距离根尖 3 mm 以内，在多种菌的生物膜中，不同菌种在不同时间和空间发展，存在着菌种的交替演变。

为了达到控制根尖感染的目的，针对根管内细菌感染的特点，除了根管预备器械、方法的改进以外，在根管的冲洗或根管的封药消毒等方面的研究也是层出不穷，如在感染根管中的封药方面除了常规使用的酚类、碘类制剂以外，针对根管治疗后无效的菌群特点，提出了使用氢氧化钙作为根管的封药。氢氧化钙作为牙科治疗的药物长期以来一直应用于牙齿的盖髓治疗和根尖诱导治疗方面，但由于其溶解后的 pH 可达 12 以上，具有强碱的特点，可以破坏细菌等细胞壁而促其死亡，又可分解、中和厌氧菌产生的内毒素，因此近 20 年来在根管治疗中应用很广。这些均基于细菌学研究的发展。而且根据氢氧化钙作用于细菌的特点，有学者提议根管封药时间相对较长，7~10 天效果更佳。

二、根管形态学研究的发展

近 30 年来，由于根管显微镜、牙 CT 及三维重建技术的发展，对牙髓腔及根管的形态研究越来越深入。早在 20 世纪 80 年代，我国学者吴友农、岳保利等就根据中国人根管形态的特点提出了中国人群的根管系统分型，他们是在 Weine 根管分类的基础上，结合中国人群中根管解剖的特点归纳分为七型。而对于根尖孔位置的研究方面，原上海第二医科大学王晓仪教授等研究了 240 个前牙解剖根尖及根尖孔的位置关系，结果显示根尖孔在侧方的位置的发生率为 68.4%，而且随着年龄的增长，牙本骨质界至根尖孔的位置平均距离也在增加，20~30 岁和 60~70 岁组间有非常显著的差异。因此在临床上考虑根管预备和根管充填位置时，应当将牙本骨质界至根尖孔的距离，以及根尖孔至根尖端的距离两个因素同时考虑进去，以免在治疗过程中超出根尖孔以外造成根尖组织的疼痛。

这些研究结果均为临床根管治疗的发展和疗效提供了有价值的参考和指导。

武汉大学范兵教授在下颌第二磨牙 C 型根管的研究方面更是独树一帜，提出了 C 型根管的分型，被 JOE 称为范式分类法，对于临床治疗有着重要的意义。而上颌第一磨牙 MB2 的研究也促进了第一磨牙根管治疗成功率的提高。这些均归功于先进技术的发展，如显微镜技术、牙 CT 及三维重建等。

三、根管治疗临床技术的发展

准确测定根管的工作长度是保证根管预备和根管充填的重要步骤，也是影响根管治疗成功的重要因素之一。从组织学角度研究已知，根管充填止点位于根管最狭窄处或牙骨质到根管最狭窄处。根尖区的组织愈合比较理想，但在临床实际中，每个根尖狭窄区至根尖的距离均不一致。手感法高度依赖于术者的手感及临床经验，主观上不能重复，而 X 线片法技术指出的所谓测量至距根尖影像学根尖 0.5 mm 的位置即为根尖最狭窄区域和临床实际也相差很大。而根管长度测定仪的出现使得根管工作长度的测定准确性得到了大大地提高，尤其是结合 X 线片技术，其准确率更可高达 94%~96%。而第 3 代、第 4 代根管工作长度测定仪的出现更是模拟了根管内的实际情况，如残髓的存在、渗出液的干扰等，准确性受到干扰的因素变少，从而使得临床治疗的可靠性变好。

早在 20 世纪 60 年代，美国海军军需品实验室就发现了镍钛合金具有超强弹性的特点，将其命名为 Nitinol（镍和钛的记忆合金）。Nitinol 的商标专指第一种在市场上销售的用于正畸的镍钛合金。1988 年，瓦利亚（Walia）和他的同事首先报道了镍钛合金有望应用于根管治疗，在此基础上开始了镍钛器械在根管治疗中的变革，它具有比不锈钢锉更优秀的抗弯曲、扭转和抗折断性能，尤其适用于弯曲根管的预备，结合慢速手机的应用，镍钛根管预备器械无论在根管成形速度和保留根管原有形态和弯曲度方面均可以说是牙髓病等治疗的一场革命。

根管系统严密的三维充填是保证根管治疗成功的关键。在 20 世纪 60 年代，席勒（Schiller）首先提出了根管三维充填的概念。20 世纪 70 年代，伊（Yee）和马林（Marlin）首创了热牙胶垂直加压充填技术。迄今为止根管的充填无论采用冷侧压还是垂直加热加压方法，其均包括了以根管内牙胶尖充填为主，封闭剂为辅的充填方法。

根管的封闭剂包括树脂类（AH-plus 为代表）、氢氧化钙类（SealApex 等）、氧化锌碘油类（Grossman's sealer，Pulp Canal Sealer 等）以及玻璃离子类充填材料。而大家的研究也一致认为恰填是评价良好的根管充填的金标准。超填和欠填都是不适当的，尤其是超填对于根尖组织的愈合更是不利。近年来的连续波充填技术的出现，更是进一步简化了热牙胶垂直加压充填技术的操作，也进一步提高了根管的三维充填效果，但是研究也表明，任何充填技术和方法的临床远期效果及三维充填效果还需进一步加强。

由于根管形态的复杂性以及肉眼条件下根管的不可见性，使得根管的清理、充填质量仍难以保证。近 10 年来手术显微镜以及根管内窥镜的发展显著地提高了牙髓、根尖周疾病的临床治疗质量，尤其是在寻找遗漏根管、疏通钙化根管、取出折断遗留器械、断桩、修补根管壁穿孔、髓底穿孔，以及根管外科手术方面。根管显微镜技术可以使术者更容易看清根管系统的细微解剖结构，同时还可以协助诊断隐裂、根折，使得根管治疗的范围进一步扩大，治疗的远期疗效方面也得到了进一步的提高。

四、对根管治疗后疾病的认识

根管治疗后疾病（post-treatment endodontic disease，PED）指的是根管治疗后患牙根尖周病变未愈合或出现进一步扩大。目前的研究报道在 35%~60%。随着微生物学技术、分子生物学技术及组织病理学技术的发展，对于这类疾病的病因认识也越来越明确，不外乎两个方向，即根管内的细菌感染或根管外的细菌感染。前者除了由于在临床操作中不规范将细菌带入根管内以外，还与目前的根管预备、充填技术仍不能将根管的所有的微生物去除形成一个密闭的空间有关。而后者目前的研究发现约有 10% 的患牙在根管处存在细菌的感染，包括在根尖周组织中，在根尖部分的牙髓或牙本质上，而且细菌的感染形态往往以生物膜的形式附着在牙根的表面，传统的根管治疗很难将其去除，而需依靠根尖外科手术方能彻底去除干净。除此以外，对于根管治疗后的疾病发病因素中还存在着非细菌因素，如根尖囊肿中的胆固醇结晶的存在，可引起患牙出现根尖异物反应，导致根尖炎症的持续存在；又如在临床治疗中的滑石粉、超充的牙胶尖、纸尖、棉捻纤维性材料引起个别的异物反应导致根尖周组织病变的持续存在。对于这类疾病的治疗首选保守治疗，即根管再治疗；其次考虑外科手术治疗，其临床成功率低于原发性根尖周炎的成功率，有关此方面的研究仍将继续。

长期以来，一直认为根管治疗的成功取决于根管系统的严密充填，而根管充填后的微漏可以导致微生物及其代谢产物再次进入根管系统而导致感染，大约 60% 的失败病例与此有关，那么根管内充填物的保留及其密合度达到多少是保证成功的要素呢？目前的研究认为，根尖部 5 mm 的严密充填是保证根管治疗成功的前提，少于 5 mm，则可能导致细菌的进入从而导致根管治疗的失败。而根管治疗后冠部修复体或充填体的完善则是保证根管治疗远期疗效的关键。冠向封闭既包含了治疗中的暂时性封闭和充填，也包括了根管治疗完成后进行全冠或桩核冠等各种牙体修复。有学者建议在进行桩核冠修复过程中，为保证根管治疗的远期疗效，保存的根尖部分充填材料至少在 5 mm 以上，而对直接暴露在口腔内 1~3 个月以上的充填根管，即使根管内仍有牙胶尖等材料的存在，也应当再次进行根管治疗。而对于那些根管治疗后仍有根尖阴影存在的病例，则应当予以暂时性封闭或临时冠修复，定期复查，待根尖阴影好转或消炎后再改为永久性修复。

第三节　根管治疗术的适应证及非适应证

根管治疗术主要通过机械化学预备的方法去除根管内的病原刺激物，在此基础上，通过严密的消毒和根管的三维充填达到防止根尖周病变的发生和促进根尖周病变愈合的目的。

一、适应证

根管治疗通过对感染的控制，从而达到保存患牙的目的，目前是牙体牙髓病学专业中最重要的治疗内容之一，在牙髓病的治疗中有着不可替代的作用。其主要适用于以下几种情况：① 不可复性牙髓炎，包括各种类型的急、慢性牙髓炎。② 牙髓变性和牙髓坏死。③ 牙根的内吸收和外吸收。④ 各类急、慢性根尖周炎，急性根尖周炎应在急性期过后进行。⑤ 咬合创伤性根尖周炎。⑥ 外伤导致的牙髓暴露无法保留活髓者。⑦ 因牙体修复或冠桥修复需要者，但要注意的是长固定桥不适宜做根管治疗，基牙尽可能保持活髓。⑧ 牙周牙髓联合病变且牙齿可保留者。⑨ 牙根尖外科手术或其他口腔手术需要保留牙齿但牙髓不能保存者；如牙根周围的炎性或囊性病变手术可能波及牙髓的病变。⑩ 因身体原因不能拔牙者。⑪ 覆盖义齿的病例。⑫ 目的性根管治疗，如萌出过高的牙齿或异位牙需要磨小但影响牙髓的病例。

二、非适应证

根管治疗作为保留患牙的有效手段，理论上并无绝对禁忌证，但临床工作中，某些情况下对根管治疗的选择应当慎重，以下为根管治疗可能的非适应证：① 废用牙。② 严重牙周牙髓病变，牙周组织严重丧失、缺乏足够支持组织的病例。③ 严重心血管疾病不能耐受根管治疗者。④ 张口受限无法操作的病例。⑤ 医患双方不能达成一致的病例。

三、根管治疗前临床医师应该考虑的问题

按照目前的根管治疗技术可以对口腔内任何牙齿进行根管治疗，只要适应证掌握恰当，临床技术掌握熟练，根管治疗的成功率应该是相当高的，但由于人的个体因素存在很大差异，包括生活习惯、口腔卫生、咀嚼习惯、对美观的要求等，根管治疗术还是存在许多不确定性。因此在决定进行根管治疗术之前，根据临床经验应当考虑以下一些问题：① 患牙在牙列中的重要性，是否有保留的必要性？如可完成了根管治疗将来是否适合作为固定桥的基牙？② 如果发生深龋并且破坏范围较大，那么根管治疗后残留的牙体组织能否修复？其远期的疗效又将如何？③ 如果患牙为残根或残冠，那么剩余的牙根长度是否足以保证修复成功？根尖部分 5 mm 的严密充填后剩余的部分能否保证桩核冠的制作？④ 残冠残根的保留或经根管治疗后保存在整个牙列中的意义及其远期疗效如何？是否拔除更好？⑤ 如作为固定桥基牙，尤其是长桥的基牙，是保留活髓好还是非做根管治疗不可？⑥ 患牙的牙周组织状况如何，通过根管治疗后能否改善牙周组织的状况？⑦ 根管治疗好还是拔除牙齿进行种植修复更好？⑧ 病例本身的健康状况能否适应整个根管治疗过程？⑨ 要治疗的牙齿在根管治疗过程中可能出现哪些并发症？影响根管治疗成功的因素有哪些？⑩ 治疗的医师对被治疗的牙齿的根管治疗成功的把握有多少？

在临床实际操作过程中，年龄是应该考虑的因素，但不是一个决定性的因素。根管治疗技术不仅适用于年轻人和儿童，而且也可适用于老年人，包括大年龄的患者，只要患者身体情况能够适应，且患牙符合根管治疗术的适应证，就应当进行根管治疗术。当然，在年轻恒牙的治疗方面，我们也应当尽可能遵循活髓保存的原则，而在老年人的根管治疗过程中，除了考虑到患者全身健康状态以外，在临床治疗中还应细致耐心、动作轻巧，同时在整个治疗过程中还必须随时观察患者的身体状况和对手术的反应也是很重要的。

此外，在临床治疗过程中可能还会遇到下列情况之一，高血压、冠心病、糖尿病、肝脏疾病、血液系统疾病，以及由于放射治疗后出现的牙齿进行性龋坏而导致的牙髓坏死或根尖周疾病，对于这类疾病的患者，应当在原有疾病控制的基础上进行根管治疗。而对于糖尿病或血液系统疾病如白血病的患者等，术中动作的轻巧及术后适当地给予抗生素的预防治疗也是必须的。而对于由于放射治疗导致面部的颌骨坏死，如使用了含有肾上腺素的麻醉药物，有导致面部颌骨的缺血进一步加重颌骨坏死的可能性。

目前随着老年人口的增长，临床治疗中老年人群所占的比例也越来越大，对于这类患者在治疗中我们还要注意沟通了解患者是否安装起搏器，是否使用了抗凝类药物等。

因为我们所使用的根管治疗设备中的电活力测试器、根管长度测定仪、超声根管治疗仪等有可能会对身体产生影响，在临床治疗中应考虑。

关于怀孕期的妇女，怀孕 3~6 个月的时候进行根管治疗通常比较安全，而在其他时间段则应非常慎重对待，最好以安抚治疗为主，然后择期进行根管治疗术。

第四节　根管治疗前的其他准备工作

随着科学知识的普及，今天的患者与以前大不一样的是其对口腔（牙科）治疗的需求越来越多，越来越迫切，而且期望值也越来越高，同时对于患者本身的合法权益也越来越熟悉。作为临床口腔医师，尤其是专科治疗医师，必须重视在临床治疗中建立良好的医患关系，同时在治疗前后及治疗过程中注意术前解释沟通，知情同意和病历完整的书写、保留等方面的工作。

一、知情同意

为使患者在治疗前了解被治疗患牙的情况，包括疾病的诊断、鉴别诊断、所采用的治疗方案、近期或远期疗效的评估等。临床医师在治疗前必须做到：① 在治疗前，将患牙目前的状况详细介绍。② 拟订并采取的治疗方案和基本步骤。③ 在治疗过程中可能出现的风险。④ 备案及其处理措施。⑤ 临床治疗的次数以及费用状况等。⑥ 如不治疗将产生的后果。在有条件的情况下，我们强烈建议签署知情同意书，以下为 AAE 制订的根管治疗知情同意书，供参考。

根管治疗知情同意书

（1）我同意医师和其他医生以及下列辅助人员参与治疗。

（2）整个根管治疗的过程及步骤已向我解释清楚。我对此有清晰的理解。该过程的理解如下。

（3）我已被告知治疗过程中可能会采取的变通的备选方案（包括不能进行根管治疗）。

（4）医师已向我解释了任何治疗过程都可能存在一定的潜在风险。

（5）医师已向我解释并且我也能理解谁也不能保证一定会有完美的结果。

（6）我有机会向医师询问关于治疗的性质、潜在风险和治疗的备选方案。

（7）本知情同意包括我和医师所讨论的关于该治疗的全部内容。

患者签名：

对于未成年的患者，必须征得其父母的同意，未经其父母的同意是不能对未成年患者进行治疗的。这是我们每个临床医师所必须了解的。在和患者交流的过程中，我们还必须注意的是使用通俗的语言而不是使用技术专业语言进行交流、沟通。

在根管治疗的临床治疗过程中，有两个问题是值得注意和重视的。① 橡皮障的使用。关于这一点，目前在国内许多地方仍未得到重视，由此带来的问题是感染的控制和吞咽或吸入根管器械，前者在短期内不会表现出来，而且目前也无法评估其危害，而后者则是即刻性的，由此可能导致严重的后果，而医师由此也将承担主要责任。② 器械折断，或者含蓄的说法称为“器械分离”也是临床治疗过程中经常出现的问题。在此类问题上，临床牙医除了加强在对治疗器械的检查，包括使用放大镜、记录治疗器械的使用次数等以外，一旦发生此类情况，必须尽可能取出，同时还应当告知患者，并在病史中予以记录。根据我们的临床观察，出现此类情况，取出折断器械并展示给患者看再继续完成治疗是最佳的。而实在取不出，则继续完成根管治疗和加以临床观察、随访，并及时与患者沟通，不仅可得到患者的理解，而且大多数患者的疗效还是满意的。切记千万不能隐瞒病情或不对患者说清楚仅在病历中记录，由此带来的后果是严重的。

二、完整的病历记录

在临床治疗过程中，完整的病历记录不仅对于患者是必需的，而且对于医师本人来说也是非常重要的。一份优秀、完整的病历记录，应当包括主诉、现病史、既往史、检查（辅助检查、X 射线检查的情况、牙髓活力状况的检查）、诊断、鉴别诊断以及拟采取的治疗方案。

在临床检查中内容还应当包括患牙本身状况、牙髓活力、牙齿松动度、牙齿的叩痛、牙龈的红肿、牙周状况，X 射线检查还应当包括牙齿状况、牙髓及根管状况分析、根尖周及牙周支持组织状况的分析，如弯曲根管的程度、根管的闭塞、钙化的状况等。

此外，还应当详细记录治疗的过程、步骤，包括治疗前的检查、治疗中采取的器械、方法、根管工作长度、根管预备的大小、冲洗的药物，以及暂封的药物、材料、最后的根充材料、根充状况等。如出现并发症，包括器械的分离、落入消化或呼吸道、根管的穿孔以及髓底穿等也应当详细记录；在治疗过程中如使用药物还必须详细询问药物治疗及过敏史，记录药名、剂量及使用方法。

每个牙医必须牢记和明白，临床病历的记录和保存对于患者、对于本人都是必要和重要的。而事后增加或涂改病历记录是轻率的，要负法律责任。在当前患者对自己权利有更清楚的认识，对服务质量需求越来越高的情况下，迫使我们医务工作者谨慎、小心提供服务并不断提高医疗质量，同时也要让患者为自己的医疗健康分担更多的责任也是我们工作的一部分。

（梁景平）

参考文献

[1] 樊明文 . 牙体牙髓病学 [M]. 第 4 版 . 北京 : 人民卫生出版社 ,2012.

[2] 王晓仪 . 现代根管治疗学 [M]. 北京：人民卫生出版社 , 2006.

[3] 王嘉德 . 牙体牙髓病学 [M]. 北京：北京医科大学出版社 , 2006.

[4] Ingle, John Ide, Leif K. Bakland. Endodontics[J]. Pmph Bc Decker, 2002.

[5] Cohen, Stephen, Richard C. Burns. Pathways of the pulp[J]. Elsevier Mosby, 2006.

[6] Weine F S, Smulson M H, Herschman J B. Endodontic therapy[M]. Mosby, 1972.

[7] De–Deus G, Brandão MC, Fidel RA, et al. Int Endod J,2007 ,40(10):794–799.

[8] Weiger R, ElAyouti A, Löst C. Efficiency of hand and rotary instruments in shaping oval root canals[J]. Journal of endodontics, 2002，28(8): 580–583.

[9] TSAO T F. Endodontic treatment in China[J]. International Endodontic Journal, 1984,17(3): 163–175.

[10] American Dental Association. Survey Center. The 1999 survey of dental services rendered[M]. Chiago: American Dental Association, 2002.

[11] Weichman J A. Malpractice prevention and defense[J]. Journal–California Dental Association, 1975, 3(8): 58.

[12] Selbst A G. Understanding informed consent and its relationship to the incidence of adverse treatment events in conventional endodontic therapy[J]. Journal of endodontics, 1990, 16(8): 387–390.

[13] American Association of Endodontics. Informed Consent Communique, 1986.3:4.

[14] Bailey B L. Informed consent in dentistry[J]. The Journal of the American Dental Association, 1985,110(5): 709–713.

第二章

髓腔预备在根管治疗中的原则及其意义

根管治疗的整个步骤中，髓腔预备起着非常重要的作用，完善的髓腔预备是获得成功根管治疗的前提和基础。髓腔预备不仅影响接下来的根管预备消毒和充填，而且对于减少根管治疗的并发疾病，提高根管治疗的疗效具有重要意义。

第一节　髓腔预备的意义

一个恰当的髓腔预备，能够为成功的根管预备提供顺利的通道。根据解剖特点，我们将髓腔预备分为两部分——冠部预备和根部预备。冠部预备对于根部的精确预备和完善的根充起重要作用，因此冠部预备必须要有适宜的大小、形状和倾斜度。

髓腔预备应视为从釉质表面到根尖的一个连续过程，应遵守布莱克（G.V. Black）备洞原则，要有一定的外形、便利形、固位形与抗力形。仔细的洞型预备和完好的根管充填是根管治疗成功的关键。在牙体修复学中，最终修复体的好坏完全取决于最初的洞型预备。所有的治疗过程均要求医师具备良好的技术和认真的态度。

一、窝洞的预备

窝洞预备是牙体修复治疗的第一个步骤，窝洞的预备是在净龋的前提下遵循改良的布莱克原则。基本原则是由布莱克（Black）于1893年首先提出的。

1. 布莱克预备步骤

（1）建立外形：所谓建立外形即窝洞制备完成后洞缘所在的位置。一方面将已经龋坏或因龋而失去支持的牙齿组织去除干净；另一方面应考虑牙齿的固有解剖形态，以便能最大限度地保存牙体组织。

（2）取得抗力形：通过抗力形的建立以维持剩余牙体组织或今后的修复体能承受合理的咬合力。

（3）取得固位形：固位形的制备主要用于维持根管治疗后牙体修复材料在生理咀嚼过程中不发生脱位，从而使患牙获得生理功能。

（4）取得便利形：以利于后续的根管治疗操作过程中术者能有效控制操作器械，达到治疗效果。

（5）去除遗留龋坏牙本质：通过龋坏物质的去除，避免根管内的继发感染。

（6）完成釉壁与洞缘：完善开髓的洞型，防止薄壁弱尖的形成，以及建立圆缓的洞缘外形线防止应力集中。

（7）窝洞清理：清除髓腔内残留的牙髓组织碎屑与残片，保持根管口的开放。

但是随着人们对龋病发展过程的不断深入和研究，以及黏接修复材料的不断进展，学者们对布莱克的观点进行了不断地修整，也相继提出了“微创牙科学”的新观念，但是窝洞的制备无论原则如何，都必须首先将龋去净，否则将会造成整个治疗的前功尽弃，而以失败告终。窝洞制备是在净龋的基础上遵循改良的布莱克窝洞的原则。

2. 不同牙位洞型制备

由于在髓腔预备前的窝洞制备是以髓腔形态为前提和基础的，因此每个牙齿髓腔预备窝洞制备的洞型有以下几种：

（1）上颌前牙：舌面窝中央，近远中边缘嵴之间的钝圆三角形。

（2）下颌前牙：舌面窝正中椭圆形。

（3）上颌前磨牙：从面沟入钻，去除部分腭尖与颊尖，形成颊腭径较长的椭圆形。注意颈部较细易侧穿。

（4）下颌前磨牙：窝洞入口在面中心略偏颊尖处，为颊舌径稍长的椭圆形。如为二根管，则颊舌径应相应加长。

（5）上颌磨牙，入口在面中心朝向近中腭尖处，按髓室形态制成入口与各根管成近直线的通路，洞口形态为颊舌径长，颊侧近远中径短的圆四边形。

（6）下颌磨牙，窝洞为位于牙冠近 2/3 的长方圆形，近中边较远中边长，颊边与舌边相等，近中舌根管口位于近中舌尖下方，近中颊根管口位于颊尖下方。

上述只是标准的髓腔预备的窝洞设计，但在实际的临床操作过程中，这些患牙往往会有大面积的龋坏，或者不良修复体，髓腔内有不同程度的钙化，需要临床医师在面对这些复杂的病情时，仍能严格按照窝洞制备的基本原则进行操作。

二、髓腔的冠部预备

窝洞制备完成之后要进入髓腔的预备阶段，一定要根据髓腔的大小、形状、根管的数目、位置和弯曲度进行，应与内部结构相吻合。根管治疗中对髓腔的预备通常分为两个解剖部分：髓腔的冠部预备和根部的预备。根部预备的操作质量往往取决于髓腔冠部的外形、大小和敞开的程度。因此我们要求髓腔预备后必须做到：去除全部髓顶；开髓孔的壁应与根管的根尖 1/3 成直线，器械与冠部根管壁无阻力；使短暂封药固位良好；提供冲洗液存流的空间；尽小破坏牙体组织。

髓腔预备时需要考虑的一个主要问题是如果冠部的牙体组织妨碍建立根管的顺畅通道，那么冠部的牙体组织就不应该保留。当然并不意味着仅仅为了获得通向髓腔的顺畅通道，就可以大量的去除冠部的牙体组织，必须考虑到如何与保持牙齿结构，以及最终修复体的固位和美观相平衡的问题。以下为冠部预备时必须遵循的原则。

1. 外形原则

髓腔预备的外形包括正确的形状和位置，使器械可以直线进入根管口到达根尖，外形是通过髓腔内部解剖特点来建立的，即外形是髓腔内部解剖形态在牙齿表面的投影。因此，在开髓进入髓腔后，正确的操作应该是用球钻从里到外地揭髓顶。为了更好的预备外形，我们要考虑以下三点：

（1）髓室大小：这和年龄的关系比较密切，老年人髓腔退缩，髓室在三维结构上要小一些，所以从表面外形上来看，年轻患者比年老患者在外形扩展上看上去要多一些。

（2）髓室形状：外形应精确反映髓室的形状，如患牙髓底为三角形，三个顶点是根管口的位置，因此冠部外形也是三角形。上颌前磨牙根管在近远中向狭窄，颊舌向伸展延长，因此，冠部外形相应为颊舌向的椭圆形。

（3）根管数量、位置和弯曲度：为了使器械无障碍地进入每一个根管，预备窝洞壁必须要作相应的扩展，这种便利形也部分地影响了最终的冠部外形。

2. 便利形原则

髓腔预备的便利形是指为根部预备和根管充填更加方便和精确而进行的对髓腔预备外形的调整。制备便利形有以下四点好处。

（1）无阻碍的到达根管口：在冠部预备中，要去除足够的牙体组织使根管器械易于进入每个根管口，否则不但会增加治疗的时间，而且还会影响治疗的成功。特别是下切牙，上磨牙 MB2，下磨牙远中根，上下前磨牙等的髓腔预备时，要考虑到额外根管的存在，此时洞型也要作出相应的扩展，但凡此种种相应的扩展均应考虑到尽量保存牙体组织，洛布（Loeb）认为冠部外形应该只是局部向着额外根管或是便于操作的方向进行扩展，而没有必要整体进行扩大，以保留更多的冠部牙体组织。有研究指出近中－殆面－远中洞形会使牙齿强度降低60%，边缘嵴完整性的破坏是牙齿强度丧失的重要因素。所以髓腔预备要在完全暴露根管口的基础上尽量保存牙体的完整性。

（2）形成到根尖孔的直线通路：对于极度弯曲根管，去除部分牙体组织使根管上部形成直线通路。在某种情况下，甚至要去除相应的牙尖。

（3）洞型扩展以利于根充：通过扩展洞形使充填器便于垂直加压。

（4）根管预备器械的使用：术者对于根管器械的完全掌握是必要的。扩展洞型可以使器械自由进入根管区域，在髓腔预备中便利形扩展不当会导致治疗失败比如根管侧穿、台阶形成、器械的折断，也会造成根管预备后形态的异常，如根尖拉开、根管偏移等。

三、根管口的打开

根管治疗中，探查和打开根管口至关重要，髓腔的冠部预备就是为根管口的打开作基础，对于一些并不是钙化闭锁的疑难根管来说，找到了根管口并能顺利地打开入口，接下来的根管预备也就会非常顺利。

1. 根管口的形态

根管口 (canalorifice) 是指髓室与根管的交界处，或髓室底与根管的移行部。根管口的定位是每一个根管正确定位的关键步骤。单根牙的髓室和根管为连续的管状，很难从形态上辨认根管口；多根牙有呈漏斗状的根管口，但必须要仔细地处理牙冠部髓室里的内容物后才能找到根管口。

2. 根管口定位方法

临床上多根管牙常因某些原因在寻找根管口上有困难，术者要熟练掌握牙齿髓腔解剖形态的知识，而且仔细做好根管口的预敞和修形，为以后的根管预备做好准备。在临床操作中可结合使用下列方法来帮助寻找根管口。

（1）了解每个牙齿的三维立体解剖形态，能从每个方向和位置来理解髓腔的解剖形态，有时可借助X线片来了解牙根和根管的数目、形状、位置、方向和弯曲情况；一定要注意额外根管的存在。

（2）DG-16探针是目前最佳的定位根管口的工具，髓室底是坚硬的牙本质，探及无卡住的感觉，而在髓室底根管口部位用一定的压力时，探针能进入少许，有卡住感。

（3）磨牙髓室内牙颈部的牙本质突起常常会遮挡住根管口的位置，也常常会阻挡根管预备器械进入根管，因此在探寻根管口有难度时，要除去磨牙髓腔内牙颈部位的遮拦根管口的牙本质领圈，以便充分暴露髓室底的根管口。

（4）采用能溶解和除去髓腔内坏死组织的根管冲洗剂，以彻底清理髓室后，根管口就很可能被察觉出来。

（5）探测根管口时，应注意选择髓室底较暗处的覆盖在牙骨质上方的牙本质和修复性牙本质上做彻底的探查。

（6）髓室底有几条发育沟，都与根管的开口方向有关，可以沿髓室底的发育沟移行到根管口。应用非常锐利的根管探针沿着发育沟搔刮，可望打开较紧的根管口。

（7）当已经找到 1 个根管时，可根据髓腔的解剖来估计其余根管的可能位置，必要时可用小球钻在其根管可能或预期所在的发育沟部位除去少量牙本质，然后使用锐利探针试图刺穿钙化区，以找出根管口。

（8）在髓室底涂碘酊，然后用稍干的酒精棉球擦过髓底以去碘，着色较深的地方常为根管口或发育沟，用来发现那些未完全钙化的缝隙。

（9）当髓腔钙化较重，定位根管口发生困难时，应加强照明，辅助放大系统，必要时使用光导纤维诊断仪的光源进行透照，或采用显微镜或放大镜帮助查找根管口。

根管口的位置确定后，可选用 08 号、10 号锉逐步地扩通根管，建立起顺利的根管通路。

第二节　髓腔预备的常用器械

优质的根管治疗离不开对治疗器械的优化选择，合适的器械有助于高效高质的完成治疗工作，本节主要阐述髓腔预备所需的常用器械。

一、常用的髓腔预备器械

髓腔预备常用器械主要包括高速和低速手机以及各种裂钻和球钻。

1. 涡轮裂钻

用于开髓的最初阶段和修整髓腔壁，去除髓腔上方的牙釉质和牙本质。形成开髓洞形的外形线。常用裂钻型号为 557（ISO 010）和 701（ISO 012）。

2. 涡轮球钻

用于去除髓腔上方的牙釉质和牙本质。常用 2 号、4 号、6 号球钻。2 号涡轮球钻较小，用于前牙和前磨牙，磨牙应该用 4 号涡轮球钻。

3. 慢速球钻

去除髓腔内容物，提拉揭净髓角。常用球钻型号有 2 号、4 号、6 号。

4. 特殊的开髓用钻针

（1）特殊情况下需要使用特殊的开髓钻针，如烤瓷冠的开髓可以使用金刚砂球钻。顶端有切割刃的涡轮裂钻用于金属全冠的开髓。

（2）开髓钻：为锥形金刚砂钻针，顶端为球形，使用一根钻针可以完成揭顶和髓腔壁的预备。

（3）安全头钻针（safe-ended burs）：刃部末端光滑，没有切削作用，可以用来揭髓顶和成形开髓孔，而不会破坏髓室底。安全钻针有裂钻和金刚砂钻针两种类型。常用的有 Endo-Z 和 Diamend0 等。它是用于形成冠部髓腔便利形的最理想工具。

二、根管口探测常用器械

根管探针（如 DGl6）：与普通的口腔科探针不同，根管探针是由两个弯曲角度不同的直的工作端组成。探针工作尖端锐利而尖锐，用于探查各部位各方向的根管口。

根管口开扩器：由手柄、连接部和工作端组成，工作端呈尖四棱锥形，用于探查磨牙的根管口，并初步的扩大根管口。其顶端为圆形，可以防止形成穿孔或台阶。

三、特殊的器械

显微镜：使用根管显微镜系统，能够更加清楚地看到髓腔根管系统，使得根管治疗的疗效进一步提高。它已经越来越多地应用于临床上，使得操作更快、更精确、更安全。

超声治疗仪及配套工作尖：它应用于去除髓腔内遮盖根管口的牙本质悬突非常有效，还可以用于去除髓石。

根管口染色剂：我们在探查根管口有难度时可以应用其助于探查根管口。

第三节　髓腔预备的方法和步骤

进行髓腔制备，首先应熟悉髓室和根管的解剖形态，了解髓腔形态的方法，就要熟练掌握每个牙的髓腔解剖形态。此时每个牙齿的髓腔解剖形态要了然于胸，然后对牙齿进行仔细地观察，牙齿是否向近中或远中，颊侧或舌侧倾斜，然后还可以借助 X 线片用于估计髓腔的位置、钙化程度、估计根管工作长度。我们要对这些信息迅速进行归纳，脑海中有一个确定开始髓腔预备的钻针的方向，而且是顺着牙体长轴的方向。

去除影响开髓路径的修复体和去净龋坏组织。首先我们主张应用橡皮障，防止我们在操作的过程中，将很多细菌带入根管系统，引起进一步的污染。在很多文献中，我们可以看到是直接在冠修复体表面进行开髓的，我们在前面的内容中也讲到了在冠上进行窝洞入口的车针工具，但不得不提出的是除非你特别熟悉冠隐藏下的这只牙齿真正牙体组织的情况，否则有时你会发现牙体经过预备后和原来你的判断并不一致，会出现髓腔预备过多甚至方向偏离。

此时在有必要的情况下特别是隐裂的牙齿需要进行降低咬殆，预防根管治疗过程中的折裂。这时的薄壁锐尖也一并去除。

一、开髓

髓腔入口是进入髓腔的通道，其形状、大小、方向取决于髓腔的解剖形态，一般用金刚砂钻或裂钻在髓角最高处穿通髓腔，穿通髓腔后，换球钻从髓室顶到洞口上下提拉，去除全部髓顶，使髓室充分暴露。在开髓时，术者一定不要用强力，而应沿着切割的方向轻微加力，以避免出现釉质裂纹和崩瓷的可能。当釉质或修复体钻通后，应该改用圆钻配合使用慢速手机（3000~8000 r/min）。圆钻被用来切割牙本质和揭髓室顶，分为“2 号、4 号、6 号”3 种型号和两种长度（9 mm、14~15 mm）。2 号圆钻用于下颌前牙、上颌前磨牙这种具有狭窄的髓室和根管的牙，也可用于上颌切牙髓角处；4 号圆钻用于上颌前牙和下颌前磨牙，也可用于年轻恒牙中的上颌前磨牙和有继发性牙本质形成的成人磨牙；6 号圆钻只用于髓室较大的磨牙；偶尔我们还会用 1 号圆钻在髓室底寻找额外的根管。在揭髓顶完成后，再换用高速手机进行边缘修整，形成可视区域的髓室壁斜面。

高速旋转器械在髓腔预备过程中起重要作用。同时，高速器械还可能过多磨除牙体组织，除非术者具备丰富的经验，否则不能用高速裂钻开髓和揭髓顶。在操作中，术者几乎完全依靠钻针感知髓室顶和髓室壁的阻力来判断洞型的扩展。高速设备可用于眼睛看得到的部位，而一般不用于盲区。

二、修整开髓洞型

形成由开髓洞型到根管口的直线通路。一般用金刚砂钻修整洞型。我们对各组牙的髓腔预备方法及注意事项整理归纳。

1. 上颌前牙

开始用裂钻与牙体长轴成近 90° 从舌隆突的稍上方钻入釉质后，裂钻与牙体长轴逐渐平行，穿通髓室。适当扩大洞口后，改用球钻，与牙体长轴平行提拉，向周围扩展，形成略成三角的圆形，底向切缘顶向根方的洞。直线进入的阻挡在舌隆突和切缘，要注意应用球钻拉开，仔细地去净所有髓腔内容物，髓角处的组织不能去净是上颌前牙容易发生的问题。

2. 下颌前牙

裂钻与牙体长轴成一定角度，在舌面中央钻入釉质层，然后裂钻方向与牙体长轴一致，穿通髓室。扩大开口后，改用球钻向上提拉，形成唇舌径长、近远中径短的椭圆形。窝洞要尽量向切缘扩展，以便充分暴露根管口。

下颌前牙入口的唇舌向需有足够的扩展，要形成直线的通路。其次是因为下颌前牙经常会有双根管，可以避免遗漏第二根管；当下颌前牙经常因为拥挤舌侧倾斜时，可选择在切缘或唇侧作为入口，以后再用树脂材料进行充填。下颌前牙牙颈部缩窄，当心侧壁穿孔。

3. 上颌前磨牙

裂钻与牙体长轴平行，在咬合窝沟的中心钻入，并向颊腭方向移动，穿通髓室后，改用球钻向颊腭向扩展，形成颊腭径较长的椭圆形。

上颌前磨牙颊腭向的方向要开够，避免遗漏根管，此牙齿牙冠颈部缩窄，小心此处穿孔，尤其是在找寻老年人根管口有问题时最容易造成。

4. 下颌前磨牙

裂钻与牙体长轴平行，在咬殆面窝沟的中心钻入，穿通髓室后，改用球钻向颊舌向扩展，形成颊舌径稍长的椭圆形。

如有 2 个根管时，增加髓腔入口的颊舌径。避免遗漏根管。

5. 上颌磨牙

裂钻在咬殆面中央向近中颊尖方向钻入，穿通髓室后，改用球钻扩展，使髓腔暴露，形成一个钝圆的三角形。

上颌磨牙要注意去除髓室内的牙颈部突起，形成直线到达各根管口的入路；其次要充分考虑到近中颊根的第二根管口的存在，此时要将三角形的底和近中边增宽形成斜梯形。

6. 下颌磨牙

裂钻在咬殆面中央窝略偏近中钻入，穿通髓室后，改用球钻提拉扩展，使髓腔暴露。

形成位于牙冠近中且略成圆角的长方形，由于近中颊侧根管口位于近中颊尖的下方，应适当去除部分颊尖，以便充分暴露髓腔。要注意去除颈部牙本质突起。

三、髓腔初步疏通清理

开髓后，先用锋利的挖器去除髓室内容物，用尖探针最好是根管探针探查根管口，使根管口充分暴露。

髓腔清理的质控标准为髓室壁与根管壁连续流畅，并且不对器械产生阻力，保证器械可循直线进入根管弯曲处。髓腔入口的制备既要使髓腔充分暴露，又要尽量少破坏健康牙体组织，并应避免发生牙颈部台阶、穿孔及髓室底的过度切削和穿孔等。

髓腔预备与髓腔解剖的关系密不可分，术者必须掌握从髓角到根尖孔的三维立体结构。而X射线只提供了二维图像，要求术者考虑三维效果作为补充。通常，根管数量和解剖形态会影响髓腔预备。预备后的洞型要扩展到一定的区域，以便发现额外的根管，或是适应较大的根管器械。

第四节　髓腔预备常见的错误及开髓不当

在髓腔预备过程中，往往由于术者对牙齿解剖的不熟悉或者技术中的一些局限，造成许多错误和失误。

一、髓腔预备中常见的错误

髓腔预备中容易发生的错误常常表现为：窝洞制备时未能完全去净龋坏组织，或者遗留下薄壁锐尖，最后会导致微渗漏，或者造成牙体组织的折断。

髓腔预备意外：髓腔预备过程中出现的问题容易发现和处理。主要包括髓腔预备不充足造成根管口暴露不完善或未暴露，以致遗漏根管；髓腔壁侧穿和髓室底穿孔；开髓时牙冠劈裂，多发生于原有隐裂的牙。

未能清楚识别一些相对特殊的牙齿，发生在一些倾斜、扭转、错位的牙齿，此时若没有对髓腔入口的形态及钻针方向调整至与牙长轴保持一致，很容易发生髓腔侧壁的穿孔；还有一种就是有全冠修复体的患牙，全冠有时并不一定与牙齿长轴一致，也很容易发生髓腔壁的穿孔。

二、开髓不当的主要表现

由于开髓的错误造成的开髓不当，可以表现为开髓不全开髓口过小，髓室顶未揭全，髓室底和根管口未完全暴露，以至于遗漏根管。

过度开髓　开髓口过大，揭去髓室顶后过度扩展，导致髓室底形成台阶，破坏了过多的冠部牙体组织，形成薄壁弱尖。比如上颌前牙唇侧易出现台阶。

髓室壁侧穿　开髓方向偏离牙长轴导致髓室侧壁穿孔，穿孔位置一般较高，位于牙槽嵴顶以上。比如下颌切牙颈部在近远中向缩窄，容易造成牙颈部穿孔。

穿孔开髓过深破坏了髓室底的原始解剖形态，或者造成髓室底破坏，甚至导致髓室底穿通，损伤根分叉区牙周组织，常常与龈沟相通。

开髓时牙冠劈裂，多发生于隐裂的牙齿。

三、开髓不当的主要原因分析

为了避免开髓不当造成的危害，每个临床医师有必要了解可能造成此错误的原因。对于开髓中的错误主要有以下几种。

1. 不熟悉髓腔的解剖结构

不同牙位其髓腔解剖特点不同，因此进入其髓腔的开髓口设计也存在差异。开髓时如不熟悉各牙位髓腔的解剖形态，就难以设计合理的开髓口外形，导致开髓过程中上述操作失误的发生。

2. 未考虑髓腔的生理病理变化

髓腔的形态非一成不变，年龄的增长，继发性牙本质不断地形成，尤其在髓室顶和髓室底方向的沉积更加明显，髓室缩小；外在因素的刺激如物理和化学刺激、龋损等对牙髓组织的慢性刺激都会引起髓腔壁内的修复性牙本质的形成，造成髓腔形态的改变，如髓腔体积变小、髓室顶和底的距离减小、髓腔钙化阻塞根管口等，都会增加开髓的难度。术前如检查不充分，未考虑髓腔的生理病理变化，并采取相应的治疗措施，常会导致一些错误，如开髓时面对狭窄的髓腔，窝洞过分地扩展，常常会导致洞壁过薄，在寻找根管口的过程中，使用长柄球钻时破坏了髓室底，甚至出现穿孔。

3. 开髓器械准备不充分或选择不当

开髓过程需要使用多种器械，不同的器械有不同的切削特点，其用途也不一样，如对开髓器械不熟悉，就难以根据具体情况进行合理选择，出现器械准备不充分或选择不当，难以获得理想的开髓形态，容易出现开髓不当。

4. 未能建立一个髓腔和根管的入口

未能建立一个髓腔和根管的入口会造成根管的遗漏，或者在进行髓腔的根部预备时，人为的增加了很多障碍。

5. 根管冠部穿孔

根管冠部穿孔多发生在寻找和扩大根管口及 GG 钻使用不当时。特点是预备过程中突然出血，肉眼或根管显微镜下可以直视穿孔的存在，X 射线诊断丝照相和根管长度测量仪可以帮助确诊。修补可采用多种材料，如银汞和玻璃离子等，对于各类穿孔修补效果最肯定的材料是 MTA，可用于根管内修补或根管内加外科手术修补。

6. 现在根管显微镜的应用越来越多，应用根管显微镜时必须正确估计视野情况，选择合适的放大倍数。否则在镜下操作时容易对髓腔状态和根管进行错误估计，从而造成错误。

总之，为避免上述错误的发生，最好遵循以下预防原则：开髓之前一定要去净龋坏组织、无基釉和松动的充填体等；开髓孔预备要充分，特别是有全冠存在时，更要充分扩展；开髓孔的壁应能与根管的中下 1/3 形成直线，避免器械进入根管时的冠部障碍；大的充填体或全冠开髓时要喷水，避免金属或树脂碎屑的堆积；当然所有的这些都要求术者有强的责任心，认真的态度和良好的技术。

（马　瑞）

参考文献

[1] Cohen, Stephen, Richard C. Burns, eds. *Pathways of the pulp*. 9th, Elsevier Mosby, 2006.

[2] Walton RE, Torabinejad M. Principles and practice of endodontics.3th, Philadelphia: W.B. Saunders,2002.

[3] Weine FS,Endodontic Therapy[M].6th,The C.V.Mosby Company,1996.

[4] James L,Problem solving in Endodontics.4th eds, Elsevier Ltd,2006.

[5] Pitt Ford T R, Rhodes J S, Pitt Ford H E. Endodontics: problem-solving in clinical practice[J]. 2002.

[6] 王晓仪 . 现代根管治疗学 [M]. 北京：人民卫生出版社，2006.

[7] 王嘉德，高学军 . 牙体牙髓病学 [M]. 北京：北京大学医学出版社，2005.

[8] 樊明文 . 牙体牙髓病学 [M]. 北京：人民卫生出版社，2008.

[9] Oi T, Saka H, Ide Y.Three-dimensional observation of pulp cavities in the maxillary first premolar tooth using micro-CT[J].Int Endod J,2004,37(1):46-51.

[10] Lu TY, Yang SF, Pai SF.Complicated root canal morphology of mandibular first premolar in a Chinese population using the cross section method[J].J Endod,2006,32(10):932-936.

[11] 杨俊，樊明文 . 根管治疗中常见操作失误 [J]. 中国实用口腔科杂志，2010；3（8）：465-467.

第三章

根管工作长度测定

准确测定根管的工作长度是保证根管预备和根管充填的重要步骤，也是影响根管治疗成功的重要因素之一。从组织学角度研究已知，根管充填止点位于根管最狭窄处或牙骨质到根管最狭窄处，根尖区的组织愈合比较理想，但在临床实际中，每个根尖狭窄区至根尖的距离均不一致。因此，根管治疗伊始即应对根管治疗的工作长度有一清晰的了解，并在治疗的全程注意监控与维持工作长度。

第一节　概　　述

根管治疗包括根管预备、根管消毒和根管充填；根管预备的目标是要清除根管内的感染物质，并创造有利条件，便于完善的进行根管充填以杜绝根管的再感染；这也是根管治疗成功的关键所在。

在根管预备中，首先要确定根管的工作长度；所谓根管工作长度（working length）是指在根管治疗中根管预备器械所到达的长度。同时，根管预备中根管宽度及锥度的精确控制也是良好根管预备之必要条件。

一、工作长度在根管治疗中的意义

准确地测量根管工作长度对于完善的根管治疗是至关重要的，没有准确的根管工作长度，就不会有合格的根管治疗。确定工作长度是根管预备的第一步，若根管工作长度测量过长，会造成根管预备超长，一方面会把感染根管内的细菌推出根尖孔，或直接造成机械性损伤引起根尖周炎发作；另一方面，由于人为地扩大了根尖孔的狭窄部，导致超填或水平向欠填与垂直向超填并存。若根管工作长度测量过短，则会使根管预备深度不够，近根尖区根管内的细菌就得不到清除；同时，若根管工作长度不能精确定位，其后根管预备的锥度和宽度也不能正确控制，易造成感染根管的微生物残留或过度切削牙本质管壁，从而降低根管治疗成功率。因此，根管预备工作长度的确定具有重要意义，是根管预备成形所必须的，能为根管清理消毒创造良好条件，同时也是完善根管充填必不可少之条件。

二、精确测定工作长度的理论基础

从牙齿的胚胎发育形成来看，在成牙骨质细胞形成根尖孔后，牙髓组织无法进入到单纯由牙骨质包绕的部位。如果进入这一部位，就会有牙本质形成。而且，由于牙本质先于牙骨质形成，两者之间有明确的界限，牙髓组织止于牙本骨质界，所以根管必须清理到此处。

因此，从理论上讲，根管根尖孔部位的牙本骨质界到冠方参照点的距离，作为根管预备时的操作长度，是准确的工作长度。根尖部的牙本骨质界是牙本质、牙骨质和根尖周膜三者的交界处，是根周血运循环可以达到的地方，根尖部 1/3 牙根表面的牙骨质是细胞性牙骨质，可以再生；残留的活髓和根尖周膜中可分化出成牙本质细胞形成修复性牙本质。所以，在根管治疗中，我们只要清除了其上的感染源，就可以使牙骨质再生沉积甚至有时可以使修复性牙本质形成，从而封闭根尖孔，杜绝再感染，获得成功的根管治疗。

然而，牙髓和根周组织的分界线是不规则的，并非是一个固定的点，在组织学上，也很难清晰地界定牙髓和牙周膜的界限。因此在实际的临床根管治疗中，很难以牙本骨质界作为一个预备止点来测量工作长度。

从临床的角度，目前定位根管预备的工作长度主要有 3 种方法：指感法、X 线摄片法和电测法，这 3 种方法单独使用或结合使用都不能精确定位根尖部的牙本骨质界，因而所测得的根管预备工作长度是一个估计值。因此，如何使我们通过这 3 种方法测得的工作长度的误差达到最小是精确定位的关键所在。

第二节　常用根管工作长度测定方法

一、工作长度测定的发展历史

根管工作长度的测定方法是随着牙体解剖学和根管治疗技术的发展以及科学技术的发展而发展的。最早是通过指感法和纸尖法来确定工作长度；然后是 X 射线测量法，根据金属根管预备器械、牙体组织和牙周膜的 X 射线阻射程度不同的原理，通过止标法和比例计算法测量根管工作长度，X 射线测量法因其能直观地显示解剖位置关系的特点，目前在临床上依然广泛使用。1942 年，日本学者铃木（Suzuki）在狗的实验中发现根尖周膜与口腔黏膜之间的电阻值是恒定的，不受患者年龄、性别、牙位、牙齿长度和牙齿状态等而改变。此后，1958 年开始引入直流电阻测定器测量牙长度，1962 年砂田（Sunada）报道了用第 1 台电子根尖定位仪测量根管长度的方法。由于早期的这一设备在根管中残留生活牙髓、血液和根管冲洗液等潮湿的情况下测量反馈的结果往往是不准确的，因此其市场化的进展比较缓慢。随着对牙齿生物学性状的研究深入以及电子技术的发展，以上缺点逐渐被克服，电子根尖定位仪测定根管预备工作长度的精确性大为提高，因此，在临床的应用逐渐得到认可，并得到广泛使用。

所有的定位仪都是通过测定根尖孔处的牙周膜至口腔黏膜的电阻值来定位的，外加的电流不一样而产生了不同类型的定位仪。目前共有 5 代定位仪。

第 1 代、第 2 代是直流电，测电阻值（resistance-type）干扰因素较多，已淘汰不用。

第 3 代根尖定位仪测阻抗值（impedance-type）在设计上使用双频电流，并通过计算机的精确商数处理和计算推导，从而给出比较精确的读数（图 3-1）。

第 4 代根尖定位仪测阻抗值（impedance-type），通过多频交流电流的使用把电阻和电势分开测算。多频技术采用超过 2 个频率的电流分别测量阻抗特征，使根尖定位仪的精确度得到提高（图 3-2）。

目前最新的第 5 代根尖定位仪测阻抗值，工作时采用变频技术（frequency-type），在计算每一种阻抗比值时采用不同电势比，最大程度消除根管内掺杂因素的影响。因此现在在使用电子根尖定位仪前就没有必要先干燥根管了，它可以在有电解液等各种环境中工作（图 3-3）。

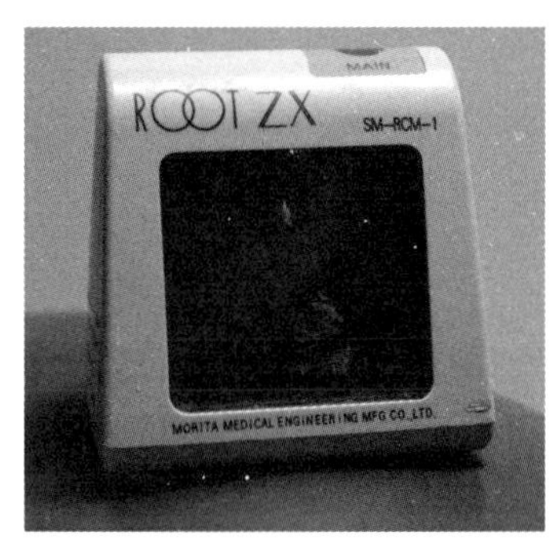

图3-1　Morita公司第3代根尖定位仪ROOTZX

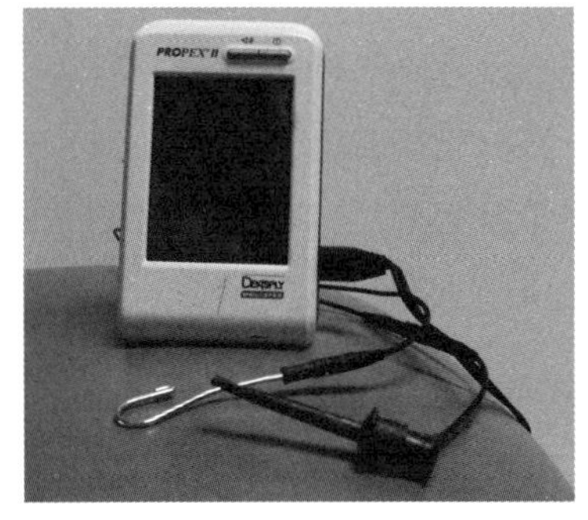

图3-2　Densply公司第4代根尖定位仪PROPEX Ⅱ

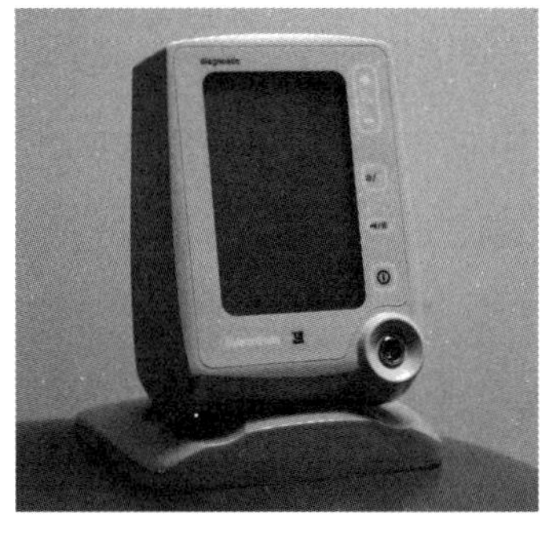
图3-3　SybronEndo公司第5代根尖定位仪

二、指感法的概念、操作和意义

指感法是通过手指感知根尖有阻力的地方，也就是根尖狭窄部，从而确定根管预备的工作长度。指感法的意义在于结合牙体解剖学知识和临床经验感知根尖狭窄处，而且把根尖狭窄处到冠方参照点的距离作为根管预备的工作长度（图 3–4、图 3–5）。

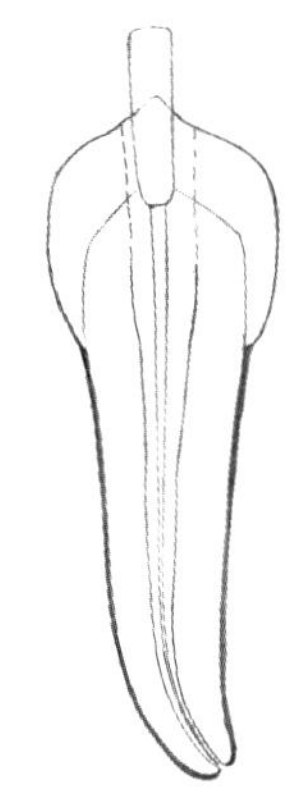

图3–4　手感法定位工作长度

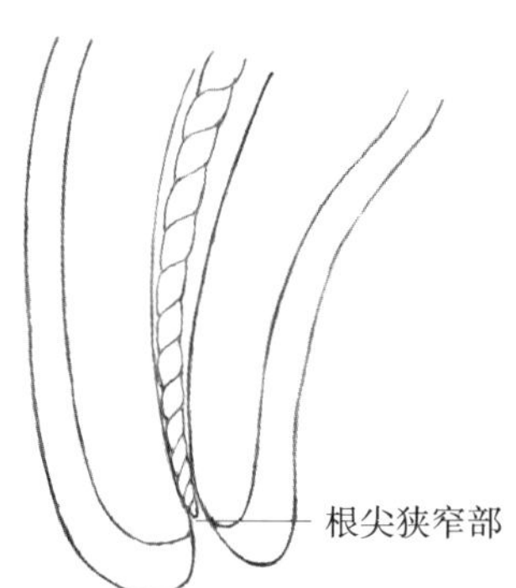

图3–5　根尖狭窄处

指感法的使用必须是丰富的临床经验与解剖知识相结合，才有可能使估计值达到一定的准确度，目前临床上，单独使用已被淘汰，但在疏通根管时还起着重要的作用。比如用 X 射线法测定根管预备工作长度时，插针定位时必须在心里有个预估值，否则插针定位的摄片与根管长度相差太远，不仅不能较准确定位，而且有可能损伤根尖周组织增加患者痛苦。在测量工作长度时，要求医师对每个牙位的平均工作长度（表 3–1）等解剖知识要熟练掌握，并且要有一定的临床经验。有统计表明，对于一个专业的牙体牙髓病医生来说，单纯采用指感法测量根管预备工作长度的准确率可达到 60%，显然，这是不能完全满足临床需要的，特别是对于一些根尖周有病变的患牙，指感法准确度大为下降，原因是根尖周病不仅有根尖周牙槽骨的吸收，根尖区牙骨质也吸收破坏，使根尖部原有的狭窄形态受到破坏，不易感知其根管狭窄部位，当器械穿出根尖孔和根尖病变区并到达根尖周健康组织时，患者才有感觉，导致确定的根管工作长度过长；对于根管内弥散性钙化，根管内局部不完全堵塞或根管形态异常，常常无法通过指感法测定相对准确的根管预备工作长度。

三、 X射线测量法概念、操作和意义

X 射线测量法是通过拍摄 X 线片，以 X 线片上的根尖平面为标准，确定工作长度，所以它的意义在于可确定根尖解剖止点。

表3-1　中国人牙齿平均长度（平均数）

	全长 / mm	冠根比	全长 / mm
上颌牙			
中切牙	22.5	1∶1.25	22.8
侧切牙	22	1∶1.47	21.5
尖牙	26.5	1∶1.82	25.2
第一双尖牙	20.6	1∶1.51	20.5
第二双尖牙	21.5	1∶1.86	20.5
第一磨牙	20.8	1∶1.71	19.7
第二磨牙	20.2	1∶1.80	19.3
下颌牙			
中切牙	20.5	1∶1.34	19.9
侧切牙	21	1∶1.32	21
尖牙	25.5	1∶1.48	24.6
第一双尖牙	21.6	1∶1.79	20.9
第二双尖牙	22.3	1∶1.83	20.5
第一磨牙	21	1∶1.72	20.5
第二磨牙	19.8	1∶1.86	19.1

引自：王慧芸，《中国人牙齿平均长度》

因为 X 射线测量法是以根尖平面为标准，所以当根尖孔不在根尖外形高点时，测量结果即不准确，当然可以改变投射角度以获得影像学止点较为准确地测量根管预备工作长度，但还有不方便、费时等不足之处。另外，后牙插针定位操作有一定危险性，反复摄片时射线量较大，患者不适等缺陷。有统计表明有 82% 病例，仅通过 X 线片就能确定根尖孔的位置，而 50% 的上颌尖牙，25% 上颌磨牙和 23% 的上颌切牙中，光靠 X 线片很难精确定位根尖孔的位置。

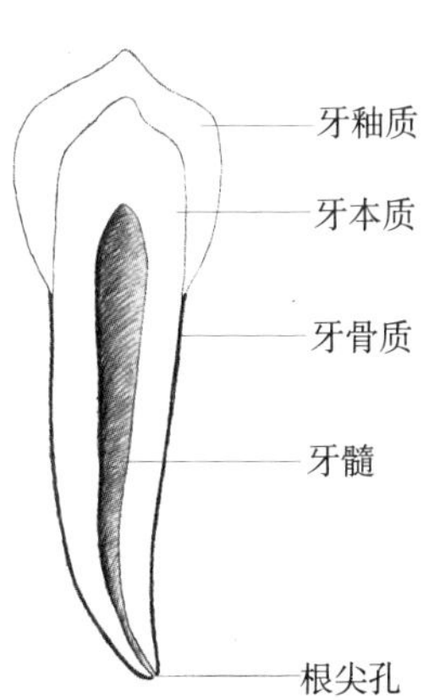

图3-6　根尖孔开口于根尖的外形高点

如图 3-6 至图 3-10 所示，根尖孔的开口方向可以在根尖的外形高点、唇颊侧、舌腭侧以及近中侧和远中侧。

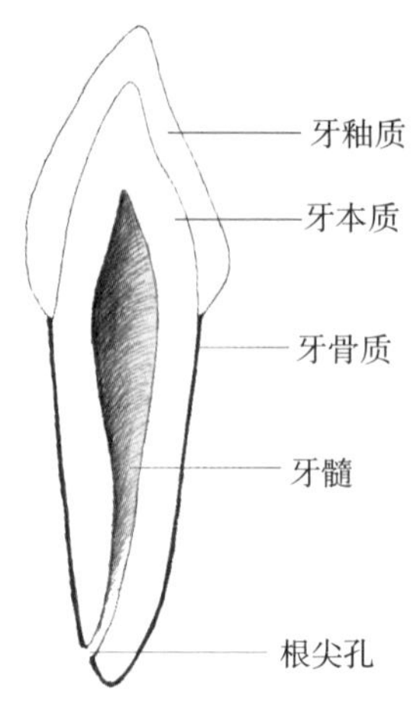

图3-7　根尖孔开口于根尖的唇颊侧

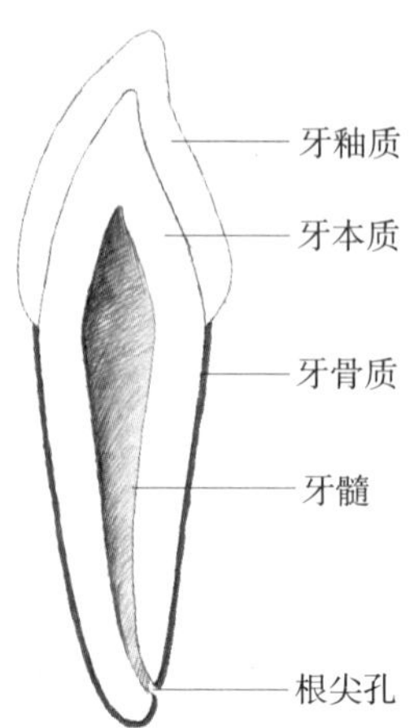

图3-8　根尖孔开口于根尖的舌腭侧

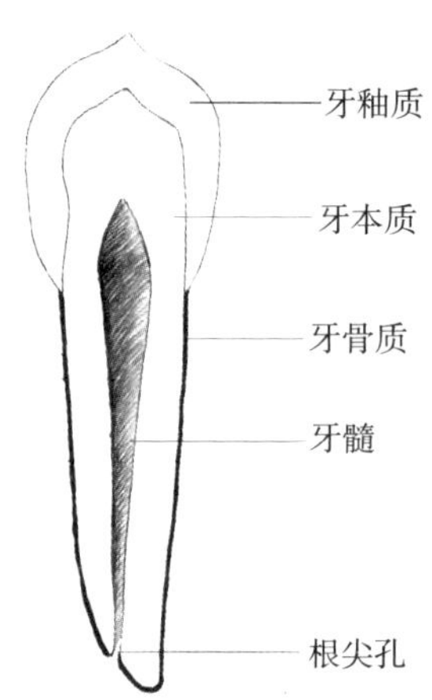

图3-9　根尖孔开口于根尖的近中侧

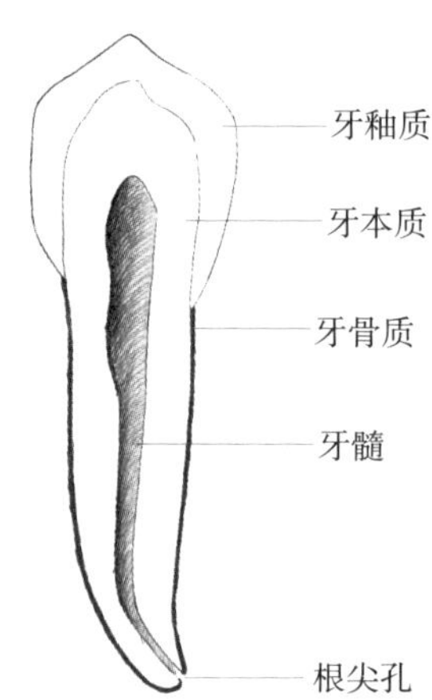

图3-10　根尖孔开口于根尖的远中侧

四、电测法的概念、操作和意义

电测法是利用专有设备即电子根尖定位仪来确定根管预备工作长度的方法。电测仪是基于根尖周膜与口腔黏膜之间有一恒定的电阻差的原理，通过外加不同频率电流，然后精确计算不同部位的电阻电势的变化来指示根周膜的位置，电测法简单方便，重复性强，无创伤，迅速准确，很有实用价值。

电测法的意义在于可以指示根周膜的部位，由于从组织生理学的角度看，器械超出了根尖部牙髓组织的范围或者说是牙本骨质界就进入根尖周膜；但从解剖学角度看，根尖部牙髓组织的止点或者牙本骨质界因人而异很难精确定位，并且是不规则的，在此部位牙髓组织进入根周膜，所以有可能牙髓组织和牙周组织混合存在；而根尖孔是明确存在，界限清楚的，在临床上可以认为测量器械到达根尖孔时也就是到达根尖周膜，电测仪上的读数显示为0，此时所测得的长度是器械到达根尖孔位置的长度，而不是到达牙本骨质界的长度，所以，通常我们需要后退0.5 mm左右，再测量器械的长度并以此作为根管预备的工作长度，这是为了减去根尖部的牙骨质厚度和可能被破坏的牙周膜的厚度，使这时的测量器械更接近牙本骨质界，所测的长度作为根管预备的工作长度也更为理想和精确。目前根尖定位仪已发展到第4代和第5代，绝大多数的技术问题都已经解决。采用电测仪所测根管工作长度比手感法和X射线测量法计算出的根管工作长度较为准确，准确率可达90%以上。

虽然根尖定位仪可以为根管工作长度的确定提供参考，但是它仍然不能提供准确的牙本质–牙骨质界位置。而且它也不能像高质量的放射线片一样，显示解剖位置关系和偏离程度。此外，临床医师操作经验的多少对测量结果的影响较大。因此，要求临床使用时医师必须掌握和了解电测仪的构成原理、操作要点以及可能出现的问题。

电测仪的主要部件有主机、唇钩和连接线等（图3–2）。

由于电测仪是一种精密的电子设备，所以在使用时影响电流的因素会使仪器出现不准确的读数。

当临床使用时电测仪出现短路的异常表现，其可能的原因为：① 锉针接触了金属修复体，在未到根尖孔时提示你超出了：金属全冠和内冠与牙龈都是有接触的，因此它与口腔黏膜就形成了通路，锉针与唇钩就形成短路。② 用电阻型电测仪时，髓腔内没有干燥就进行测量，特别是邻面洞或相邻的根管内有活髓时会更明显，电流会通过液体使髓腔与相邻的根管或牙龈黏膜组织形成回路造成短路。③ 根管内出现明显的侧支根管、副根管时，会短路，当锉针到达这些位置时即提示到达或超出根尖（图3–11、图3–12）。

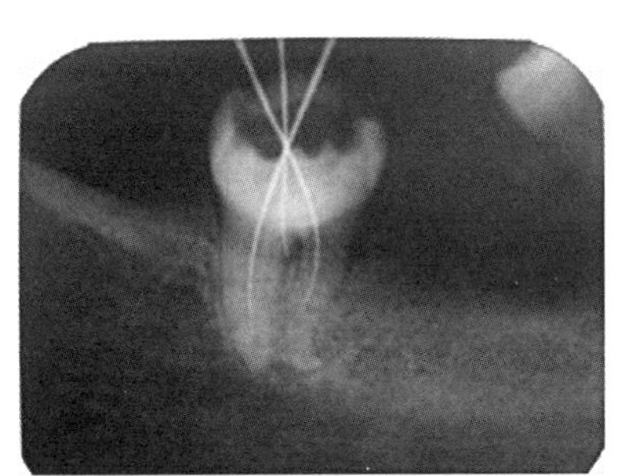

图3–11　根管内出现副根管插针定位

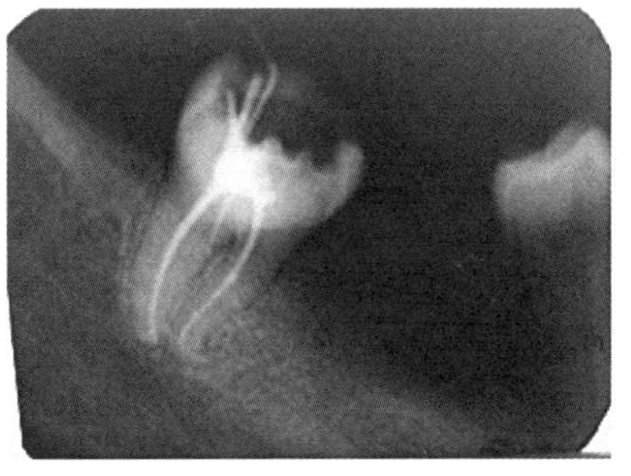

图3–12　根管内出现副根管根充

当临床使用时电测仪出现短路的异常表现，即完全没有信号的情况，不告诉你是否到了根尖，其可能的原因为：① 连接线松脱，这是最常见的情况。在操作过程中，由于经常需要变换姿势或锉针的位置，每个接口都可能松脱。请注意检查：连接线与主机接口、连接线与唇钩、锉夹等。② 根尖部分完全钙化或是有充填物，锉与口腔黏膜之间无法形成回路，就无法测量。③ 能测到信号，但到不了根尖孔：这种情况出现时，原因多为牙本质碎屑堵塞根尖部分，或锉针无法穿越根尖狭窄处，锉针与根尖区牙周膜之间被牙本质碎屑隔开，因为牙本质碎屑的电阻值是无法确定的，所以必然影响测量结果。

在临床使用时，还可能出现因电量不足甚至机器故障的情况，需要我们根据解剖知识，或者拍摄 X 线片来判断，还可以用锉尖直接与口腔黏膜和唇钩接触，如果还是没有信号，即可确定是机器故障。

除了上述影响电流的因素之外，根尖周疾病组织破坏范围很大时，以及根管内有残髓、电解质及渗出物等也有可能影响测量的准确性。所以电测法的其精确度与操作方法还需进一步研究。

第三节　根管工作长度的确定

在了解了根尖区的解剖结构以及对根管工作长度测定的理论基础后，术者就应当综合采用多种测定方法，以尽可能准确的获得根管的工作长度，并在后续的治疗中保持对工作长度的监控以获得满意的疗效。

一、根尖区解剖学基础

掌握根尖区的解剖结构，是工作长度的精确测量乃至根管治疗成功的最基本要求。根尖周组织包括牙骨质、牙周膜和牙槽骨，其组织生理学特点与牙髓组织有着明显的不同，但紧密相连。

解剖根尖（anatomic apex）是指牙根外形的最顶点；影像学根尖（radiographic apex）是指 X 线片上看到的牙根顶点；影像学止点是指根管器械在根管内遇到阻力时的位置。由于牙齿根尖部解剖结构的变异，以及 X 射线投照部位和角度的影响，解剖根尖与影像学根尖位置不一定完全一致。这些部位都不能单纯作为一个标准来确定根管预备根尖的止点，但都可为工作长度的准确确定提供参考。

根尖孔（apical foramen）是指根管在根尖区的主要开口，它常常与解剖学根尖和影像学根尖在位置上有一些差别，研究显示，约 60% 的根尖孔在解剖根尖的侧方。副根管孔（accessory foramen）是牙根表面与侧支根管或副根管相通的孔（图 3-13、图 3-14）。

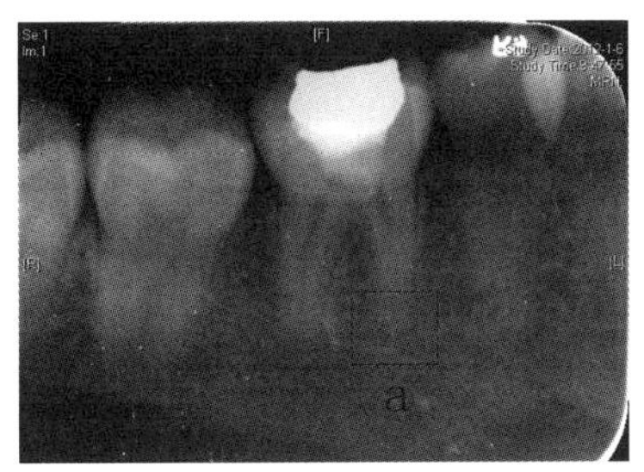

图3-13　X线片上根尖区

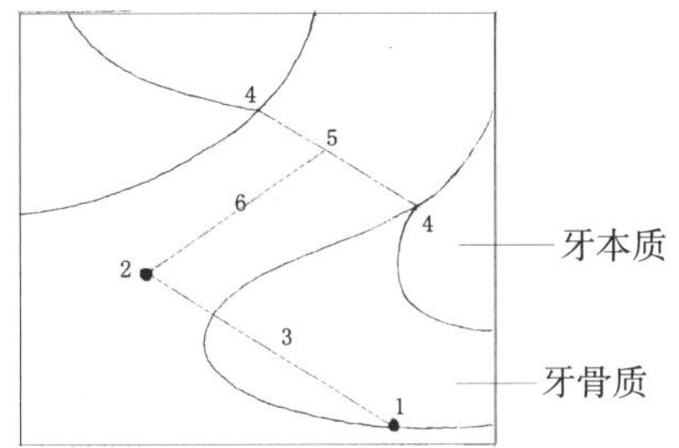

图3-14　区域a放大图像解剖结构示意

1. 解剖根尖点；2. 根尖孔；3. 解剖根尖点与根尖孔之间的距离；4.牙本骨质界；5. 牙本骨质界直径；6. 根尖孔到牙本骨质界的距离

根尖狭窄部（apical constriction）是指根管在根尖部最狭窄的部位，其位置变化较大，通常在根尖孔中心的冠方 0.5~1.0 mm 处，根管直径自根尖狭窄向根尖孔方向逐渐增大呈漏斗状（图 3-15、图 3-16）。

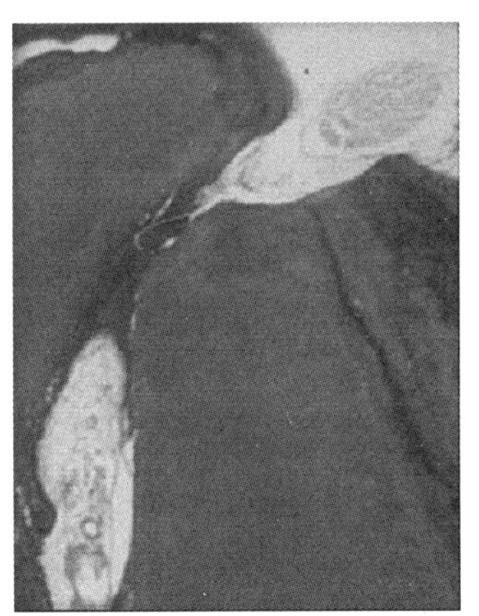

图3-15　牙本骨质界切片

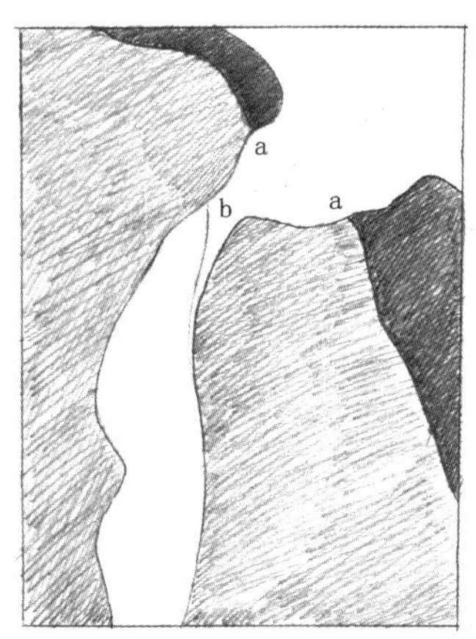

图3-16　牙本骨质界示意

a. 牙根的牙本骨质界；b. 牙根尖狭窄处

牙本骨质界（cementum-dentin junction）是牙本质和牙骨质相连的区域，是牙髓组织和根尖周组织的分界，既称为生理性根尖孔（physiological foramen），也称为组织学根尖孔（histological foramen）。牙本骨质界通常在距解剖根尖 0.5~3.0 mm 处，并不总是与根尖狭窄保持一致。在成牙骨质细胞形成根尖孔后，牙髓组织无法进入到单纯由牙骨质包绕的部位。如果进入这一部位，就会有牙本质形成。因此牙髓组织止于牙本骨质界，由于牙本质先于牙骨质形成，因此两者之间有明确的界限，根管必须清理到此处。所以，理想的根管预备工作长度是冠方的参照点到根尖部的牙本骨质界。但是，它仅仅是一个组织学标记，无法在临床上或借助 X 线片做出定位（图 3–17、图 3–18）。

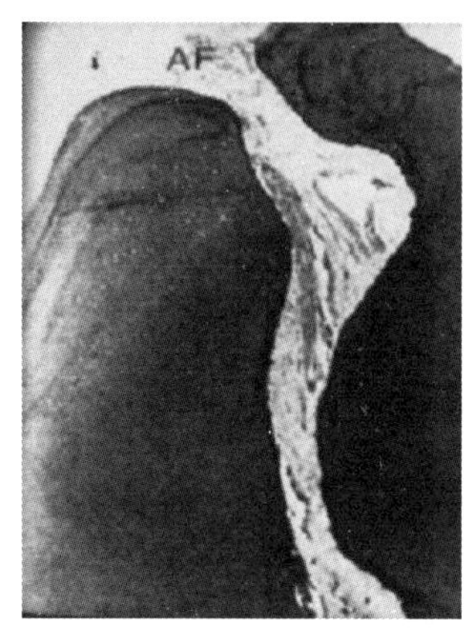

图3–17　牙本骨质界切片

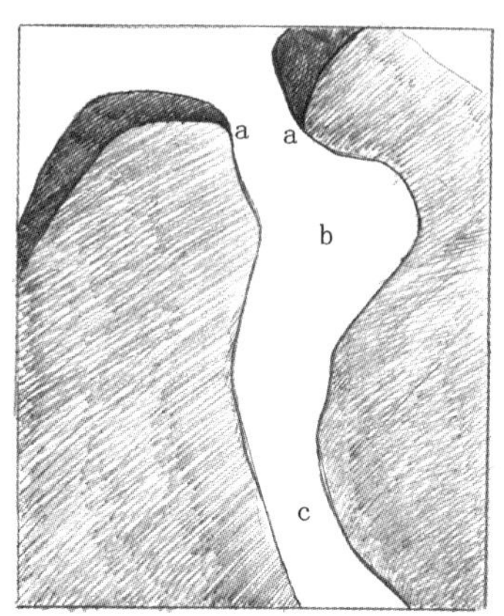

图3–18　牙本骨质界示意

a. 牙本骨质界；b. 牙根尖膨大处；c. 牙根尖狭窄处。

二、临床上精确定位工作长度的方法

临床上，我们采用 3 种方法结合使用来精确定位根管预备的工作长度，不建议单独使用手感法和电测法。首先是采用 X 线摄片法对患牙的基本情况进行初步全面的了解，再结合手感法疏通根管，感知根尖狭窄部，使用根尖定位仪，采用电测法精确定位根尖孔，最后结合患牙的情况确定根管预备的工作长度。

工作长度测定的临床操作步骤和技巧：

（1）如果可能，先通过 X 线片估计一下工作长度。

（2）先将探针或者根管锉部分深入到根管中再连接到根尖定位仪上。

（3）在缓慢地将根管锉推到根尖孔的过程中要上下提拉根管锉。

（4）当根管锉到达根尖时，阻抗或者电阻发生改变，从而在屏幕上显示根管锉的位置在根管内还是超出根尖孔。

（5）重复 2 次以上测量证实根尖孔位置和根管工作长度，并记录根管工作长度。

三、工作长度测定的临床思考

目前临床上最大的困惑是，什么部位可作为根管清理和成形的工作止点，即如何确定根管预备工作长度的根尖止点。工作长度测定操作指南上常常会将牙本骨质界或者根尖狭窄作为根管清理成形以及充填的工作止点，这里存在概念误区：① 牙本骨质界是根管系统的一个组织学位置而非临床位置（图 3–19）。② 牙本骨质界并不总是根尖最狭窄的部分，它们可能因重叠而处于同一部位，也可能不在同一部位，有一段距离。③ 根尖孔至根尖狭窄的距离受很多因素的影响，如牙骨质沉积或者根尖吸收（图 3–20），这两点因素受年龄、创伤、正畸牙齿移动、根尖周病、牙周疾病的影响很大，尤其是牙周病时，牙骨质 – 牙本质界的解剖位置难以辨别。因为根尖吸收或是牙骨质沉积延伸到根管内部，因此根尖孔和牙本骨质界的位置在根尖有很大的变异，根据不同的牙根外形，在 X 线片上它们可能在根尖到冠向 3 mm 的任何位置（图 3–21）。这些潜在的解剖变异对根管工作长度测定、根管清理成形和充填的定位有很大的影响。

很多学者的回顾性研究以及根管治疗预后研究，通过观察临床疗效和根尖周组织的完整性，发现最佳的根管预备和充填的工作止点是 X 线片显示的根尖（大约是牙本骨质界），当清理、成形和充填短于此长度时，治疗成功率会下降，当超出此位置，甚至充填材料超出根尖孔时，治疗结果会更差。从现实的角度来说，在根管充填之前不可能知道牙本骨质界和根尖狭窄的准确位置。

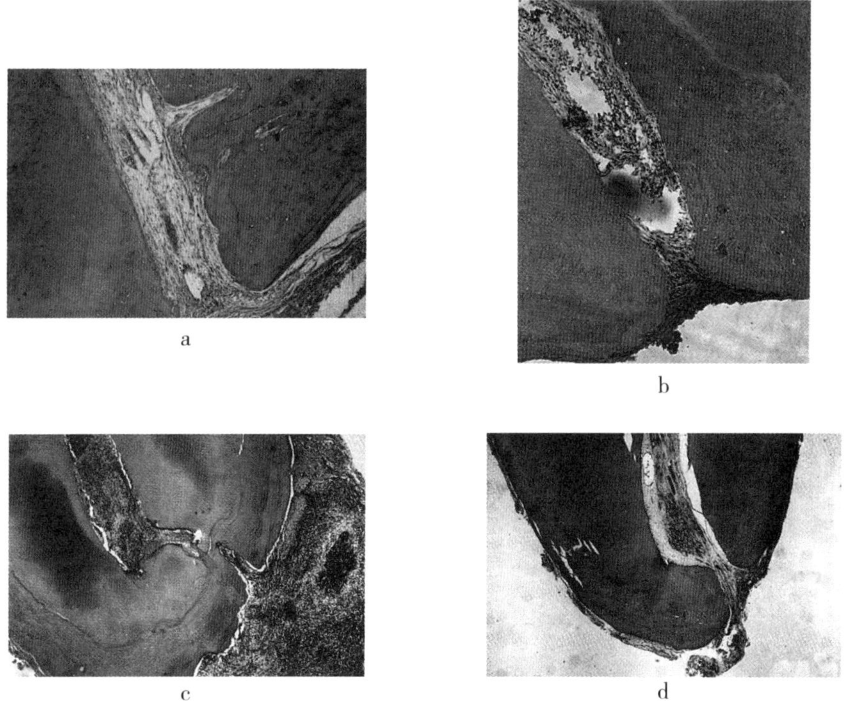

图3–19　组织切片中的牙本骨质界

a、b、c、d. 牙本骨质界的各种变异位置隔床上无法定位

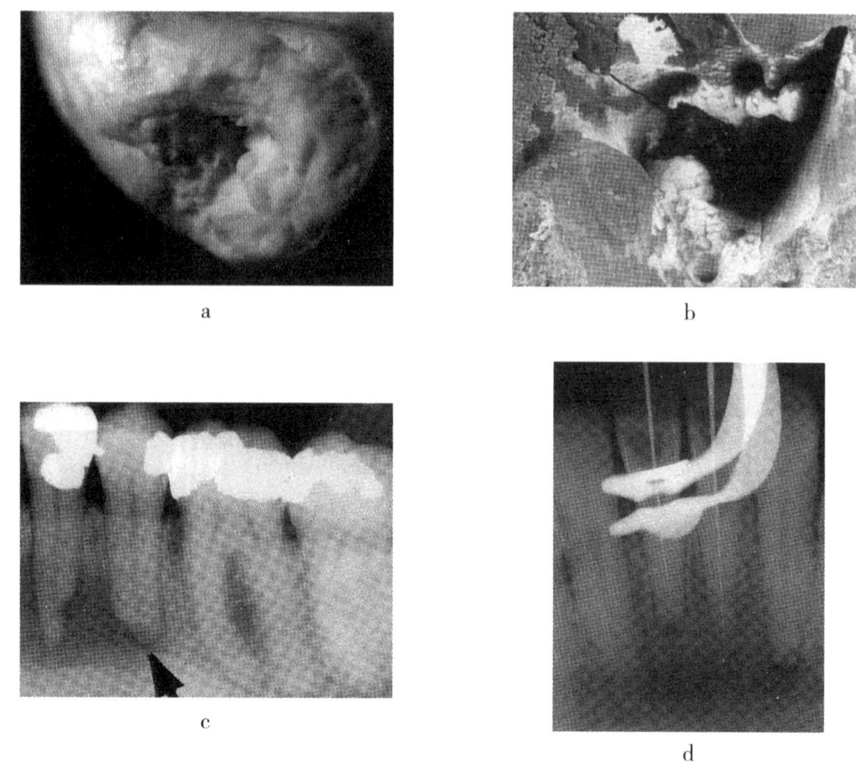

图3-20　牙骨质沉积或者根尖吸收

a. 根尖吸收外观；b. 扫描电镜显示的根尖不规则吸收；c. X线片显示的根尖吸收；d. 右侧中切牙存在根尖吸收，工作长度要在吸收之上，左侧中切牙器械超出根尖孔，工作长度需要重新调整。

根管治疗最终的目的是通过根尖孔创造环境引导根尖牙骨质的再生（图 3-22），封闭根尖孔，所以根管治疗器械就不应该超出根尖工作止点，因为那样会刺激通过根尖孔伸入到根管内的牙周膜以及与之混合的活的牙髓。这个观点在一个世纪前就得到科学证实，并且被无数的回顾性研究所支持。对于根尖周存在投射阴影区的患牙，清理和成形则应达根管的最末端，用稍短于最终测定的长度进行根管的清理和成形。目前牙髓根尖周病根管治疗的临床实践以及长期疗效的预后评估性研究都支持这一观点，即在活髓牙根管清理和成形时，要在根管系统之内操作，避免超出根管刺激根尖周组织；而对于死髓或根尖周有破坏的患牙，则应以根尖外表面的开口即根尖孔为止点才能进行较为彻底的清理，操作也应控制在根管系统之内；除非根尖周脓肿急性期需要通过根管髓腔引流，才允许韧性较好的小号根管预备器械超出根尖孔进行疏通引流。

四、操作注意事项

（1）电测仪设计上有电阻型、阻抗型和变频型 3 种电路模式；因为根管内液体、不

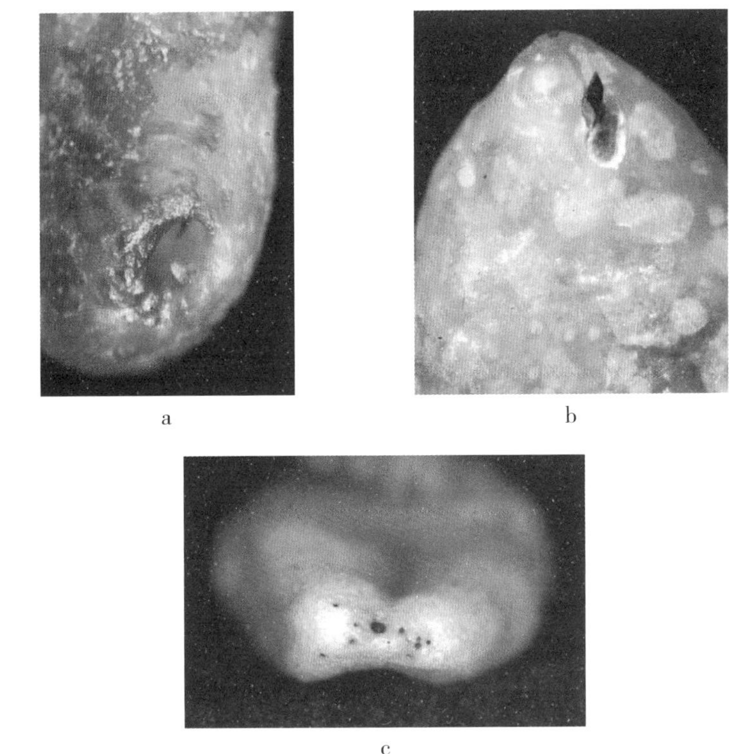

a　　b　　c

图3-21　根尖孔和牙本骨质界在根尖区的各种位置变异

a. 根尖孔在根尖冠方；b. 根管器械超出根尖孔，且短于牙根尖端；c. 多个根尖末端为临床制造困难

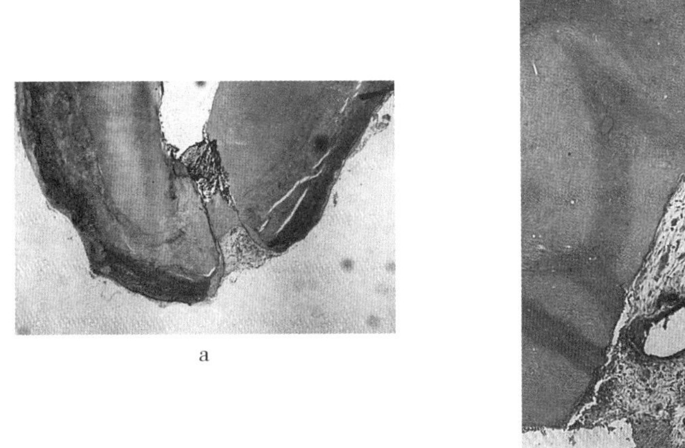

a　　b

图3-22　根尖充填材料之上形成的硬组织修复

a. BB染色；b. HE染色

良接触以及根管变异等因素的存在，所有类型的根尖定位仪都存在误差。目前临床上常用的是阻抗型和多频阻抗型的第 4 代、第 5 代电测仪，要注意选择使用，使用时要参考说明书上的操作指南。

（2）电阻型根尖定位仪要求根管预先干燥。阻抗型根尖定位仪须校准，在测量年轻和不成熟牙齿时容易出现错误。变频型根尖定位仪在根管内有浓汁和牙髓组织的情况下仍然可以测量，但是在整个髓室都充满导电性液体时避免进行测量。

（3）所有类型的根尖定位仪测量时都不能接触金属冠等修复体。

（4）最好先将探针或者根管锉部分插入到根管中，再将其连接到根尖定位仪。

（5）由于根尖狭窄处和根尖孔可能不是一个点，而是一段距离。所以在确定工作长度时要注意选择与根管适合的探针或根管锉。采用根尖定位仪时，要深入矬尖至读数为 0 时，再后退 0.5 mm 左右作为工作长度，才能较彻底地清理根管，特别对于患牙为根尖周炎的感染根管。

（6）由于电测仪的原理是感知根尖周膜，所以根折或侧副根管较为粗大，工作长度的测量就较为困难。通常测得的工作长度还需要借助 X 线片进行验证。

（7）如果根管内出现侧穿，它也会提示超出根尖；同理，如果牙根折断，那么电测仪在折断处即可感知根周膜，也可能显示超出根尖孔。

（8）使用镍钛旋转根管口成型器和根管锉来清理和成形根管冠部分后，根管工作长度的测定就会变得简单，因为冠向下法的预备消除了冠部的干扰因素。因此，推荐先用冠向下法预备冠 2/3 部分的根管再进行根管工作长度的测量。最大限度地避免根管预备过程中工作长度的丢失。

（9）使用健康的、可重复的位置作为参考点，在清理和成形根管的过程中要多加冲洗并重复测量根管工作长度。

（夏文薇）

参考文献

[1] Castelot-Enkel B, Nguyen J M, Armengol V, et al. A recall program for the outcome of conventional root canal treatment performed in a teaching hospital[J]. Acta Odontologica Scandinavica, 2013 (0): 1-11.

[2] Bryce G E, Richardson N, MacBeth, n. audit of surgical retrograde root canal re-treatment outcome: Part Two[J]. J R Nav Med Serv, 2013, 99(1): 33-37.

[3] Fedorowicz Z, Nasser M, Sequeira-Byron P, et al. Irrigants for non-surgical root canal treatment in mature permanent teeth[J]. status and date: New, published in, 2012 (9).

[4] Ingle J I, Slavkin H C. Modern endodontic therapy: Past, present and future[J]. 6th. Ontario (Canada): BC

Decker Inc, 2008: 1–35.

[5] 夏文薇，王晓仪，王敏，等 . 根管长度测定仪的精确性评估 [J]. 上海口腔医学 , 1998, 7(12): 209–210.

[6] İlgüy D, İlgüy M, Fişekçioğlu E, et al. Assessment of Root Canal Treatment Outcomes Performed by Turkish Dental Students: Results After Two Years[J]. Journal of dental education, 2013, 77(4): 502–509.

[7] Hamasha A A, Hatiwsh A. Quality of life and satisfaction of patients after nonsurgical primary root canal treatment provided by undergraduate students, graduate students and endodontic specialists[J]. International endodontic journal, 2013.

[8] Gilbert G H, Tilashalski K R, Litaker M S, et al. Outcomes of root canal treatment in dental PBRN practices[J]. Texas dental journal, 2013, 130(4): 351–359.

[9] Collart Dutilleul P Y, Fonseca C G, Zimányi L, et al. Root canal hydrophobization by dentinal silanization: Improvement of silicon-based endodontic treatment tightness[J]. Journal of Biomedical Materials Research Part B: Applied Biomaterials, 2013.101(5):721–728.

[10] Bago I, Plečko V, Gabrić Pandurić D,et al. Antimicrobial efficacy of a high–power diode laser, photo–activated disinfection, conventional and sonic activated irrigation during root canal treatment[J]. Int Endod J, 2013. 46(4): 339–347.

第四章

根管预备器械及预备方法

根管治疗可以分为根管预备、根管消毒与根管充填三大步骤，而其中根管预备是治疗的基础，随着现代镍钛材料的进展及各种治疗仪的发展，根管预备的过程更趋便捷，疗效更为可控，治疗也更富艺术性，本章在此简述对根管预备器械及方法的临床进展。

第一节　根管预备器械

现代根管治疗中，预备器械的进展极大，从早期的不锈钢器械，发展到不同合金组成，不同截面设计的镍钛合金器械，其切削特征与适应范围也相应有所不同。

一、分类标准

现代根管治疗从 19 世纪末至今经历了非标准化时期、标准化时期和变革期 3 个发展阶段。各阶段的特点主要体现在根管器械的设计和临床治疗技术上。

非标准化时期（19 世纪末至 20 世纪 50 年代）：根管预备和充填方法没有规范化，根管器械缺少统一标准。

标准化时期（20 世纪 50 年代末至 80 年代中期）：1958 年英格尔（Ingle）建议将根管器械和充填材料的设计和制造标准化。国际标准组织（ISO）制订了根管器械设计的标准。根管预备技术亦趋于规范化，包括标准法、逐步后退法和逐步深入法。根管侧方加压充填技术进一步完善，垂直加压充填法的应用得到推广。

变革期（20 世纪 80 年代末至今）：80 年代末，镍钛合金开始应用于根管器械的制造、器械的设计开始朝非 ISO 模式方向发展、主要体现在器械尖部形态和器械锥度的变化上。逐步深入技术和以热牙胶为主的充填技术广泛应用于临床。

1. 标准化器械

标准化器械多为不锈钢材质，2002 年最新修订标准为器械从 6~160 号。这种编号不是任意的，而是基于器械刃部尖端的直径（单位为毫米的 1/100），这一点称为 D_1（直径 1），从这一点延伸至器械刃部最接近冠方的部分 D_2（直径 2）为 16 mm 长（图 4-1）。

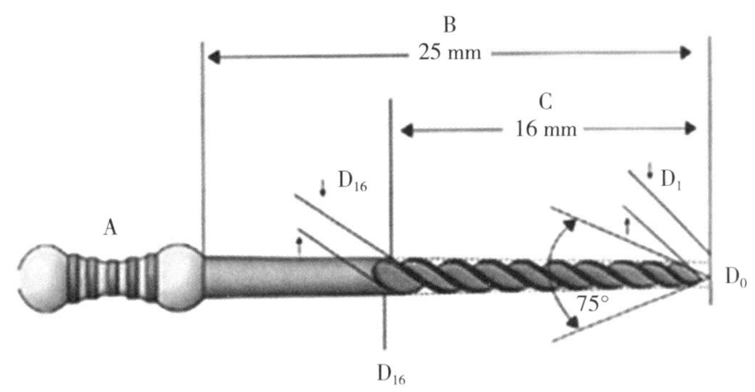

图4-1　根管预备器械标准化

从尖端到工作柄为止，器械的整个长度有 3 种：标准型（25 mm）、长型（31 mm）、短型（21 mm），但所有刃部均长 16 mm。长型器械用于预备工作长度 > 25 mm 的尖牙，短器械用于第二、第三磨牙以及张口度受限的患者。此外，还有其他长度的器械可以使用，如 19 mm、28 mm 的器械。除了上述常用长度外，另有更为精细的划分，以满足临床的需要，如超短器械（16~19 mm）、短器械（20~23 mm）、中等器械（24~27 mm）、长器械（28~31 mm）。

ISO 器械锥度规定为 0.02，根管预备时要达到理想的锥度形态，不仅要用到较多的器械，而且操作步骤也繁多（图 4-2）。

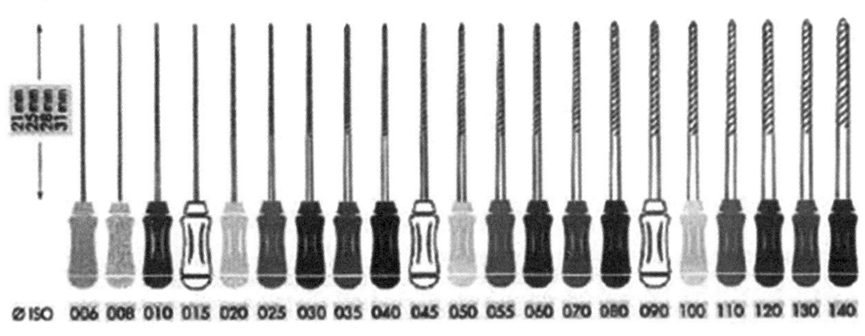

图4-2　根管预备器械标准化

2. 非标准化器械

非 ISO 器械多为镍钛合金，以机用器械多见。其刃部长度比 ISO 标准器械短，且不是以尖端直径确定号数，不同的非 ISO 器械的尖端直径不同。非 ISO 器械基本上是大锥度的（0.04、0.06、0.08 锥度），这样的设计可以充分地扩大根管冠部，利于根管充填。并使根管预备简单化，节省了根管预备时间，提高了工作效率。

二、不锈钢器械

（一）手用K型扩孔锉及扩孔钻

1. 设计原理

K 型扩孔钻与扩孔锉是全世界应用最多和最广泛的根管器械。其材质普遍由镍钛合金和不锈钢制成。

传统的 K 型根管器械的生产方法是将不同粗细的圆形钢琴弦丝先磨切制成横断面为各种形状的器械，如方形、三角形和菱形横断面，然后再磨切这些器械的尖端使之逐渐变细。为了使器械具有螺纹，产生切割力，需要将已磨切过的钢丝反时针扭转一定圈数，制成根管锉和扩孔钻。同一型号的扩孔锉与钻相比，其螺纹数目约为后者的 2 倍；第二种办法是直接磨切加工出器械的螺纹，并形成一定的锥度，而不是通过弯曲钢丝产生切刃。对于镍钛器械而言，磨切的方法尤为重要，因为镍钛合金弹性很强，不易被扭曲。最初，K 型锉的横断面是方形，K 型钻为三角形（图 4–3）。如今，制造商为了获得更好的切割和 / 或弹性，已开始制造各种横断面的器械。器械横断面的不同现在已成为各个公司的特色产品。

早期对根管器械切割能力的研究兴趣集中在切刃的锐利度、倾斜角度和边缘等方面。到 1980 年，研究兴趣集中在器械尖端的锐利度、尖端的穿透和切割力，以及如何避免器械尖端形成根管台阶和偏移，能更好地维持根管本身的弯曲形态等方面。例如，不锈钢锉具有金属记忆能力能使其恢复变直的形态，因而在预备弯曲根管时增加了形成偏移或台阶，并最终侧穿的倾向。这种情况常发生于根管壁的外侧壁，即根管的凸面上。若减小尖端角度，可使根管锉位于根管的中央，就能够更均匀地切割各个面。

2. 使用方法

扩孔锉或扩孔钻的作用是通过插入、旋转、回退来完成的。扩孔锉的螺纹较密，其切割刃是在器械回退时切割管壁，将嵌入的牙本质锉掉。同时还可以通过上下提拉运动的方式起到切割作用，因而它具有扩锉和钻入的功能。根管锉与扩孔钻相比，更易于嵌入牙本质内，因此操作时更需小心。

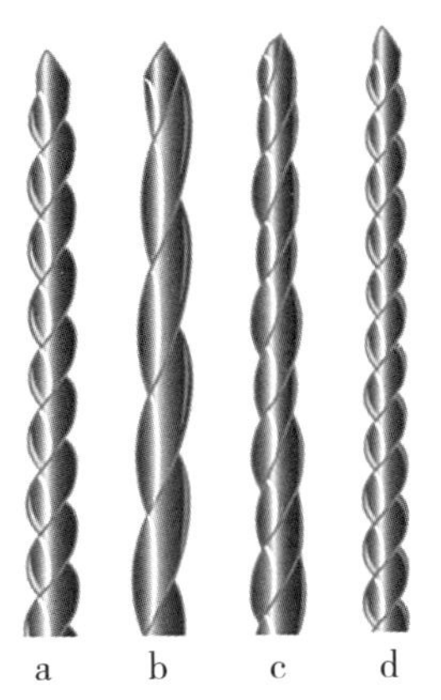

图4-3　K型根管器械

a. K型根管锉；b. K型根管钻；c. K-flex 锉；d. 尖端改良的Triple-Flex 根管锉

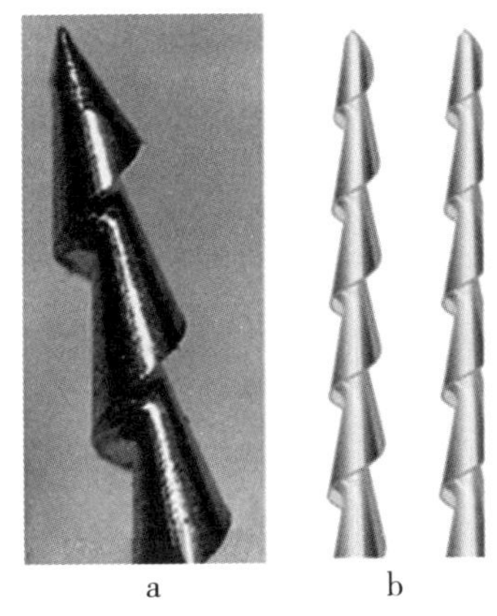

图4-4　H型根管器械

临床研究表明，不同品牌的根管锉在质量、切缘的锐利程度、横切面的形态、切刃的数目上都存在着很大的差异。总体而言，横截面为三角形的扩孔钻的切割效率优于横截面为四边形的扩孔钻，但三角形的器械更易受损，失去其锐利性。一旦器械发生永久性变形，继续旋转只能加重扭曲，切割效率进一步降低并最终导致折断。

有学者证明根管锉逆时针旋转比顺时针旋转时更脆弱，因此在将嵌入根管内的器械退出时更应该小心。因为临床上所有的根管锉与根管钻在顺时针旋转时能够承受充足的扭矩，而反时针旋转时易于折断。同时，在预备弯曲根管时将不锈钢根管器械进行预弯是十分重要的。

（二）H型锉

H 型锉是通过在圆形、尖端逐渐变细的不锈钢丝上刻上螺旋形凹槽直至柄部而制成的。实际上，其结构与拧入—切割的器械相似，形态与螺丝钉相似。

H 型锉不能用于扩钻，如果钻入，会将器械的凹槽嵌入牙本质内，如果继续钻入，则会造成器械的折断。而且，一旦器械嵌入牙本质内则无法取出，除非后退至凹槽变松才可以。这种操作还会造成根管锉断离（图 4-4）。

H 型锉只能在一个方向上运动，即后退方向。由于凹槽设计很锐利，其切割效率本质上要比 K 型锉更高。操作过程中，液体的润滑作用对于切割效率有很大的影响，润滑作用可提高 H 型锉 30%，K 型锉 200% 的效率。

（三）改良器械

1. K-Flex 型锉

K-Flex 型锉的横断面形态摆脱了三角形和方形，是菱形或钻石形态。其螺纹或凹槽的制作方法与标准的 K 型锉的扭转方法相同，但这种菱形的横断面改变了器械的弯曲与切割性能。深凹槽的高切割刃由菱形的两个锐角组成，它增加了器械的锐利程度和切割性能。相交替的浅凹槽的切割刃由菱形的钝角组成，它作为螺旋钻，可提供更多的空间用于清除碎屑。再配以适当的冲洗，可以减少牙本质碎屑阻塞根管的概率。而且 K-Flex 型锉具有较好的弯曲性能（图 4-5）。

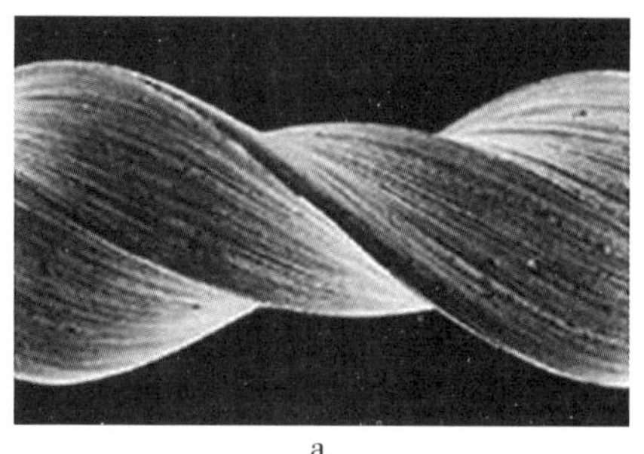
a

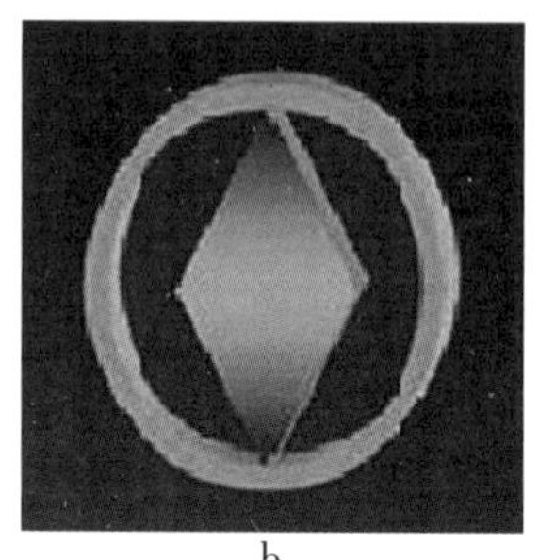
b

图4-5　K-Flex型根管器械

a. 侧面观；b. 截面观

2. Triple-Flex 型锉

Triple-Flex 型锉的螺纹数目比 K 型钻多,但比 K 型锉少。器械由三角形不锈钢丝弯制，而非磨切而成。与常规的 K 型器械相比，Triple-Flex 型锉尖端无切削能力，工作端切削能力强，柔韧性好，适用于弯曲根管预备。不足之处在于切割功能丧失过快，更换率较高（图 4-6）。

3. FLEX-R 型锉

FLEX-R 型锉的横截面为三角形，其工作端切割缘是通过器械磨削而成，这样可人为控制刃口和螺旋槽的角度，增加切缘的锋锐度和耐磨性。同时，FLEX-R 型锉将 K 型锉尖端磨成圆钝的抛物线形，使尖端失去了切割作用，在根管预备中引导器械沿根管走行进入，有效地减少了由于回复力的存在，而造成的器械尖端对根管尖端的外侧壁牙本质过度切削，避免根管内台阶及根管侧穿的发生（图 4-7）。

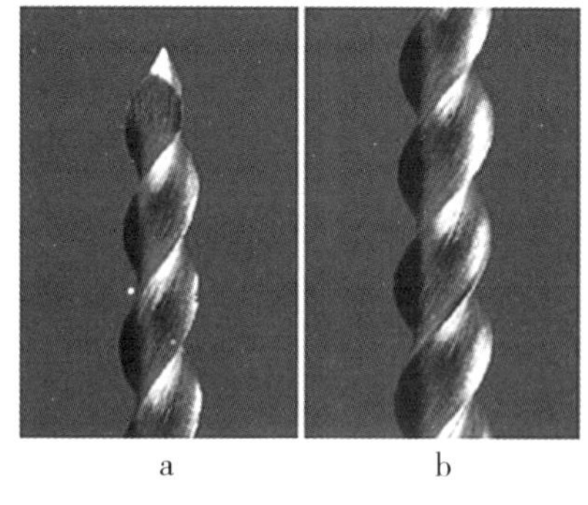
a　b

图4-6　Triple-Flex型锉

a. 侧面观；b. 局部放大，可见工作端切刃

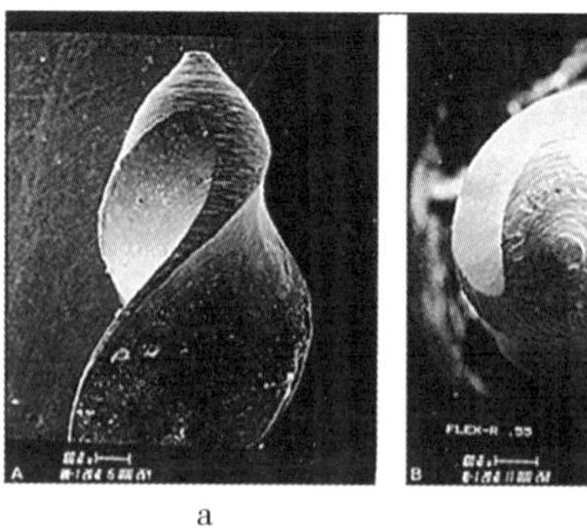

a　b

图4-7　FLEX-R型根管器械

a. 侧面观，可见尖端无刃；b. 截面观，可见螺旋处的切刃

4. Unifile 型锉

Unifile 型锉的设计是指将 K 型锉的柔韧性、较高的抗扭断特性与 H 型锉较强的切削作用相结合的一种设计方法。制造方法类似于 H 型锉的制造方法，在圆锥体坯上磨出两条螺旋槽，其横截面为 S 形。由于螺旋角较 H 型锉明显变小，转动时已具备一定的切削作用。螺旋槽的深度也比 H 型锉要浅，横截面积增大，因而不易断裂。锉的中 1/3 和尖部 1/3 坚韧易弯，适合于根尖部弯曲的根管（图 4–8）。

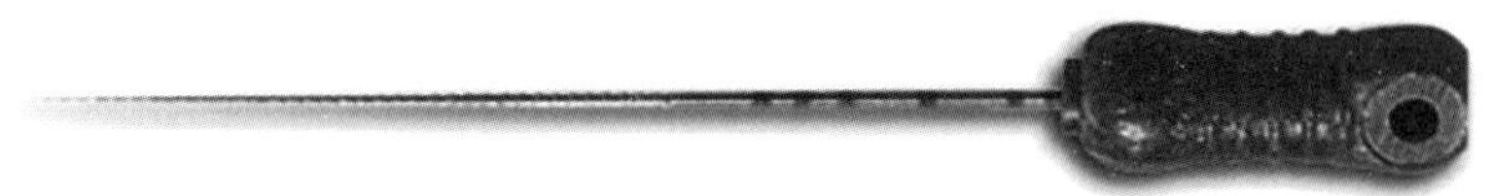

图4–8 Unifile 型根管器械

三、镍钛合金预备器械

传统的不锈钢根管预备器械虽然具有一定的柔韧性，但由于其钢性特征，随着器械的直径增大，其弹性下降、硬度增大，易折断。尤其是在预备弯曲根管时，产生的较大回复力易造成根尖孔敞开、根管内台阶、根管偏移、根管壁穿孔等并发症，所以学者们努力改造根管锉制造材料以提高弹性。

（一）性能

恰当的镍钛组成比例，使得镍钛合金具有超强的弹性，这种特性使镍钛根管器械与不锈钢器械相比更易弯曲，可以按照根管原有的弯曲形态进行预备。在一个钢琴丝与镍钛合金丝的比较研究中，在 3% 的张力下，钢琴丝就会折断，而镍钛丝伸长可远远超过 3%，而且在释放拉力后，大部分的变形可恢复。

镍钛器械可被精细地磨制成各种形状（如 K 型、H 型、Flex –R 型、双凹槽形、双 S 凹槽形、U 形锉和钻），还可制成不同的大小与锥度。与不锈钢器械相比，镍铁器械在机械去除牙本质的性能上同样有效，且优于后者。同时镍钛合金的抗磨性能更好。U 形锉与钻的设计使机用器械的应用成为可能，且旋转马达可自动反转，增强了扭力的控制，从而可减少器械折断。同时，镍钛器械具有良好的生物相容性和优良的抗腐蚀性能。

（二）手用器械

手用镍钛 K 型锉、H 型锉种类繁多，设计模式与不锈钢 K 型锉基本相同，但因镍钛合金柔韧性好，不易折断等优点，决定了镍钛 K 型锉的预备效果优于不锈钢 K 型锉。

手用 GT 锉和手用 Protaper 锉均是新型非 ISO 大锥度镍钛合金预备器械。手用 GT 锉有 0.06、0.08、0.10、0.12 4 种锥度，尖端直径均为 0.02 mm，刃部最大直径均为 1.00 mm。手用 GT 锉具有良好的弹性及韧性，尖端无切割作用，锐利的三角形刀刃，切割刃螺纹走向与正常根管锉相反，在根管预备中采用反向平衡力技术，也有学者建议采用逐步后退法。手用 ProTaper 锉与机用 ProTaper 锉除了手用和机用的区别外，其他完全相同，所以 ProTaper 锉的使用方法及性能将在机用镍钛器械中介绍（图 4-9、图 4-10）。

在手用根管锉根管预备过程中，术者可通过手感和临床经验感受根管的解剖形态和预备状态；在后牙区，使用手用根管锉还可相对增加操作空间，减小操作难度，但有时因为预备牙数多或根管解剖形态复杂，预备时间过长，会导致医患疲劳，影响了预备效果。由于机用镍钛器械工作效率高，节省了预备时间，而且成形能力与手用镍钛锉无明显差异，因此越来越受到临床医师的重视和青睐。

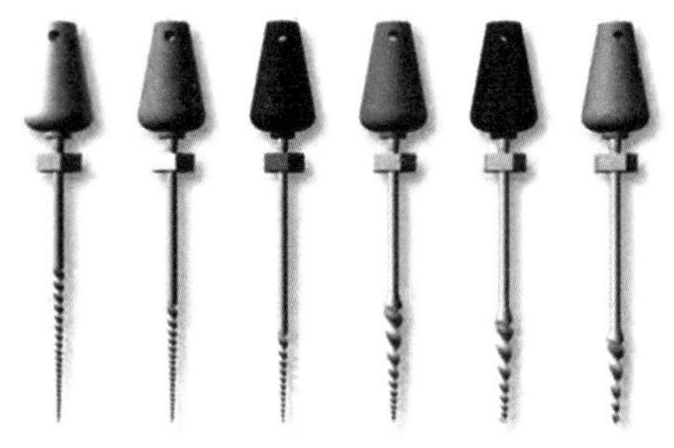

图4-9　手用GT锉

从左到右：20号-0.06（WHITE）、20号-0.08（YELLOW）、20号-0.10（RED）、35号-0.12（GREEN）、50号-0.12（BROWN）、70号-0.12（YELLOW）

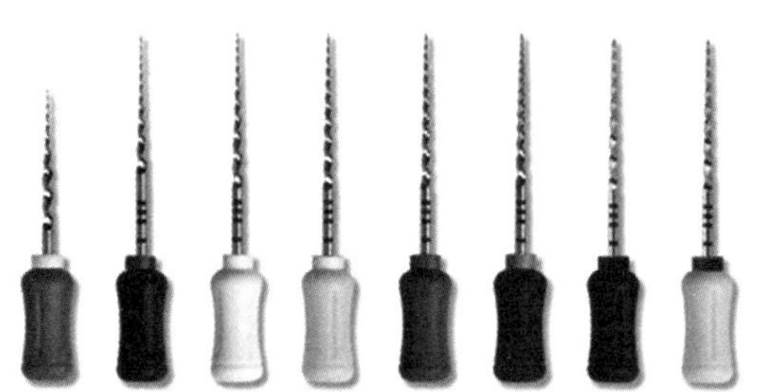

图4-10　手用ProTaper

从左到右：成形锉Sx、成形锉S1、成形锉S2、修形锉F1、修形锉F2、修形锉F3、修形锉F4、修形锉F5

（三）机用器械

机用镍钛系统种类繁多，目前国内经常使用的系统主要有 ProFile（Dentsply）、ProTaper（Dentsply）、Hero642（Micro-Mega）、LightSpeed（LigthSpeed）、Mtwo（VDW）、PathFile（Maillefer）、TF（Sybronendo）和 GT（Dentsply）等，这些系统有一定的相似性，也有各自的特点。

机用镍钛系统的共同特点：① 镍钛金属材料的成分基本相同。② 大锥度的设计（PathFile 除外）。③ 螺旋设计，器械在根管中能方便地进行预备。④ 360° 旋转方式，最佳转速约 300 r/min。⑤ 采用冠—根向预备技术进行根管预备。

各系统的主要区别如下：① 横断面设计：主要有正三角形、凸三角形、凹三角形、U 形、S 形和方形等。② 切割角度：镍钛根管器械的切割角度可分为正向和负向。在工作中负向的切割相当于采用刮的方式扩大根管，器械不会自动切削牙本质壁，故锁入效应降低，能适当降低器械的卡榫，如 ProFile、ProTaper。正向切割的器械切削效率高，但锁入效应也会增加，如 Hero、K3。③ 支撑平台：第一代镍钛器械除 Hero 外，都采用了支撑平台的设计，这样做的目的是模仿钻头，避免螺旋式的卡榫，保持器械在根管的中心，但面的接触使根管壁受到的摩擦力增加，易造成玷污层，如 ProFile、Quantec。④ 核心：大核心的设计增加了器械的强度及抗断裂性能。⑤ 尖端：器械尖端有切割功能、部分切割功能和导向功能 3 种类型。导向功能的器械可保持其运动位于根管中轴，避免器械在高速旋转中造成台阶、歧坡和穿孔（图 4-11、图 4-12）。

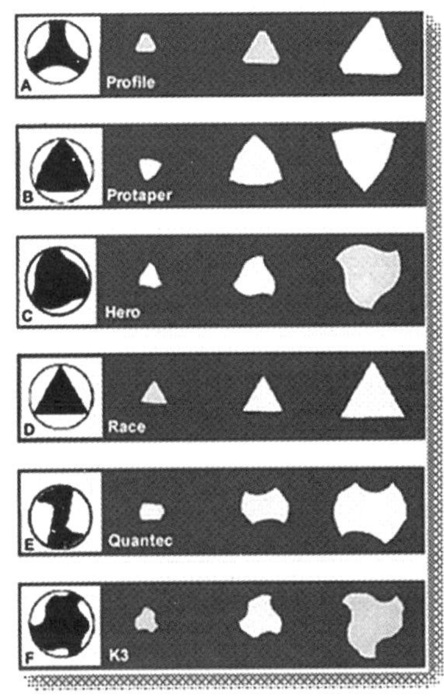

图4-11　各系统横截面

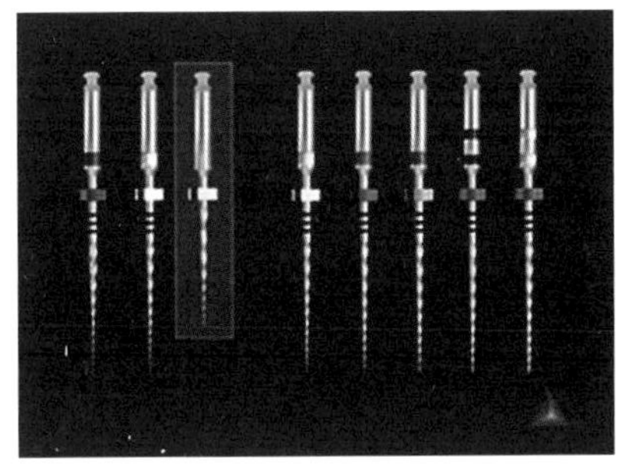

图4-12　PorTaper锉

1. PorTaper

PorTaper 是最新的系统之一，具有渐进性不同锥度，即在同一锉上具有各种多变的锥度以便进入根尖特殊区域，减少了为达到工作长度而反复操作的次数，具有更好的弹性、更高的效率和更好的安全性。2007 年最新推出 ProTaper Universal 是在原有设计基础上减少了中心钢量，而提高了弹性，针对根尖周病时根尖孔因吸收变大的情况增加了 F4、F5 修形锉。

（1）设计：ProTaper 器械具有凸三角形的横截面（F4 和 F5 的横截面为凹三角形）和锋利的刃缘，与 U 形横截面的器械相比，在提供更大的切削力同时，减小了应力集中和器械分离的危险。锋利的刃缘具有很高的切削效率；多样、可变的锥度设计使 ProTaper 从锉尖至锉末端锥度逐渐增大，提高了锉尖到锉中段的弹性；ProTaper 器械具有一个部分切割功能的导向尖，可以循根管方向引导器械的前进，避免形成台阶或侧穿；刃部有不断变化的螺矩和螺角，有利于牙本质碎屑自根管口排出；另与其他镍钛机用器械相比，ProTaper 操作简便。通常只需要 3 支成形锉和 1 支完成锉即可完成根管预备（图 4-13、图 4-14）。

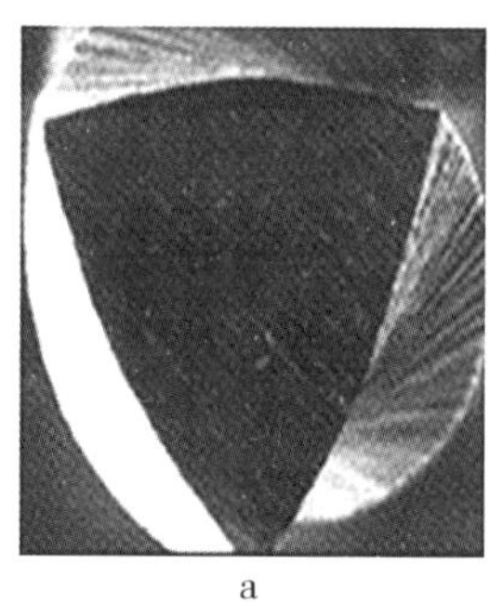
a

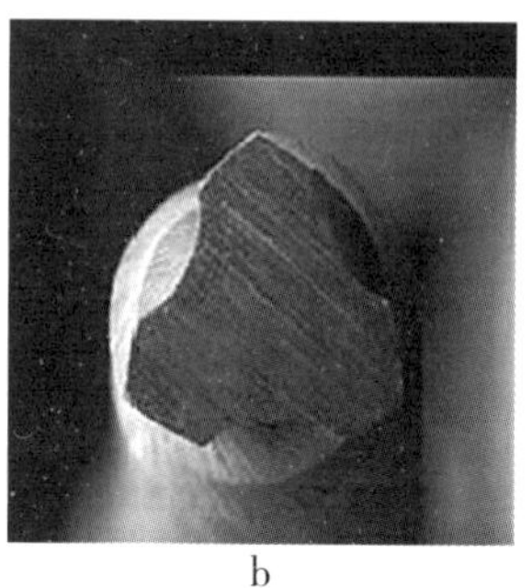
b

图4-13 ProTaper F4~F5锉改进后的横截面，中心钢量减少，弹性增加了

a. ProTaper锉；b. F4~F5锉

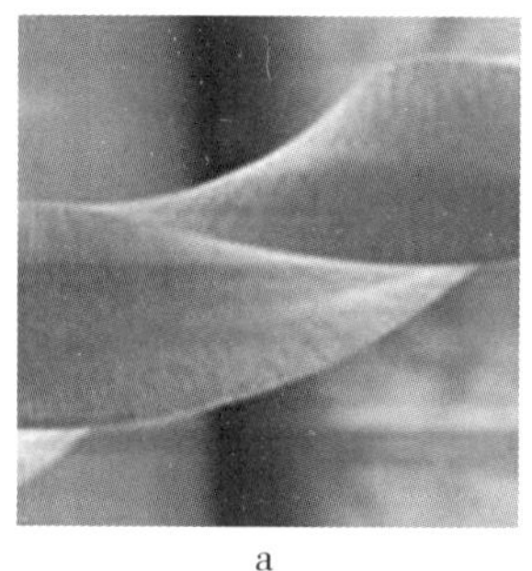
a

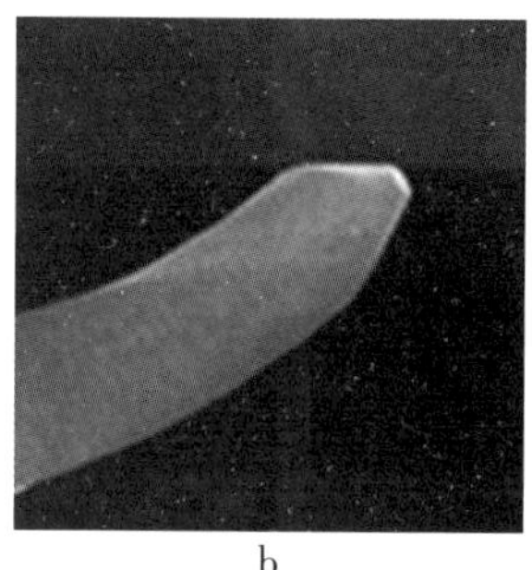
b

图4-14 ProTaper切割刃及引导尖

a. 切割刃；b. 引导尖

（2）组成：ProTaper 锉由 3 支成形锉（Sx，S1，S2：柄部分别为无色、紫色和白色环）和 3 支修形锉（F1，F2，F3：柄部分别有黄色、红色和蓝色环）组成（图 4-15）。Sx 为辅助成形锉，全长 19 mm，锥度变化大，尖端直径（D0）为 0.19 mm，D0 到 D9 锥度从 0.035 增加到 0.19，共 9 个锥度，适于短根管的成形和长根管冠方的成形；S1 和 S2 为成形锉，全长 21 mm 和 25 mm，相应的尖端直径 (D0) 分别为 0.17 mm 和 0.20 mm，锥度在尖端直径 (D0) 从 0.02 和 0.04 分别增

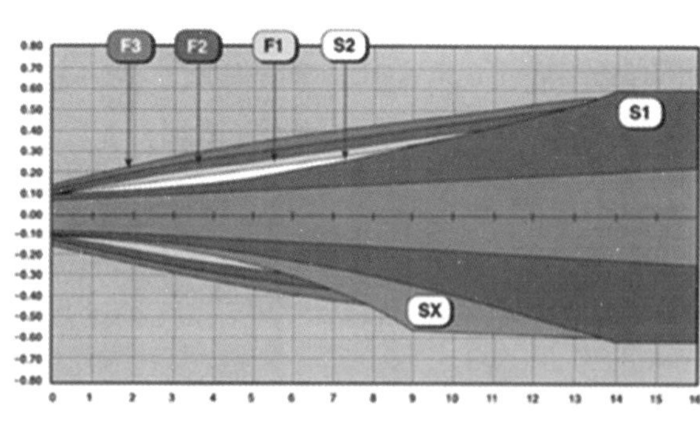

图4-15 PorTaper锥度

加到 D14 的 0.11 和 0.115。S1 适合根冠方 1/3 的预备，S2 适于根中 1/3 的预备；F1，F2，F3 是修形锉，尖端直径 (D0) 分别为 0.20 mm、0.25 mm、0.30 mm，整个工作刃的锥度分别是 0.07、0.08、0.09。修形锉主要用于根尖 1/3 的成形。最近 PorTaper 又增加了 F4 和 F5，D0 分别为 0.35 mm 和 0.40 mm，锥度为 0.06、0.05，适用于根管粗大的前牙（图 4-16）。

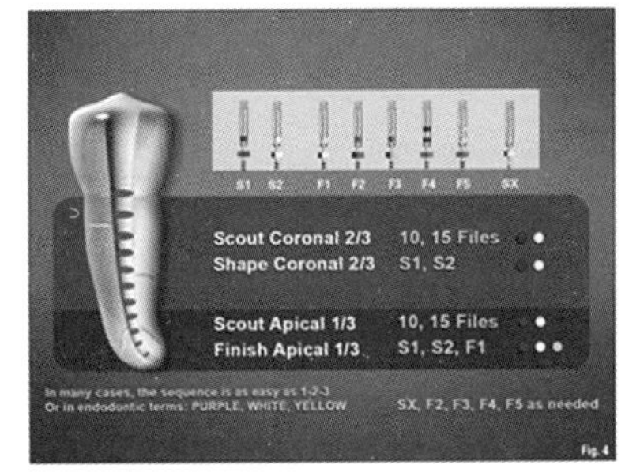

图4-16　ProTaper 操作步骤

（3）根管预备步骤：用小号手用 K 型锉（10 号或 15 号）探查根管到尖 1 /3 处。S1 锉以反复提拉运动进入到根尖 1/3 处。然后用 Sx 锉以转刷的运动预备根管，扩开根管冠部；用 10 号或 15 号锉疏通根管，确定工作长度；S1 预备到工作长度。S2 预备到工作长度，完成冠 2/3 的预备；F1 达到工作长度后，用 20 号手用锉试测根管长度，若刚好达到根尖封闭区而且较紧，则根管预备宣告完成；当 20 号锉在根尖区较松，用 F2 预备到工作长度，用 25 号锉试测根管长度，重复 1 次，若刚好达到根尖封闭区而且较紧，根管预备宣告完成。否则 F3、F4、F5 继续。

预备方法采用 Crown-down 预备技术，马达转速 150~350 r/min。

2. ProFile

（1）设计：① 横截面呈 3 个 "U" 形内缘，外缘以 3 个辐射状主体与根管壁接触，在连续旋转的过程中，切削下的牙本质残屑经由足够大的空间被带出根管外，大大降低了残屑阻塞在根管内或被推至根尖孔的危险。② 器械尖部圆钝，只有引导作用，无切削作用（图 4-17）。

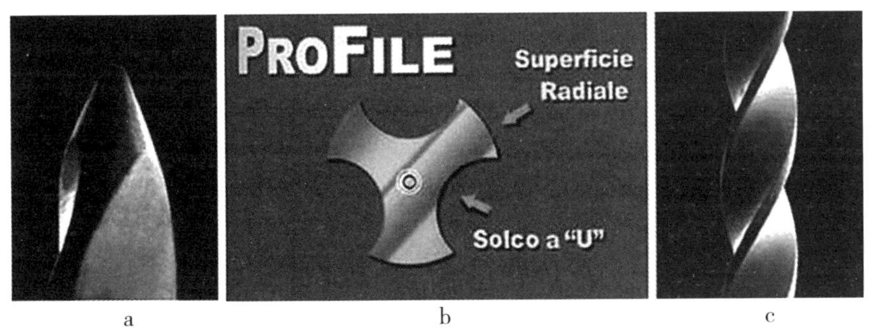

a　b　c

图4-17　ProFile系统

a. 引导尖；b. 横截面；c. 切割刃

（2）组成：ProFile 器械现有 4 种不同类别。① Orifice Shapers（OS）：锥度为 0.05~0.08，20~80 号，共 6 支，长度 19 mm，柄部有 3 个色环，主要用于冠部的预备。② ProFile.06：锥度为 0.06，15~40 号，共 6 支，长度有 21 mm 和 25 mm，柄部有 2 个色

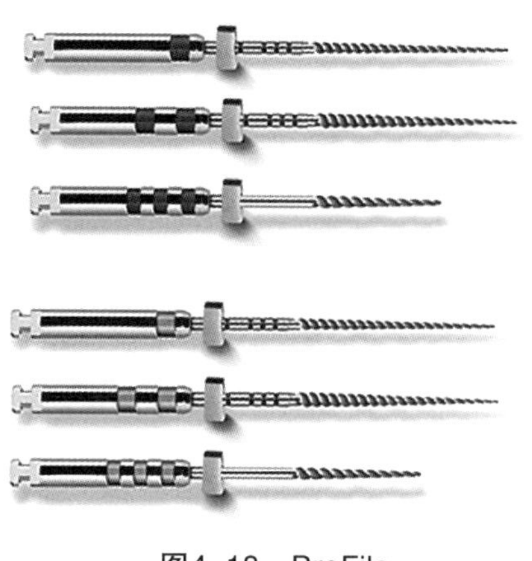

图4-18　ProFile

环，主要用于根管中部的预备，也可预备轻度弯曲根管或较粗根管的根尖。③ ProFile.04：锥度为 0.04，15~90 号，共 9 支，长度有 21 mm、25 mm 和 31 mm，柄部有一个色环，主要用于根尖部的预备。④ 新添加的 ProFile.02：锥度为 0.02，共 6 支，也主要用于根尖部的预备（图 4-18）。

（3）根管预备步骤：首先扩大根管冠部，粗估根管工作长度，预备至短于粗估最短根管长度 3 mm 处，器械使用次序为 0.06 锥度的 OS 器械 3 号及 2 号，然后再用 ProFile.06 的 25 及 20 预备，最后再用 ProFile.04 的 25 及 20 预备根管。

预备方法采用 Crown-down 预备技术，电动机转速 150~350 r/min。

3. Lightspeed

（1）设计：与常规根管锉的设计不同，它的特点是杆部细长，柔韧性好，富有弹性，无锥度。刃部长 0.25~1.75 mm，横截面上螺旋沟成“U”形，切嵴成方形，使器械定位于根管中心的能力和去除碎屑的能力增强。尖端较短，表面光滑圆钝，状似子弹头，仅起引导作用。与常规器械相比，该器械在预备弯曲根管时可减少根管迁移。Lightspeed（LS）更适于弯曲根管的预备（图 4-19）。

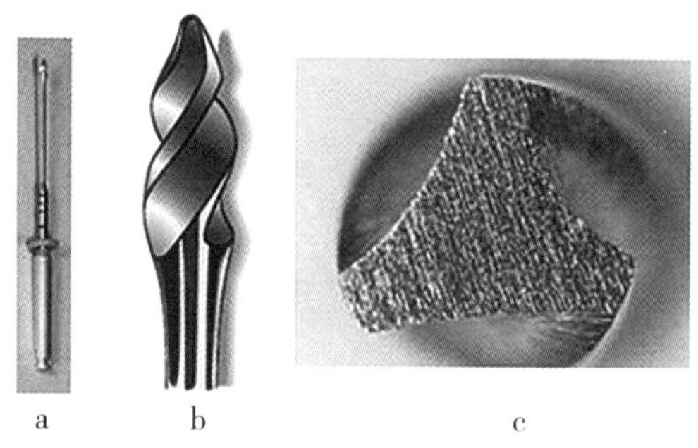

图4-19　Lightspeed

a. 锉的原型；b. 工作尖端放大示意图；c. 截面观

（2）组成：LS 器械由头部、杆部及柄部 3 部分组成，共 22 种型号（包括 9 个半号器械），特点为：① 头部有 3 种不同的几何设计，分别为圆柱状、圆锥状及长斜方形。② 头部包括 3 部分，分别为连接平面、刃部及导向尖。刃部横断面为“U”形设计，导向尖无切削功能。③ 杆部光滑无锥度，直径小于头部的直径。

（3）根管预备步骤：① 精确测量根管工作长度，依次从初尖锉到主尖锉预备根管至工作长度，无器械的回复使用，根尖压力轻微。② 从主尖锉开始，器械每增大一号，工作长度减少 1 mm，以预备阶梯。③ 最后以主尖锉再次预备到根管工作长度，消除阶梯使管壁光滑。④ 每使用 3 号器械，冲洗根管 1 次。LS 预备后根管锥度为 0.025。

LS 使用技术为逐步后退法，使用转速为 750~2000 r/min。

4. Hero

（1）设计：Hero 642 器械尖部只有引导作用，无切削作用。切缘设计理念来自于 H 型锉，但又区别于 H 型锉，H 锉采用“豆点状”横切面，仅有一点正向切缘，而 Hero 642 采用正向角度，三点锐利切缘，正中配有一强力内核。在切削牙本质时摩擦力将减至最低，残屑不易被挤压或推进牙本质小管，不易产生玷污层。而且在操作过程中力量平均分配至整个锉平面，增强了器械的抗折断能力，但正向切割器械的锁入效应会增加，需要熟练掌握。与手用不锈钢 K 型锉相比，Hero 642 器械预备弯曲根管速度快，不改变工作长度，根管偏移轻微（图 4–20）。

（2）组成：Hero 是镍钛系统中较为简单的系统，Hero 642 有 0.06、0.04 和 0.02 共 3 种锥度，每种锥度都有 20 号、25 号和 30 号 3 支器械，预备 1 个根管 Hero 642 最少 3 支锉，Hero Shaper 只需 2 支锉，而其他系统一般至少需要 4 支以上器械。

（3）根管预备步骤：用 Hero 642 根管预备一般以 30 号、0.02 锥度结束。根管预备时，按照根管的难易程度选择 3 种不同的预备程序，分别使用 3 支、5 支、6 支器械。比如简单的根管直接从 30 号 0.06 锥度器械开始，预备根管冠方 1/2~2/3 部分，0.04 锥度预备到距根尖 2 mm 处，0.02 锥度预备到工作长度完成根管预备（图 4–21）。

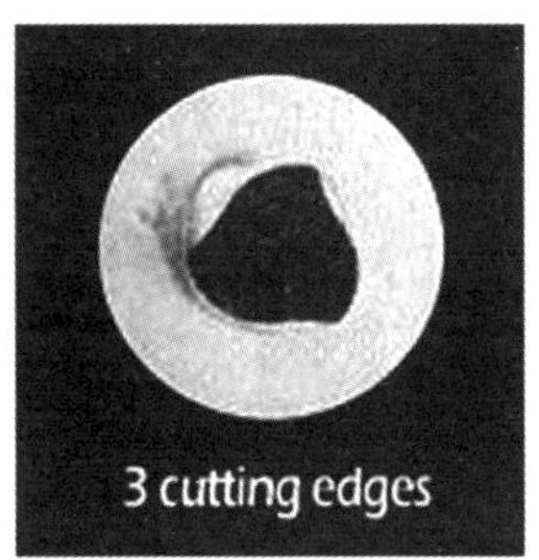

图4–20　Hero 642

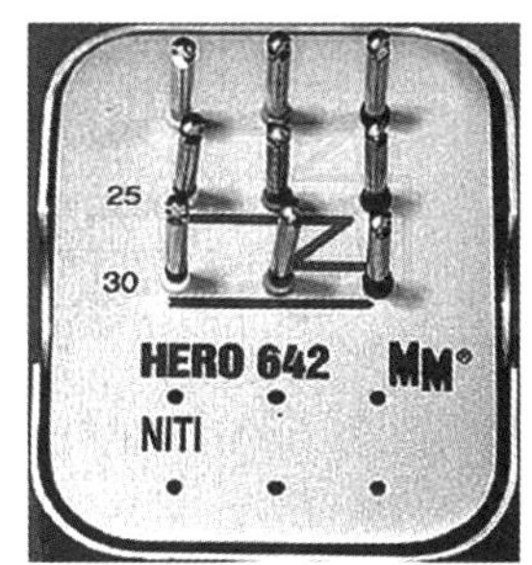

图4–21　Hero 642

预备方法采用 Crown–down 预备技术，设计转速 300~600 r/min 。

5. Mtwo

（1）设计：① 尖端是无刃、圆形的安全导向尖，无切割牙本质功能，仅有导向功能。② 横截面呈“S”形，切削刃尖锐、螺旋凹面低深，确保了器械本身较强的切削力和柔韧性。

③ 有 2 个特殊的切削刃，其切割角能形成足够锐利的切缘，在切割牙本质时与牙本质平面几乎垂直，增加了器械对根管内牙本质的切割能力。④ 切削刃的间距从尖到柄逐渐增大，尤其在器械的冠部切割刃间距较大，螺旋角也变大，可以减少根管预备过程中产生碎屑的堆积。在有效的切割牙本质的同时避免器械的分离，还能使根管尖部的预备更精细，根管冠部牙本质的切削功能更明显。研究表明，Mtwo 器械预备根管的速度和清除牙本质碎屑的能力明显优于其他镍钛器械，尤其在弯曲根管预备病例（图 4–22）。

（2）组成：Mtwo 镍钛器械有 4 个基本型号（图 4–23）：10 号（0.04 锥度）、15 号（0.05 锥度）、20 号（0.06 锥度）和 25 号（0.06 锥度）。对根尖孔粗大者另配有 25 号（0.07 锥度）、30 号（0.05 锥度）、35 号（0.04 锥度）和 40 号（0.04 锥度）。

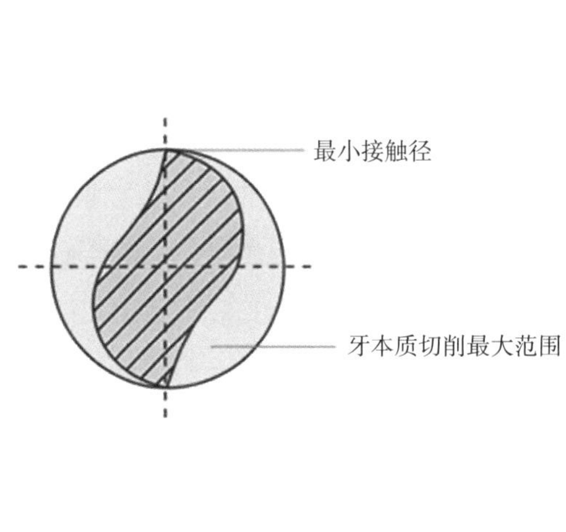

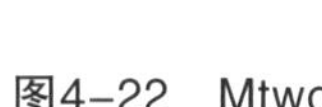
图4–22　Mtwo

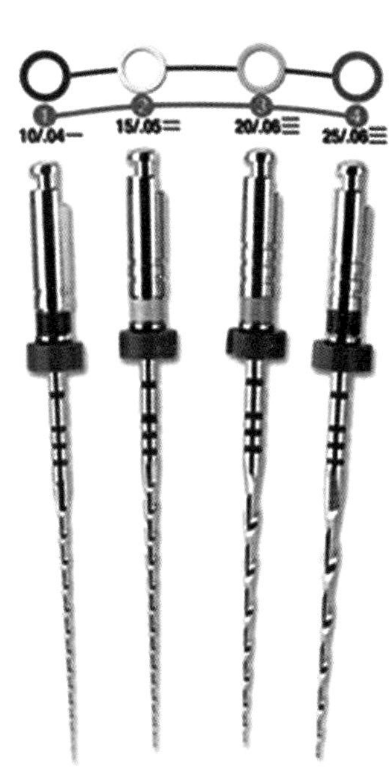

图4–23　Mtwo镍钛器械

（3）根管预备步骤：Mtwo 镍钛器械是目前唯一的一款可以按照常规法进行根管预备的器械，即每一根锉都要到达工作长度，称为同步技术，简化了根管预备步骤，首先用手用不锈钢 K 锉预备根管到 10~15，GG 钻或 Sx 打开根管上 1/3 至根中 1/3，确定工作长度。顺次换用 0.04 锥度 10 号、0.05 锥度 15 号、0.06 锥度 20 号、0.06 锥度 25 号，只需要 4 支锉可完成根管预备。设计转速 300 r/min。

6. K3

（1）设计：正向切角的叶片具有良好的切削效率，宽阔的弧形凹陷既减少了与根管壁的摩擦力，又避免器械在工作中卡入根管内；器械的尖部只有引导作用，没有切削作用；非三角形不对称横截面设计。具有第三旋转刃可稳定旋转在根管中心（图 4–24）。

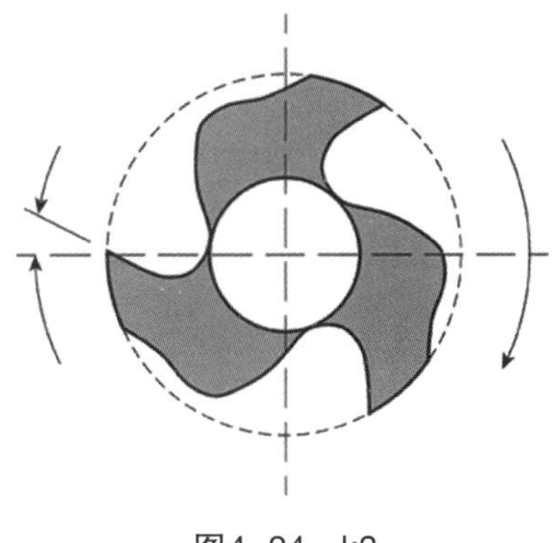

图4–24 k3

（2）组成：K3 机动镍钛根管器械包括 15~60 号，包括 0.04、0.06、0.08 和 0.10 4 个锥度，0.08 和 0.10 锥度用于根管口的预备。

（3）根管预备步骤：① 0.06/30 号到达工作长度的 1/2 处。② 0.04/30 号到达工作长度的 1/2 到 2/3 处。③ 0.06/25 号到达工作长度的 1/2 到 2/3 处。④ 0.04/25 号到达工作长度的 2/3 处。⑤ 0.04/20 号到达工作长度处。⑥ 0.04/25 号到达工作长度处。⑦ 0.04/30 号到达工作长度处。⑧ 0.04/35 号到达工作长度处。

预备方法采用 Crown–down 预备技术，设计转速 300~600 r/min。

7. Twisted file（TF）

（1）设计：TF 锉横截面为三角形，每支锉都有连续的锥度。TF 锉的抗疲劳性能比普通的镍钛旋转器械好得多。TF 锉不同于其他镍钛锉，表现在：① R–phase 状态热处理：在特殊的状态下进行热处理，能够使 TF 锉镍钛组织结构保持良好的晶体状态，相比其他的镍钛锉有更好的伸缩性和韧性。② 金属的扭曲：这种扭曲的好处是锉在凹槽开始解开时，能够承受更大的压力，即 TF 锉相比普通的镍钛锉能够承受更大的扭力。③ 特殊的表面处理：有研究表明，TF 锉之所以具有好的抗扭力性能，是由于其最终的去氧化处理（图 4–25）。

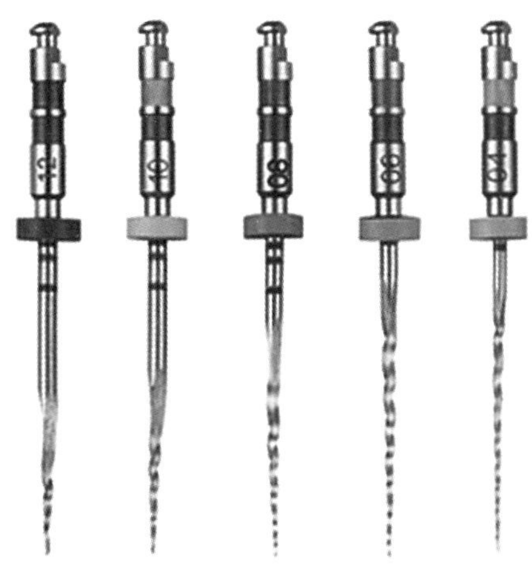

图4–25 TF

（2）组成:TF 锉有 25~50 号 5 个尖端型号，每个型号均有 5 个锥度（0.04、0.06、0.08、0.10 和 0.12）。

（3）根管预备步骤：TF 锉使用简便，仅用 3 支锉即可完成根管的预备，且预备效果优于其他镍钛器械。

预备方法采用 Crown-down 预备技术，设计转速 500~600 r/min。

8. 机动三维自动调节镍钛器械

镍钛器械在临床中的普及应用提高了根管清理与成形的效率，但在预备扁形根管时，普遍存在破坏不规则根管的原有形态并留下未被清理的根管壁及管间峡区等问题。新型 SAF（Self-adjusting File）是网状镍钛丝制成的中空锉，包括 1.5 mm 和 2 mm 两种直径，其中空结构不但在纵向上能顺应根管弯曲方向，在横向上也能适应扁形根管形态，使根管壁表面受到均匀切削，有利于保持根管系统的原有形态。SAF 带有冲洗系统，冲洗液流速可设定为 1~10 mL/min，通过中空的器械进入根管深处，达到机械预备与化学预备同期进行的效果，更有利于去除玷污层碎屑。由于 SAF 的特殊设计，器械不会发生完全分离，从而避免断端遗留所导致的根管堵塞（图 4-26）。

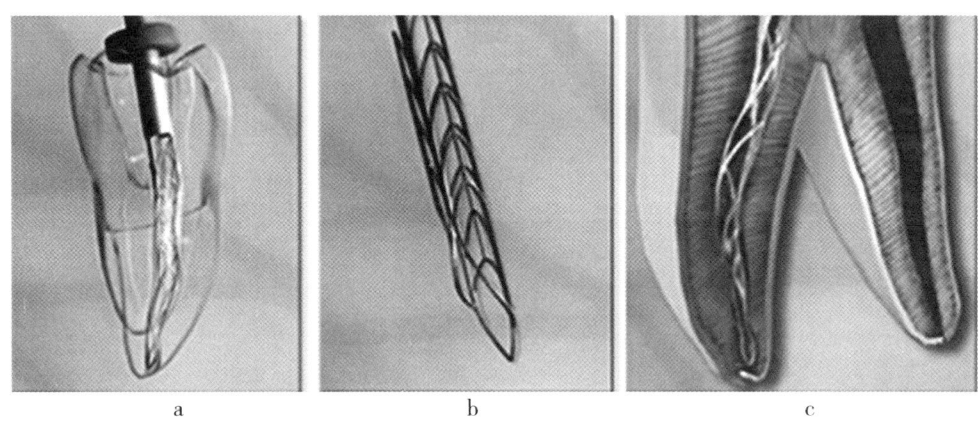

a　　b　　c

图4-26　自适应锉（Self-adjusting File）

a. 工作示例图；b. 工作尖放大观；c. 根管内工作示意图

四、镍钛器械折断的原因分析与临床对策

（一）器械折断的分类

镍钛器械的分离大体上可以分为两种方式，即扭力折断（torsional fracture）和旋转疲劳（cyclic fatigue）折断。

扭力折断是指器械的尖端或任何一部分卡在根管的狭窄处，其柄部仍在旋转，超过镍钛合金的最大弹性形变限度而造成的器械折断。这种折断多发生于小号器械和器械的尖端，因为小号器械多用于根尖弯曲部位的预备，易被卡住而发生折断。发生扭力折断的器械表面常有可见的变形，如解螺旋、螺纹不规则或反向紧致等。

疲劳折断系金属弯曲疲劳所致，器械在根管内虽未被卡住，但在弯曲部位反复旋转的过程中不断地被拉伸和压缩产生金属疲劳，从而在远小于器械本身弹性极限的情况下折断。此类型的器械折断常常在没有任何征兆的情况下发生，被认为是机用镍钛器械折断的一个重要因素。

（二）机用镍钛器械折断的有关因素

1. 根管弯曲角度和半径

器械在根管内的应力与根管的弯曲角度呈正相关，弯曲角度越大，应力越大，器械越容易发生疲劳折断。研究表明机用镍钛器械在预备轻度弯曲根管时一般不会折断，而预备弯曲度 > 30° 的根管时，则有 12.5% 的折断率，且均发生在根管的根尖区。

弯曲半径代表根管弯曲的陡峭程度，半径越小，根管就越弯曲。器械的应力与根管弯曲半径呈负相关，当弯曲半径减小时，器械的应力和扭力增加，疲劳周期缩短，易发生折断。

2. 器械的直径和锥度

用于根管扩大的小号锉，在根管预备过程中近尖端很可能束缚在根管内，发生扭转折断。器械直径越大，越不易折断，因为其中心钢量多、体积大，需较大的扭矩才能折断。器械承受的应力与其直径呈正比，在同一弯曲形态根管中，大号的器械承受的应力较小号器械大，即大号器械更容易遭受弯曲疲劳，比小号器械的疲劳周期短。当锉的横截面一样时，锥度越大，抗扭力折断能力越强，相反柔韧性越差，抗旋转疲劳的能力也越差。

3. 手机的转速

不同品牌的机用镍钛器械，厂家推荐的转速不一样。较高的转速会缩短器械的使用寿命，发生器械折断的可能性要比低转速要高。有学者利用 3 种不同转速（150 r/min、250 r/min、350 r/min）的 ProTaper 进行根管预备，结果表明，350 r/min 组要比前两组更容易发生器械折断。虽然较低转速设置会降低器械的操作效率，但为了减少器械折断的发生率，即使在厂家推荐的转速范围内最好也选择较低转速设置，因为预防折断与提高效率相比，前者更重要。

4. 器械的设计和金属面处理

镍钛器械具有许多优点，但也存在一些缺陷，其淬火应变带很窄，即镍钛器械可在没有觉察到陈旧变形时就折断，而这种形变恰恰是警告临床医师的唯一指征。有学者研究证实，镍钛器械的折断也与电化学抛光因素相关。

5. 操作者的经验和器械使用方式

通过调查不同经验者使用 Profile 发生折断的情况，发现经验最少者发生较多的器械折断。另外，操作者使用不当，暴力操作、用力过大也是临床上发生器械折断的一个重要原因。因此，临床使用机用镍钛器械时应避免根尖向加力，采用被动式进入根管，尽量按说明书进行规范操作。

6. 器械的使用次数

器械折断也受使用次数的影响，使用次数越多，越易产生疲劳，抗折能力就越差。机用镍钛器械安全使用次数及应用时间目前尚无定论。通常建议预备 5~6 颗牙即丢弃，也有学者用到 10 颗患牙，但在预备重度弯曲或形态复杂根管时，建议器械预备一次即应抛弃。

7. 高压灭菌和冲洗液的影响

研究发现，高压灭菌大大增加了镍钛器械的抗疲劳性能，对镍钛器械起到保护作用。有学者认为次氯酸钠溶液与镍钛器械折断密切相关，但也有学者认为其对镍钛器械没有显著影响。总体看来，它似乎不是影响镍钛器械折断的主要因素。

（三）镍钛合金根管器械折断的处理

近年来，随着显微超声等技术的不断发展，折断器械的取出也取得了新的突破。一项对 72 例临床使用镍钛根管器械发生折断的病例分析表明，整个镍钛器械取出的成功率为 53%。折断器械取出的成功与否除了与技术和经验因素有关，还与折断器械的类型、长度及患牙的解剖结构等因素密切相关。

1. 处理方法

器械折断于根管内常可采用保守疗法或外科治疗法，保守疗法为首选。若保守治疗失败，再考虑外科治疗。保守疗法包括 3 种方法：① 完全取出折断器械。② 在折断器械旁形成旁路通过，即断针通过术。③ 对根尖区不能取出的折断器械，可作为根充物的一部分留在根管内。

2. 取出技术

镍钛合金器械取出的技术有超声取出法、H 型锉取出法和套管取出法，如运用 Masserann kit 和 iRS（instrument removal system）等器械，其取出方法没有标准化程序。超声法是应用最广泛、最有效的手段，临床上常采用多种技术相结合的方法。

建立直线通路是多种取出技术的基础。拍摄 X 线片明确断针位置，在手术显微镜下先用根管锉插入根管，直至断针冠方断面，以橡皮片为标记，确定断针深度。然后用 K

型锉将断针上部的根管预备至30~40号。有学者推荐用改良的GG钻（将3号或4号GG钻尖端垂直于长轴在横截面最大直径处截断）或用LN钻建立通道。根据器械折断的情况可选择不同的取出方法。

（1）超声取出法：新型的压电陶瓷超声技术是一种可在无水状态下操作的超声技术，配有可更换的K型锉及ET20、ET40（图4-27）等工作尖。临床操作中，首先用棉球封闭其他根管口，然后将有断针的根管在显微镜下建立通路，将超声功率设定在根管治疗档，使超声锉或ET20/ET40进入断针与根管壁间围绕折断物做逆时针旋转，直至暴露折断器械的冠方约2 mm或器械全长的1/3，此时器械多有松动迹象。亦有学者推荐可再将直径较小的工作尖在无水状态下插入折断器械与根管壁间进行震动，直至器械跳出根管。当折断器械冠方部分暴露后再换用喷水超声，可增加器械移出根管的机会。压电陶瓷超声技术与传统超声技术相比，最显著的特点是可以在无水状态下安全地进行操作。

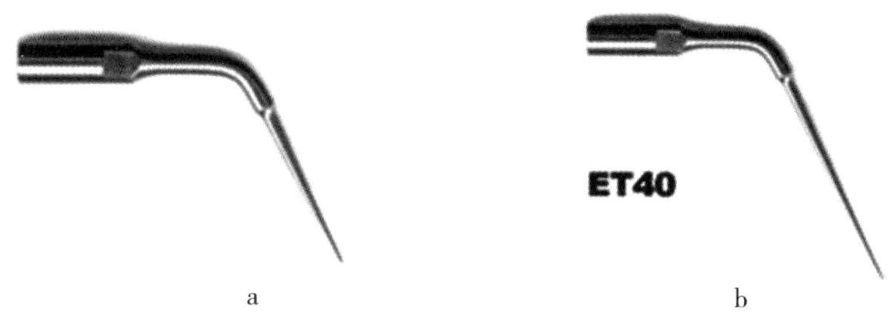

图4-27　ET20/ET40

a. ET20；b. ET40

在用超声技术取镍钛合金折断器械时应注意以下几点：① 在多根牙中使用超声法取断针时，断针可能从一个根管流出后流入另一个根管，为了预防其发生，应提前在其他根管口放置棉球或提前将其他根管充填。② 在超声波的热作用下，镍钛合金器械可能会再次折断，导致折断器械取出的难度增大。因此超声法应注意避免过大功率，以防产热过度，可采用高频率，低振幅。③ 为避免侧穿或将断针推出根尖孔，去除断针周围的牙本质时，应视野清晰，避免在断针上加力。

（2）H型锉取出法：建立通路后，用超声法在断针周围形成一定的间隙，用3支H型锉插入到断针周围，顺时针旋转，3支H型锉相互交织在一起，紧紧钳住断针并将其取出。

（3）Masserann Micro kit：它是Masserann kit改良而成，包括4支环钻和1支套管（图4-28）。建立通路后，选择合适的环钻在断针周围形成2~4 mm深的间隙，然后将相应的套管插入，套住断针，逆时针方向旋转，利用摩擦力将其取出。该技术不适于在细小弯曲的根管中使用，且不能用于根尖1/3处折断器械的取出。

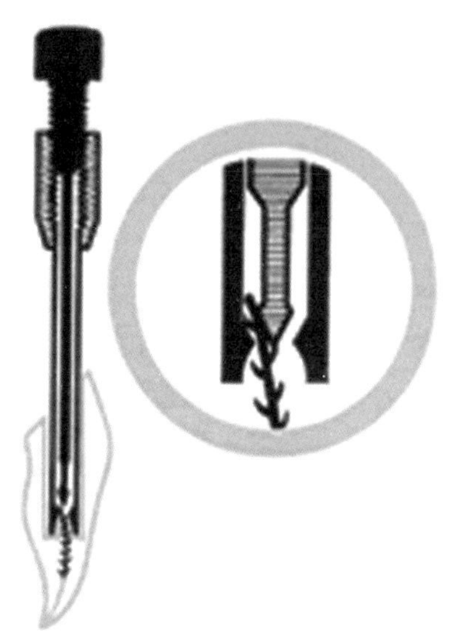

图4-28　Masserann 工具套装

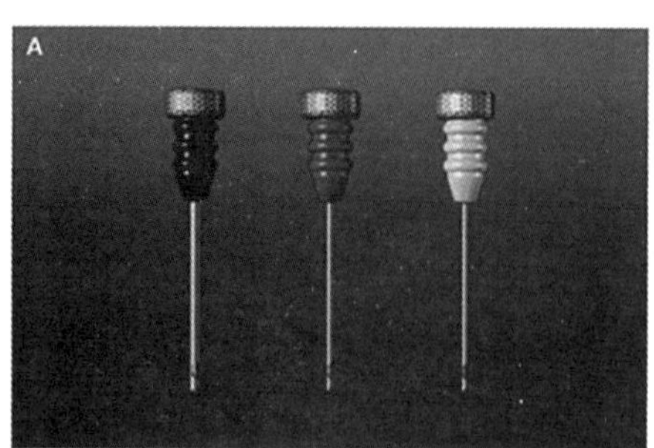

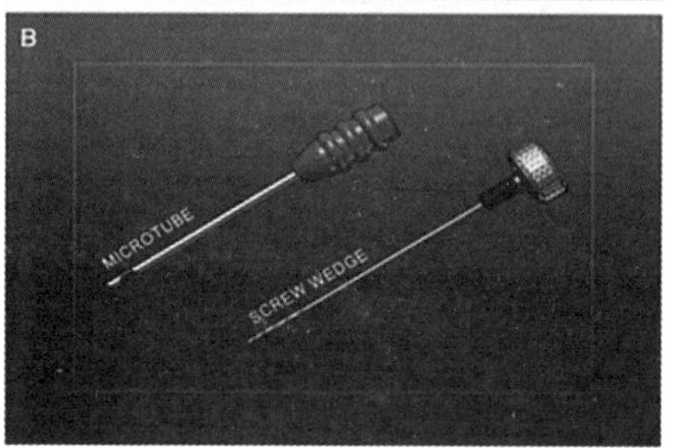

图4-29　每个iRS系统都包括一个微管和螺旋楔子

（4）Cancellier Extractor Kit：此装置包括 4 种不同型号的微套管，其外径分别为 0.50~0.80 mm，因此能安全进入后牙根管的深部，对于无凹槽的或已经松动而不能取出的情况十分有效。先用超声器械将折断器械冠部暴露 3 mm，选择内径与折断器械暴露部分相符的微套管，用黏接剂将其与折断器械黏接在一起，然后利用其黏接力将器械取出。

（5）iRS：它是一套较先进的取根管内异物的器械，由颜色配套的微管和螺旋楔子两部分组成（图 4-29）。微管下段有一增强机械效能的侧方开窗，尖端为 45° 斜面，可“铲起”折断器械的冠方；螺旋楔子的尖端像逐渐变细的针尖，便于卡住异物。建立通路后，用超声暴露根管断针冠方 1/3，再用套管取出法。插入微管时将尖端斜面较长的一部分紧贴根管弯曲的凸面，“铲起”折断器械的冠部，引导其进入微管直至不能动。然后再将螺旋楔子滑入微管就位，此时断针的头部将被楔出微管尖端的侧方窗口，逆时针方向旋转螺旋楔子固定，提出微管和楔子，断针随之被取出。此装置外径 0.60~1.00 mm，使用范围广泛。

此外，单纯的化学方法不可能溶解根管内金属阻塞物，但化学溶液的使用仍是必要的，其作用是润滑根管壁，使根管内金属阻塞物易松动并被取出。螯合剂如 EDTA 溶液是最常用的冲洗液；过氧化氢（H_2O_2）由于有发泡作用，与次氯酸钠（NaClO）联合运用可冲出根管牙内本质碎屑和根管异物，也是常用的冲洗液。

五、手机及马达

1. 回旋手机

根管锉除手用外，还可装于回旋手机上使用，如 NSK 10 ： 1 减速根管手机，90° 角回旋，适用手动针。机用根管系统预备能明显提高临床工作效率并减低医师的疲劳程度。

Kerr 公司生产的 M4 安全型手机（图 4–30），配有特制的卡盘，可将普通的手用根管锉安装在手柄上，在 30° 角的范围内反复运动，减少器械折断的风险。Kerr 公司推荐使用安全型的 H 型器械用于 M4。有研究表明使用配有安全型 H 型锉的 M4 预备根管优于“逐步后退的预备方法，预备时间也较短”。M4 手机使用不锈钢根管锉在较直的根管内效果良好，但在弯曲根管内会造成肩台，根管拉直、侧穿或人造根管。如果不锈钢器械的尺寸是 10 号或更小，则不会发生根管偏移。学者提示不能使用 M4 手机将手用锉疏通根管至根管全部工作长度，也不能用于穿通钙化根管。应该使用预弯的手用锉疏通至根管全长后，才使用 M4 手机驱动手用不锈钢锉进行根管预备。

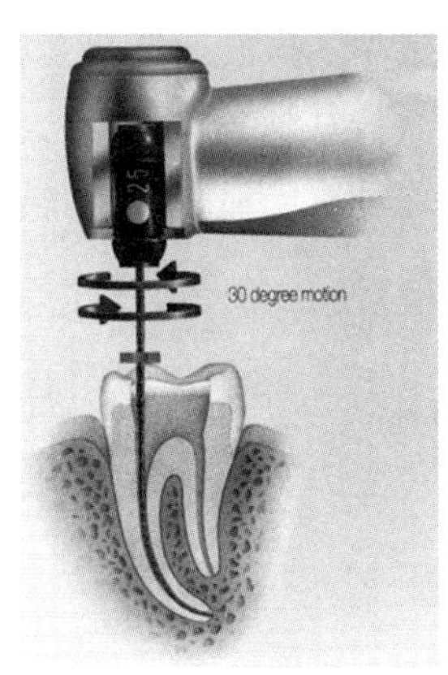

图4–30　M4安全型手机在30° 角的范围内回旋运动

不同回旋角度成为不同厂家的特点之一，如 45° 、60° 角回旋范围。

2. 减速手机及根管治疗仪

目前使用的慢手机有 3 种类型，即等速、减速和增速。机用镍钛系统需要低的速度和大的扭矩，才可以胜任根管的扩大。因为低的速度保证安全，大的扭矩保证器械切削坚硬的牙本质。如果我们使用等速的手机，可以把马达速度降到最低，但是这时器械的扭矩太小，不足以切削牙本质，所以我们必须使用减速的手机，在降低速度的同时保持大的扭矩。如果我们使用根管专用的根管治疗仪，或者电动马达，则一般选用 16 ： 1 减速比的减速手机（图 4–31）；如果我们直接使用气动马达（最高转速 20 000 r/min），则可

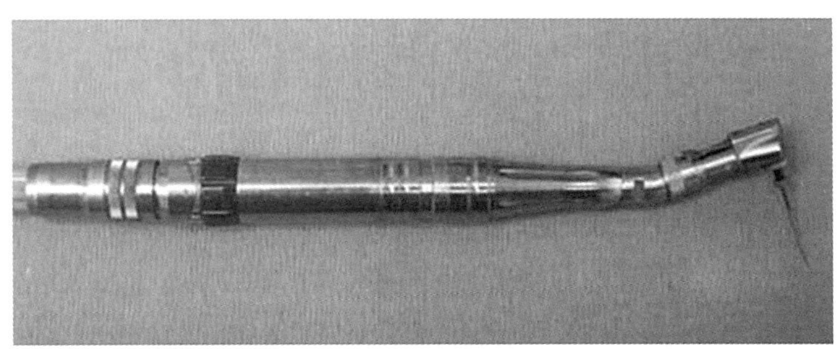
图4–31　减速手机

以选用 50 ：1 或者 64 ：1 减速比的手机，但气动马达驱动不够稳定，而且手机不具备回旋功能，极易发生器械疲劳，折断。HERO 镍钛系统由于其特殊的设计使之抗断性极好，所以在操作熟练的情况下，也可以直接用减速手机和牙椅上的气动马达搭配，HERO 也是目前世界上唯一一个不必搭配专用电动马达的镍钛系统。

机用镍钛根管扩大系统大都在 300~600 r/min 设定一个稳定的速度，360° 角旋转，为减少器械的折断机会，要求速度稳定，而气动马达稳定性性对电动马达稍差，所以绝大多数品牌都要求搭配专门的电动马达（图 4–32）。同时，根管治疗仪可以控制扭矩和自动反转功能，即超过预设扭矩（0.1~6.5 Ncm）时，可以自动停止或者反转，可以防止器械折断，但不同锥度，不同设计的镍钛锉，对扭矩要求不一样，比如 Protaper S1 和 Sx 的扭矩为 3.0，S2 为 1.0，F1 为 1.6，F2 和 F3 为 2.0。

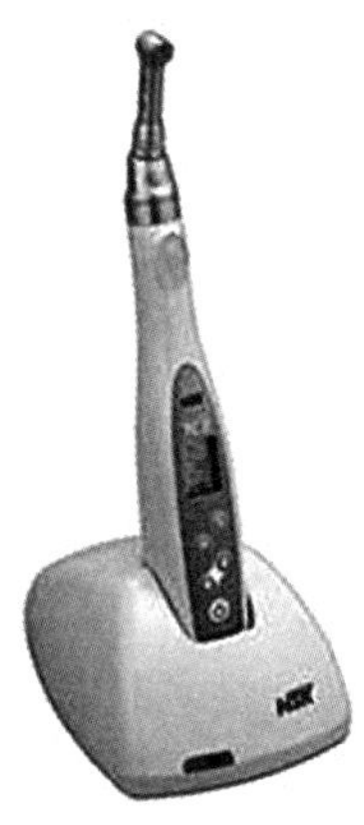

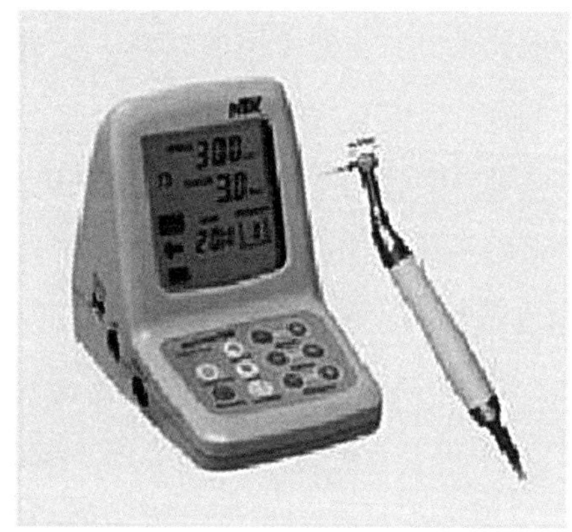

图4–32　马达

而最新的道美特 TC- 无线型微型马达，与专用机头联合应用时，更可以在根管预备同时，提供自动深度探测功能，更为方便和安全、准确。

第二节　根管预备方法

每例根管都有着独特的形态，针对不同的根管形态，不同的弯曲度，甚至不同的钙化程度，术者有必要综合不同的预备器械，选择相适宜的预备方法，以完成根管预备，为根管内严密充填创造良好的基础。

一、根管预备方法的基本要求

根管预备后应达到的要求：预备后的根管应具有连续的锥度；根管冠 2/3 锥度足够，应大于主牙胶的锥度和相应侧压器的锥度。与主锉相应的侧压器应能自如地到达距根尖 1~2 mm 处；根管壁光滑无台阶；根尖区数毫米内无碎屑沉积；保持根管原始的解剖形态；根尖孔位置不变；根尖狭窄区明显，并有明显的停顿（apical seat）。

1. 初锉（initial file）

从细小根管锉（08 号、10 号、15 号、20 号、25 号）开始，能深入达到根尖狭窄处（距 X 线根尖约 1 mm），又在根尖狭窄处有紧缩感的锉，称为初锉。由于根管冠 2/3 的阻力存在，如修复性牙本质的形成、根管钙化、弯曲、根尖区根管形态不规则等，初锉并不能完全反映根尖狭窄处的直径。

2. 主锉（master apical file，MAF）

根据初锉不同，每个根管预备后达到的主锉不一样，一般比初锉大 2~3 号，即根尖狭窄区预备后一般要比初锉直径大 2~3 号。为了便于根管充填，根尖狭窄处应最小扩大至 25 号。

3. 根管锉预弯

预弯的根管锉是寻找根管原始通道，保持根尖狭窄处位置不变，通过钙化根管和肩台等的有效工具。由于 X 线只反映二维现象，难以表现根管颊舌向和 S 形弯曲，利用预弯的细小根管锉的探查，能更好地反映根管的弯曲走行。一般是将根管锉尖端 3 mm 左右弯成钝性的圆滑弧度，采用往返旋转的方式进入和通过弯曲根管。应用预弯的根管锉前需将根管上部分作充分的预备、成形，获得足够的根管宽度，便于预弯的根管锉无障碍到达弯曲部。除平衡力法外，根管锉预弯普遍应用于各种根管预备中。

4. 初始预备后进行封药的最小根管预备直径

根管预备至少要预备到 25 号，才能有足够的空间，利于用拔髓针和根管荡洗，以彻底去除根管内容物，然后进行封药。否则，根管内细菌及碎屑易堆积在根尖区，会造成根尖周的慢性炎症。

二、标准法

标准法亦称常规法，器械从小号到大号逐号依次使用，每个器械都要求到达工作长度，根管成形后与最后 1 支锉的锥度大小相吻合。

此法适用于直的或较直的根管，但不宜在弯曲根管使用。因为随着器械直径增加，器械的韧性降低，在弯曲根管就会造成一些常见的缺陷，如台阶、根尖敞开和肘部、穿孔、

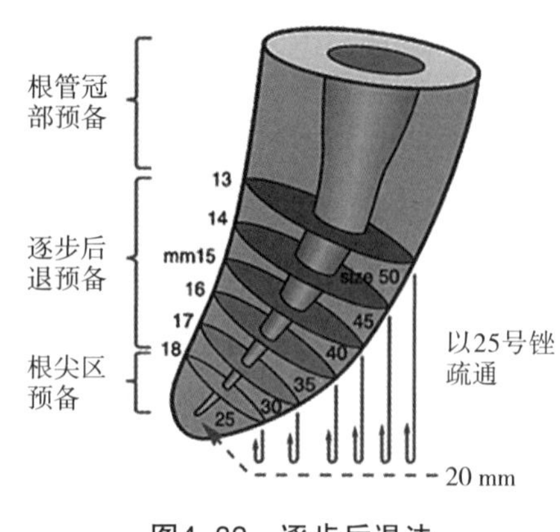

图4–33 逐步后退法

根管偏移和牙本质屑栓形成，以及因破坏了根管缩窄处而失去了工作长度等。

三、逐步后退法

首先预备根管的尖部，形成根尖屏障，然后逐步后退，即每换大一号器械，工作长度减少 1 mm；根管中、上段用 G 钻或大号器械敞开，最后用主尖锉修整根管壁以形成连续锥形的根管。逐步后退法主要适用于直根管和轻、中度弯曲根管的预备（图 4–33）。

逐步后退法一般分 4 步。

（1）根尖区预备：首先要探查和确定根尖狭窄处。采用细小的不锈钢锉（08 号、10 号、15 号），0.02 锥度，预弯后往返旋转 2~3 次，然后提出；清洁后重复往返旋转，直到预弯的锉插到工作长度。假设初锉为 10 号，根尖预备顺序为 10 号 –15 号 –10 号 –20 号 –15 号 –25 号 –20 号，主锉预备到 25 号。根管锉预弯、使用润滑剂、足够的冲洗及前 1 号根管锉的再进入是保持根管通畅的重要因素。

（2）逐步后退预备：当根尖区预备完成后，每增大 1 号锉，插入根管的长度减少 1 mm。主锉 < 60 号，一般做 4 mm 的后退预备；主锉 > 60 号，则后退扩大 2 号。逐步后退时，每次都要用主锉插入到工作长度，维持根管通畅。

（3）根管冠部 2/3 的预备：采用 GG 钻（1~6 号）做冠部 2/3 的预备，常用 GG 钻 2 号、3 号、4 号。GG 钻 2 号（相当于 70 号 K 锉）应达到工作长度的 2/3，或根管弯曲的上部；GG 钻 3 号（相当于 90 号）比 GG 钻 2 号短 2~3 mm；GG 钻 4 号（相当于 110 号）只用于根管口部分的成形。

（4）根管壁的再修整：用预弯的主锉达到工作长度，插入和提出根管，锉平根管壁上的台阶，使根管壁光滑，并保持根尖区的形态。完成后可用相应的侧压器检查根管预备后的锥度情况。

逐步后退法是最常用的根管预备方法，安全有效，优点很多。不易造成根尖损伤；易于将根管中坏死组织和牙本质碎屑去除；不仅简化了根尖段预备的难度，而且还可取得根管较理想的成形。预备后的根管最狭窄处与原根管狭窄处重合，根管上段有足够宽度，并与原根管最宽处重合；较小的锉（25 号以下）韧性好，用于根尖段预备，较大的锉（30 号以上），韧性差，不可强行扩至原有的长度；根管上段敞开，便于牙胶尖和根管充填器插入，在做垂直或侧压充填时，可使用较大压力，由于有根尖基座还能防止超填。

但有以下缺点：锉易被卡住；整个锉的切割面均工作，较费力；根尖区易有大量的碎屑堆积，造成根尖部堵塞，或将碎屑推出根尖孔；预备后可能造成根管变直、形成台阶或丧失工作长度。

四、逐步深入法

基本步骤是首先使用G钻或大号器械预备根管的中上段，然后顺次使用小号器械从冠方向根方预备逐渐到达工作长度。首先预备根管的中上部具有以下优点：可以减少根管内微生物被推出根尖孔的机会，降低术后疼痛的发生率；减少根管冠方的弯曲度，防止根管尖部偏移的发生；有利于彻底冲洗根管；增强术者的手感，更好地控制器械在根管内的切削部位。

1. 冠部预备

用裂钻打开髓腔，形成无阻力进入根管口的直线通道。充分冲洗后用08号、10号锉探查根管，用H型或K型锉15号、20号、25号，预备根管到16~18 mm，或遇到阻力处，或弯曲部以上。然后用GG钻预备。一般来说，GG1号进入根管16~17 mm；GG2号14~16 mm；GG3号11~13 mm，逐渐后退2~3 mm；GG4号进入根管口下2~3 mm；GG5号、GG6号仅做根管口以上部分预备，便于髓腔与根管口形成直线通道。GG钻进入根管的深度取决于根管的解剖形态和弯曲度；临床医师应根据临床表现、术前X线片及根管探查情况决定根管的预备方法。

2. 工作长度的测定

根尖区预备和根管壁再修整的方法与逐步后退法相同。逐步深入法在锉进入根尖1/3之前，已去除大部分的牙髓、细菌和碎屑等；能获得良好的进入根尖1/3的直线通道；避免冠部2/3的牙本质的阻力；减少根尖部碎屑的堆积；冲洗器和冲洗液能进入更深；减少工作长度的丧失。

但是也存在一些问题：操作中若不注意或过度预备会造成台阶，或牙根中部的穿孔；细小或闭锁根管应先做初始预备才能用逐步深入法；术前X线片要仔细研究，以防过度预备或根管壁侧穿。

五、冠向下预备法

冠向下预备法先进行根管冠部的完善预备和清洁，逐步进入根尖区，根尖孔周围的预备和清洁最后进行（图4–34）。

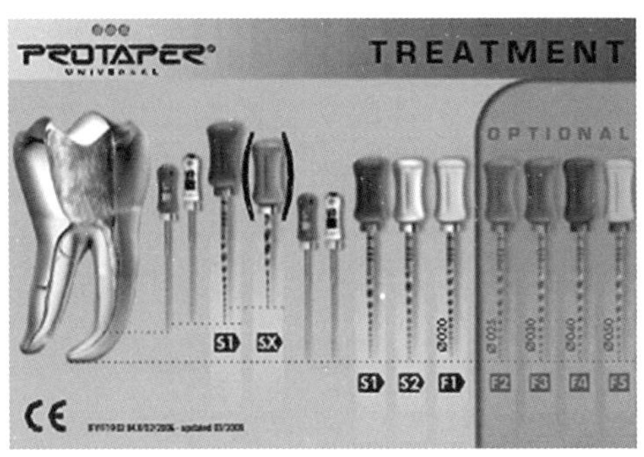

图4-34　冠向下预备法

1. 根管冠 2/3 首先预备的优点

① 易获得根尖区细微解剖和根尖狭窄区的手感反馈。② 利于荡洗液进入根管的深部，冲洗更完善。③ 便于去除牙本质碎屑和牙本质泥。④ 根尖区预备前已去除大部分根管内容物，降低了术后的并发症。⑤ 便于根管长度的准确测定。⑥ 有助于预弯的根管锉进入根尖区，减少根尖区堵塞，肩台形成和穿孔的发生。根管冠 2/3 可采用机械或手工预备方法，但多采用机械预备方法。然而，不注意会造成肩台、根管堵塞、细小的原始根管丧失及器械折断等。

2. GG 钻预备法

应用 GG 钻预备根管冠 2/3 部分，是有效和快速的方法，被多数临床医生所采用。对于粗大较直的根管，GG 钻能一次完成根管冠 2/3 的预备；而复杂的根管系统可能需要多次重复应用 GG 钻。

3. 旋转机用镍钛器械法

旋转机用镍钛器械是预备根管冠 2/3 的良好器械，术者可采用 Profile 0.04 或 0.06 锥度的根管口成形钻（orifice shaper）、GT 旋转锉、ProTaper 旋转锉，也可将各种器械结合应用。

4. 根尖区预备的要点

根尖区是根管弯曲和分叉的最多发部位，而且直径较细小。因此，根尖区是多数医源性问题（如根尖孔移位、根尖区侧穿等）发生的部位。根尖区预备的要点：① 探查根尖区：用尖端预弯的细小不锈钢锉探查，获得根尖区的细微解剖信息，如根尖区的直径和弯曲方向等。② 保持根尖孔的通畅。③ 准确工作长度。④ 保持根尖狭窄处的位置不变和适宜的直径，形成连续的锥度。⑤ 对于复杂根管，如过度弯曲，多重弯曲，融合或分叉，最好采用手用器械预备，或先用手用器械预备形成良好通道后，再用机用器械进一步预备成型。

六、平衡力法

平衡力法是有着改良尖端的特殊不锈钢或镍钛 K 型锉进行的一种逐步深入的根管预备方法。使用该法预备显著弯曲的根管，当根管尖部预备到 45 号时，根管的解剖走向可维持不变（图 4–35）。

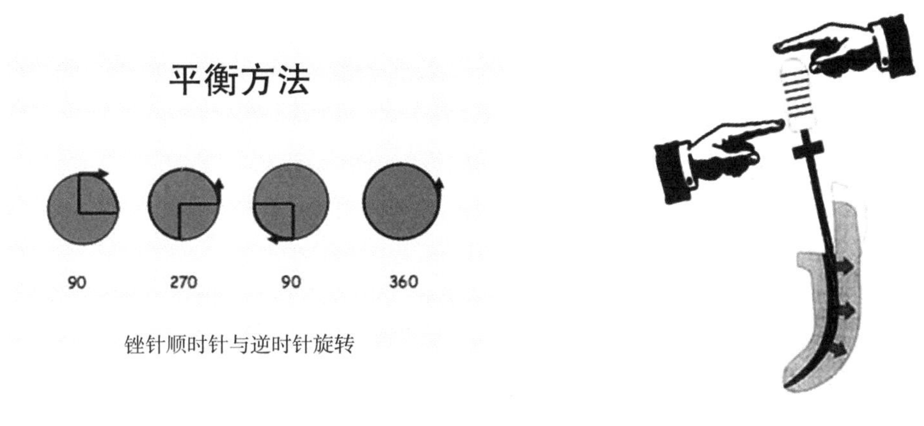

图4–35　平衡力法

图4–36　抗弯曲根管预备法

这种方法只对部分根管切削，安全设计的锉尖可以较好地控制器械向根尖运动，基本不需预弯器械。预备弯曲根管时，拉直根管的倾向较小，推出根尖孔的碎屑较少，根尖部得到了较好的清理。但是，在回顾性研究中根管穿孔和器械折断率较高，并且与 GT 器械、Lightspeed、Profile 相比，操作时间更长。

七、抗弯曲根管预备法

此法与平衡力法不同，其预备要点是着重扩锉根管结构比较厚的部分，避开弯曲根管内侧薄弱的危险区以免侧穿。适合于中度至重度弯曲的根管（图 4–36）。

第三节　根管预备过程中发生的问题及对策

根管预备作为根管治疗中最为主要的步骤之一，其操作对于整个治疗效果有着重要的影响，而在临床操作中如果由于术者的原因导致一些不良的结果则会对根管治疗的愈合造成不利的影响。

一、工作长度的丧失

工作长度丧失是根管预备过程中的常见问题，也是根管预备过程中一系列问题的结果。主要原因为根管堵塞、肩台形成、器械折断及根尖区牙本质碎屑堆积等。此外，止动片的移位、参考点的变化、X 线投照角度的不准确及器械使用不当等也需注意。

预防原则：恒定参考点，固定止动片位置，恒定 X 线的投照角度，预弯所有根管锉，注意根管锉的弯曲方向应与根管弯曲一致，预备过程中尽可能保持根管的原始形态，保持足够的冲洗并反复用小号锉通畅根管，逐号预备，切忌跳号，当小一号锉充分预备根管后，再换下一号锉。一旦工作长度丧失，应根据不同原因进行相应处理。采用逐步后退法进行根管预备时，工作长度在预备前确定，预备后由于根管冠 2/3 的充分扩大和弯曲的适度拉直，会有很小部分的工作长度丧失；对于中重度的弯曲根管，根管预备过程中应每扩大 3 号，重新确定工作长度，以免造成根管预备过度。

二、根管堵塞

当根管锉不能进入根管全长，到达根尖狭窄处，称为根管堵塞。根管堵塞的原因很多。主要包括根尖区牙本质碎屑、组织碎屑堆积，充填材料堵塞，棉捻、纸捻、折断器械和黏固剂等堵塞。

为避免根管堵塞的发生，最好遵循以下预防原则：开髓之前一定去净龋坏组织、无基釉和松动的充填体等；开髓孔预备要充分，特别是有全冠存在时，更要充分扩展；开髓孔的壁应能与根管的中下 1/3 形成直线，避免器械进入根管时的冠部障碍；大的充填体或全冠开髓时要喷水，避免金属或树脂碎屑的堆积；复诊时应去净髓腔壁上暂封材料；拔髓、根管探查和根管预备均应配合大量冲洗；根管锉再次进入根管应清洁；根管锉不可跳号；反复使用小号的锉通畅根管；根管锉不可过度旋转或用力；预备根管一定要在湿润的条件下进行；为避免异物进入根管，约诊期间暂封要完善。

对于原先通畅的根管在预备过程中不能获得已确定的工作长度，X 线片显示诊断丝与根尖狭窄处有一定的距离，根管长度测量仪也显示根管锉未能达到根尖狭窄处，一般可以确定根管出现堵塞。根据堵塞物的不同，采用相应的处理方法，但多数情况下，术者很难知道堵塞物的性质。首先，将堵塞物以上的根管做充分的预备，便于器械无阻力到达堵塞部位，然后采用以下处理方法：① 试用预弯 10 号和 15 号 K 型锉或扩大器通过堵塞处：将 10 号、15 号 K 型锉尖端 3~4 mm 弯成 45° 角，沿堵塞物周缘旋转进入，寻找卡住的感觉。一旦卡住，采用向根尖部旋转和小量提拉的动作，多次反复，逐步通过堵塞部达到工作长度，并拍摄 X 线片确定。根管锉一定要预弯，直的锉可能会将堵塞物推向根管深部或根尖孔。锉的尖端蘸上含 EDTA 的根管润滑剂将有明显帮助。② 超声处理法:显微镜下，可将 15 号、20 号 K 型超声锉尖端适当预弯，超声振荡取出或通过堵塞物。无显微镜条件下，也可用超声法试处理，对于黏固剂、牙本质碎屑，效果良好。对于金属堵塞物和折断器械最好在显微镜下进行操作。③ 如果堵塞部位不能通过，应预备到堵塞部位，并做根充，定期观察，必要时行根尖手术。

三、肩台形成及肩台通过术

肩台是指根管预备过程中人为造成的根管壁的不规则，致使根管锉不能通过原来通畅的根管到达根尖（图 4-37）。肩台的主要成因：髓腔预备和根管的冠部预备不够，未形成与根尖 1/3 的直线通道；根管荡洗和润滑不充分，根尖区牙本质碎屑堆积；根管锉无预弯，在未达到工作长度情况下向根尖区过度用力；在弯曲根管中，根管锉换锉过快、跳号或根管锉过度粗大；到达工作长度后过度旋转根管锉；过度扩大弯曲根管，根管弯曲度越大，肩台越易发生。

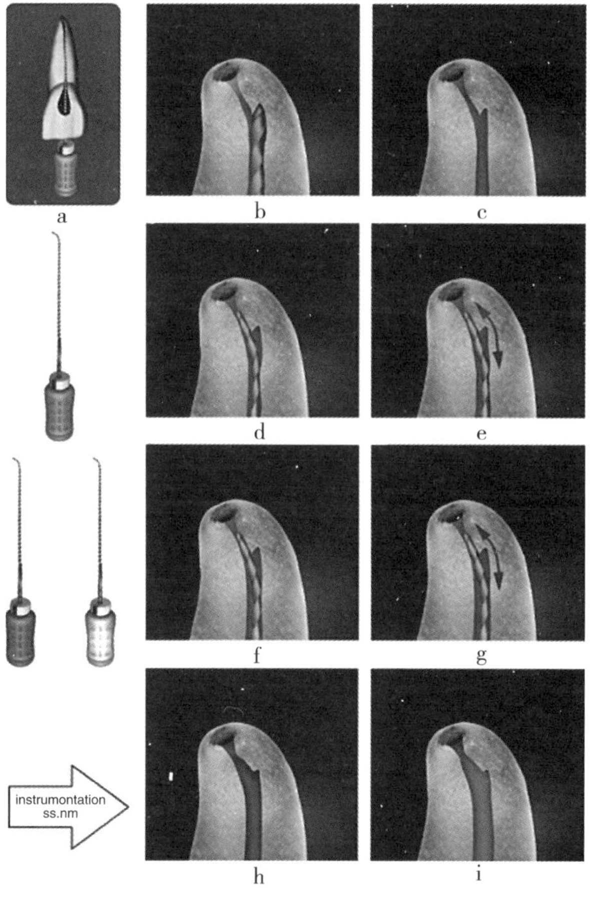

图4-37 肩台及肩台通过术

肩台形成的预防：对于通畅根管，15 号 K 型锉能达到根尖区，应将锉的尖端 3 mm 预弯，沿根管弯曲走行逐步进入根尖区，不要过度向根尖区用力。到达工作长度以后，应做短距离（1~3 mm）的锉的上下提拉动作，直至根管锉能无阻力地到达根尖区。切忌根尖区预备时器械根向过度用力和旋转。一旦器械被卡住不能到达根尖区，应立即冲洗根管，并换小号锉如 08 号、10 号、15 号刮除根管壁上的不规则部分，防止肩台形成。充分地荡洗和根管润滑剂的使用是必不可少的。

细小、弯曲的长根管更容易形成肩台。对于细小弯曲及钙化根管，预防肩台形成的预备步骤如下：髓腔和根管口充分预备后。将髓腔内充满次氯酸钠，用预弯的 06 号、08 号和 10 号 K 型锉旋转 1/8~1/4 圈，结合根管润滑剂，逐渐达到工作长度。一旦到达工作长度，采用锉的动作，1~3 mm 短程提拉将根管的各个壁充分预备，直到无任何阻力；可用同号的 H 型锉进一步将根管壁扩大，获得准确工作长度。当 15 号锉完成预备，能达到工作长度后，应采用逐步深入法预备根管。每次更换器械都要用 15 号锉保持根管的通畅至关重要。一旦肩台形成，去除相当困难。细小根管锉造成的肩台有可能去除或通过，25 号或 30 号锉产生的肩台通过较困难。

肩台通过的方法与根管堵塞物的通过方法一致。一旦肩台形成后，即使初始的锉能够通过肩台，进一步的根管预备过程和根管充填仍有进入肩台的倾向。如果肩台不能通过，原始根管不能进入，应重新确定工作长度到达肩台处，进行适当的根管预备和充填。当肩台以上根管预备完成后，形成了进入根尖区的良好通道，有助于肩台的通过，应再次采用 10 号预弯的不锈钢 K 型锉试着通过根管，有一定比例的肩台此时可获得通过。

肩台形成后，不能进行完善的根管预备和充填，其预后与肩台下方未预备和未充填的根管的清洁程度有关。一般认为，靠近根尖区且清洁良好的肩台预后较好。对于产生肩台的病例，应告之患者预后情况，定期随诊，出现临床症状或 X 线片出现根尖病变时，应及时行根尖手术或再治疗。

四、根尖区偏移

1. 人造根管

人造根管是指预备后的根管与原根管的走行和中心线不一致，是根管偏移的一种（图 4–38）。造成肩台的各种原因均与人造根管形成有关，因此，避免肩台形成也就预防了人造根管的发生。一旦肩台产生和工作长度丧失后，术者为了重新获得工作长度，向根尖区过度用力，会造成人造根管。进一步预备人造根管，最后会造成根管壁穿孔。过大的肩台或人造根管形成后，很难寻找到原始根管，更难以进行预备和充填。术者应首先根

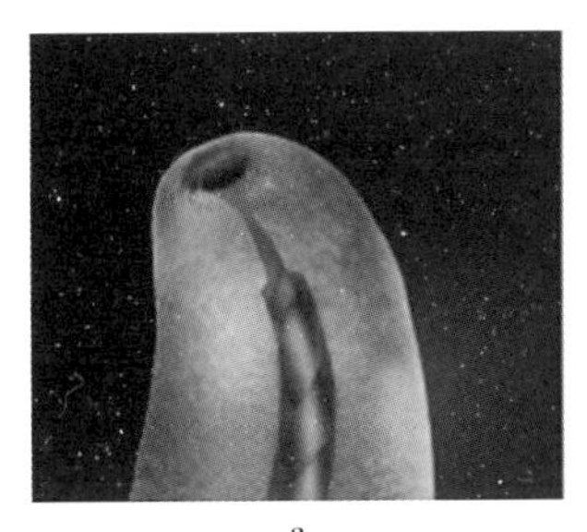
a

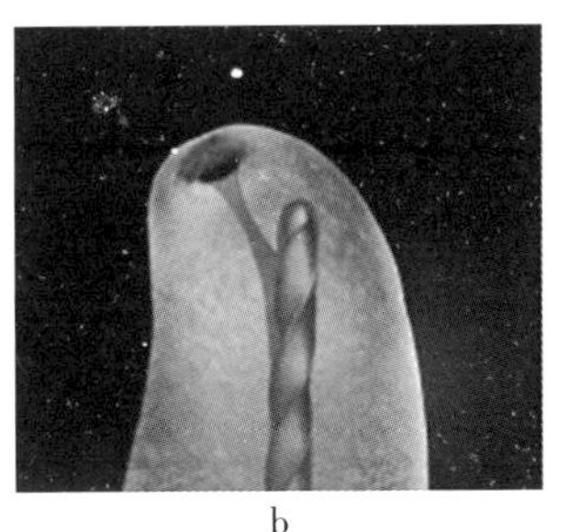
b

图4–38　肩台及人造根管

a. 肩台；b. 人造根管

据根管长度测量仪、纸捻检查和 X 线诊断丝照相确定有无穿孔。如无穿孔，应重新确定工作长度，预备后根充；如有穿孔，应对穿孔进行根管内修补或手术修补，具体方法见根管壁侧穿。对于人造根管的病例，如无穿孔，且原始根管能够找到，并获得了完善预备和治疗，则预后与正常病例一致；如原始根管未找到，残留较多未预备和根充的根管，则预后较差，应定期观察，必要时行根尖手术。

2. 根尖孔敞开

由于根管预备不当，造成根尖孔扩大，呈泪滴状，使正常根尖孔解剖结构破坏，导致根管充填不严密（图 4–39）。主要原因是根尖弯曲部预备时根管锉未预弯、器械旋转过度、根管锉选择过大或向根尖区过度用力。由于根管锉在根管弯曲部过度旋转，常常在根尖孔敞开处上方形成一个狭窄处，称为肘状结构（elbow）。为了预防根尖孔敞开，做根尖区 3~4 mm 预备时，器械一定要充分预弯，并沿根管弯曲方向做小幅度的上下提拉；用弹性良好的细小根管锉充分预备；采用向弯曲相反方向预备技术。若根尖孔敞开已形成，可采用各种充填方法，首选用含氢氧化钙［$Ca(OH)_2$］根充糊剂和热牙胶技术进行充填；如果并发侧穿，应使用 MTA 修补或含氢氧化钙糊剂与热牙胶技术进行根充。对于产生肘状结构的病例，根充只能填到肘部，应定期随诊，必要时行根尖手术。

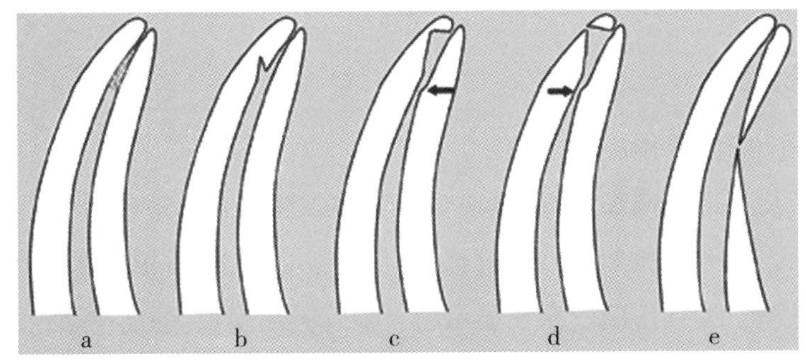

图4–39　根管预备不当，导致根管充填不严密

a. 根管堵塞；b. 肩台；c. 肘部及敞开；d. 肘部及根尖部穿孔；e. 根中部侧穿

五、根管壁侧穿

根管预备和成形过程中可造成根管不同部位的穿孔。穿孔的部位和大小，以及发生的时期对根管治疗预后的影响不同，在根管预备过程中，穿孔发生越早、直径越大，对预后影响越明显。

1. 根尖区穿孔

根尖区根管壁侧穿主要发生在弯曲根管、肩台形成或根管堵塞部位；主要原因是预备过程中根管锉未预弯或过于粗大。一旦预备过程中患者突然出现疼痛、根管内出血明显、纸捻尖端较多鲜血和根尖狭窄区手感丧失，应高度怀疑侧穿发生。在进一步预备之前，应采用X线诊断丝照相确诊。穿孔发生后应尽力寻找原始根管，将穿孔处作为新的根尖孔和原始根尖孔一同封闭，最好采用垂直加压技术，有条件可采用MTA对根尖区进行修补或充填。根尖病变形成后应进行根尖手术。

2. 根中部侧穿

根中部弯曲根管的肩台形成或根管壁预备过度变薄后穿孔（stripping）是根中部侧穿的主要原因。好发于弯曲根管的内侧壁或凹陷处，表现为根管内突然出血或预备中患者突然出现不适，纸捻中部有新鲜血渍，显微镜下可见鲜红的穿孔区。根中部穿孔可以在显微镜下从根管内修补或根充后外科手术修补，MTA是修补的良好材料。预防根中部穿孔应遵循弯曲根管的预备原则，谨慎使用机用旋转器械，采用向弯曲相反方向预备方法。

3. 根管冠部穿孔

根管冠部穿孔多发生在寻找和扩大根管口及GG钻应用不当时。特点是预备过程中突然出血，肉眼或镜下可以直视穿孔的存在，X线诊断丝照相和根管长度测量仪可以帮助确诊。修补可采用多种材料，如银汞和玻璃离子等，对丁各类穿孔修补效果最肯定的材料是MTA，可用于根管内修补或根管内加外科手术修补。

六、根管预备不当

1. 根管预备超出根尖孔

由于工作长度不准确或在预备过程中工作长度发生变化，造成器械超出根尖区预备，根尖狭窄处拉开。表现为根管内或根管锉上有新鲜出血，预备根尖区时疼痛加剧，根尖狭窄处手感丧失等。X线诊断丝照相显示粗大根管锉超出根尖孔，根管长度测量仪也有指示作用。弯曲根管预备过程中工作长度会减少（一般1~2 mm），应注意预备过程中随时监测工作长度的变化。在发现根尖狭窄处丧失以后，应重新确定工作长度（比原始工作长度短 1~2 mm)，建立新的根尖止点，比原止点大 2~3 号，重新预备和根充。有条件可用 MTA 封闭根尖区。根尖狭窄区破坏后容易造成超填，根尖封闭效果较差，预后与狭窄处破坏的大小和形状有关，必要时需行根尖手术。

2. 根管预备过度

根管壁的颊舌向和近远中向的牙体组织去除过多。对根尖区预备应遵循主锉的大小比初锉大 2~3 号的原则，越弯曲的根管主锉应越小。对根管中上 1/3 预备，特别是采用 GG 钻或其他机用旋转器械时，应防止牙体组织不必要的过度切割，造成根管壁薄弱，甚至根管穿孔或纵裂。

3. 根管预备不足

根管内的牙髓组织、牙本质碎屑和微生物未完全去除，预备后的根管形状未形成连续的锥度，难以获得严密的三维充填。表现为主锉、相应的侧压器或主牙胶尖难以达到工作长度；主牙胶尖进入根管后，侧压器无法进入或无足够的侧压空间。根管预备不足时应遵循根管预备原则重新预备，根充前应预试侧压器或垂直加压器，有条件应做主牙胶尖 X 线照相。

（姜云涛　姜　葳）

参考文献

［1］樊明文 . 牙体牙髓病学 [M] . 第 4 版 . 北京 : 人民卫生出版社 ,2012.

［2］王晓仪 . 现代根管治疗学 [M]. 北京 : 人民卫生出版社 , 2006.

［3］王嘉德 . 牙体牙髓病学 [M]. 北京 : 北京医科大学出版社 , 2006.

［4］Ingle, John Ide, Leif K. Bakland. Endodontics. Pmph Bc Decker, 2002.

［5］Cohen, Stephen, Richard C. Burns. Pathways of the pulp. Elsevier Mosby, 2006.

［6］Weine F S, Smulson M H, Herschman J B. Endodontic therapy[M]. Mosby, 1972.

第五章

超声技术在牙髓病治疗中的应用

超声的研究作为一门科学，早在19世纪30年代就引起了人们的重视。从法国人P·拉格温（P.Langevin）在1916年致力于水下超声的研究开始，超声逐步应用于众多领域。超声在医学上应用主要分为两大类：诊断超声和治疗超声。前者主要用于诊断疾病（如B超），后者主要用于疾病的治疗，如体外碎石、牙科治疗、外科手术等。在牙科领域，超声设备最初用于窝洞预备。尽管当时该技术获得了良好的评价，但没有迅速流行起来，这主要是因为高速机头在预备窝洞时更加方便有效。直到1955年，津纳（Zinner）报道了超声可以用于去除牙体表面的沉积物。约翰逊（Johnson）和威尔逊（Wilson）将其进一步改进为超声刮治器，用于去除牙石和菌斑。1957年，里克曼（Richman）提出超声可以用于牙体牙髓病的治疗。马丁（Martin）等证明了超声驱动下的K型锉可以切割牙本质，于是超声设备开始大量应用于根管预备。

第一节　超声工作原理与生物学效用

在了解超声对于根管治疗的临床应用之前，有必要先对超声的工作原理及其生物学效用进行深入的理解。超声治疗是利用机械波作用于机体组织，并利用其机械效应、热效应、空化效应、触变效应及弥散效应等发生作用。

一、工作原理

超声波是一种机械波，其频率为25~40 kHz，高于人耳听觉的上限（20 kHz）。一般以人耳听觉的范围划分为超声波、声波、次声波，但三者之间的界限并不是绝对的，人耳可闻的高频率声波也会具有超声的某些特性。在超声治疗中，需要利用超声能量来改变生物组织的状态结构，其强度从0.12 W/cm^{2}到每平方厘米几百瓦，甚至每平方厘米几千瓦。相对而言，超声诊断所采用的声强较小，为 0.1~50 mW/cm^2。

产生超声的基本原理有两种。一种是磁致伸缩式，即利用铁磁性材料所具有的一种特性，将电磁能转换为机械能。当铁磁材料置于磁场中时，它的几何尺寸会发生变化，这种现象称为磁致伸缩效应。磁致伸缩式换能器是由线圈围成的金属条组成，工作头上的电磁铁产生持续的变换电磁场，其结果产生振动。另一种是压电式。某些晶体收到机械力而发生拉伸或收缩时，晶体相对的两个表面会出现等量的异号电荷，即压电现象。压电式换能器通常由压电陶瓷晶体材料组成。晶体随着电压的变化而发生形变，由压电原理产生振动，同时不易产生热量。一般情况下压电式超声治疗仪的输出功率要大于磁致伸缩式。与压电超声换能器相比，由传统的磁致伸缩材料制成的磁致伸缩换能器的应用范围已经很小，造成这种情况的原因主要是磁致伸缩换能器的机电转换效率较低，而且其激励电路较复杂。然而随着材料科学技术的发展，以及稀土超磁致伸缩材料的研制成功，磁致伸缩换能器又受到了一定的重视。

二、超声的生物学效应

超声作用于组织结构会产生一系列生理效应，主要包括机械效应、热效应、空化效应、触变效应及弥散效应等。在牙科治疗中，往往利用超声波对相关组织结构的某个效应或几个效应共同作用。

1. 机械效应

超声波是机械振动能量的传播，所以机械效应是超声波的最基本作用。当生物体系中的生物大分子、细胞及组织结构处在激烈变化的机械运动场中时，其功能、生理过程乃至结构都可能受到影响。当超声强度较低时，生物组织在超声作用下产生弹性振动，其振幅与声强的平方根成正比；声强增高时，组织间的结合力被破坏，产生碎裂或粉碎。

2. 热效应

由于射入到人体组织的部分超声能量变成热能，使其温度升高。组织的温度升高与声波的强度、频率及作用时间等有直接关系。声强一定时，某种组织的温度随超声作用时间的延长而升高。开始阶段，温度升高与时间成正比；当温度升到一定程度后就不再随时间直线上升，而是上升速率逐渐变慢，最后不再上升，达到热平衡状态。这种现象是由于热传导引起的。超声的热效应与频率密切相关。

3. 空化效应

存在于含水量较大的组织或液体内的大量微小气泡，会在外界周期性交替变化的超声波声压作用下，体积发生急剧地膨胀、压缩，直到破裂。而气泡闭合时会产生强烈的冲击波，压力可达上千个大气压；在局部的周围引发高温、高压的环境变化，足以对该处的细胞和生物大分子产生生物效应。不同组织产生空化效应的阈值也不一样，与外界作用的超声波声强、频率、作用时间等相关。当声强超过空化阈值时，气泡振动十分剧烈，会产生瞬态空化，使气泡的动力学过程变得更为复杂和激烈，在空化中心附近的细胞等生物体都会受到严重的损伤乃至破坏。

4. 触变效应

超声波的作用还会引起生物组织结合状态的改变，如引起黏滞性降低，造成血浆变稀、细胞沉淀等，称为触变效应。声强较低时，触变效应可能是可逆的。声强过高时将造成组织的不可逆变化。

5. 弥散效应

超声能提高半透明膜渗透作用，使药物更容易进入细菌体内。将消毒药物与超声合并使用，可提高细菌对药的敏感性，增强药物的杀菌作用。

6. 声流效应

当超声射入两种不同声阻抗率的媒质界面时，动量发生变化，产生辐射压力。辐射压力对组织可产生撕力，引起声冲流，进而产生冲击波，导致介质变形，在生物组织的敏感部位产生变异影响。当这种运动的幅度足够大时，会引起组织损伤。

7. 其他理化效应

继发的物理或化学变化如：① 氢离子浓度的改变：炎症组织中伴有酸中毒现象时，超声波可使 pH 向碱性方面变化，从而使症状减轻，有利于炎症的恢复。② 对酶活性的影响：超声波能使蛋白质解聚为普通的有机分子，能影响到许多酶的活性。③ 在高强度的超声作用下，组织内可形成许多高活性的自由基，可加速组织内氧化还原过程，加速生长过程。

第二节　超声治疗在牙髓病领域的应用

相对于早先的磁致伸缩式超声设备，压电式的工作头能形成线性的，前后往返式的，活塞式的运动，有利于牙体牙髓病的治疗及根管外科手术。而磁致伸缩式超声设备工作头会形成八字形的椭圆形的运动轨迹，不利于手术或非手术牙体牙髓病的治疗，而且其发热量大，需要充分冷却。

在当前牙科领域，超声主要用于去除牙石、根面平整及根管治疗。随着微创牙科概念的不断加强，各种新的方法不断用于洞型设计和牙体切割等治疗过程。超声技术即是一大重要方法。以下是超声在牙体牙髓病领域最常见的应用。

一、清理髓腔及根管通路

牙髓病治疗过程中经常碰到的一个问题是根管的定位。在很多病例中，根管口通常被继发牙本质堵塞。充填材料或牙髓切除术后的钙化牙本质也会导致根管口闭塞。在对这类患牙进行根管预备时，根管侧穿的风险较大，从而使后续的治疗进一步复杂。缺乏一条直线通路是造成侧穿、器械折断等并发症的主要原因。

随着牙科显微镜、开髓钻以及超声的引入，上述风险大大降低。可视化的显微镜和超声设备相结合，以安全有效的方式实现最佳疗效。在一些治疗困难的后牙病例中，超声设备在通路预备时很有用，不仅可以用于发现根管，而且可以减少操作时间，提高治疗的可预见性。

通常，超声工作尖可用于完善开髓孔、上颌磨牙 MB2 根管及副根管的定位、探查钙化根管、去除附着的髓石等。超声设备的一大优势是这些超声工作尖并不旋转，因此增强了安全性和控制性，同时也能保持较高的切割效力。这一点对于防止根管侧穿非常重要。

超声工作尖所提供的可视通路和良好的控制性使其成为一种方便高效的工具，在治疗较困难的后牙时尤为重要。在定位上颌磨牙 MB2 根管口时，超声是一种很好的方法以去除近中髓室壁的继发牙本质。在寻找隐藏的根管时，我们应当注意继发牙本质通常是白色的或不透明的，然而髓室底通常呈现出灰色或较暗的颜色。超声设备可以很好地打通钙化根管口（图 5-1a）。在去除髓腔内钙化物、继发牙本质等过程中，局部覆盖金刚砂的工作尖（图 5-1b、c）可以提供最大化的切割效率并加强控制性。随后寻找根管口过程中应当使用较长较细的工作尖（图 5-1d、e），以便于其在更深的髓室区域工作，同时也提供良好的视野。

相比不锈钢和二氮化锆工作尖，金刚砂覆盖的超声工作尖具有更强的切割效率，但也容易折断。另外，较细的金刚砂工作尖更容易将超声振动传递到牙本质，从而导致更强的切割力。超声的切割力和功率设置也密切相关。在高功率下，牙本质更容易被去除。因此，在寻在根管口时须非常小心，因为强大的切割力可能会造成非预期的髓室解剖形态改变。

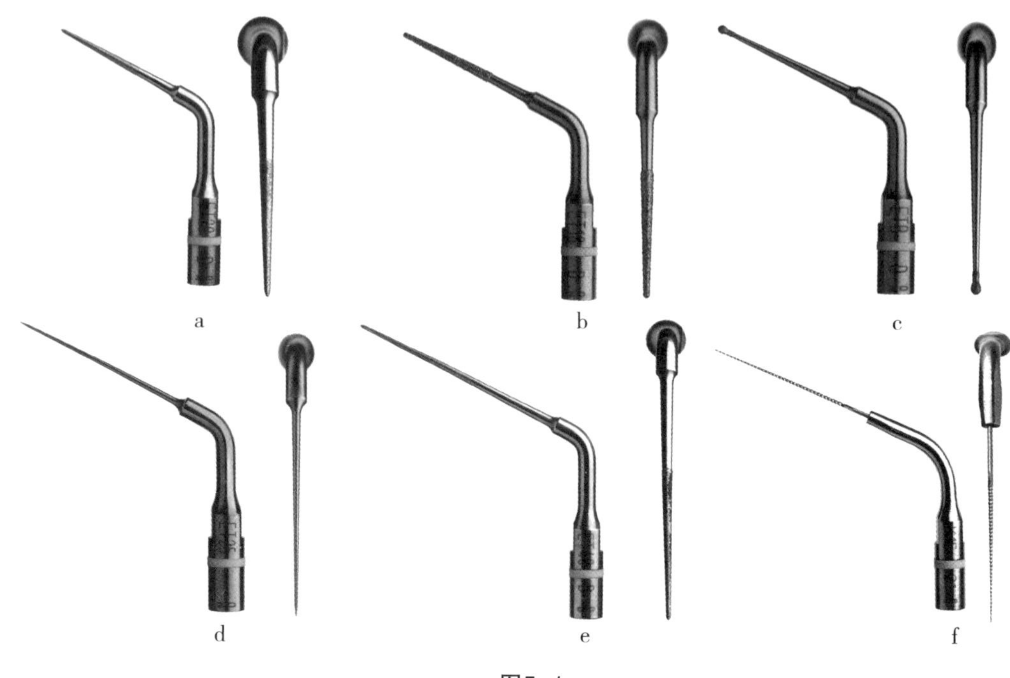

图5-1

a. ET20D是一种中等长度的金刚砂工作尖，可用于初步的牙本质去除及通路预备，以利于快速有效地揭去髓室顶并寻找根管口。b. 局部覆盖有金刚砂的工作尖ET18D可提供最大化的切割效率并加强控制性。c. 梨形金刚砂工作尖通常用于寻找根管口，去除冠方阻碍及充填材料，或者去除钙化物、暂时性或永久性水门汀、桩核等等。d. “铌钛”金属工作尖，及其纤细、柔韧，对于超声有极好的传导性。用于根管下1/3处异物取出。e. ET40，用于根管深部异物去除。f. K15/21工作尖，用于根管荡洗。

二、去除根管内异物

临床医师在进行根管再治疗时，经常会遇到根管内的阻碍物，如无法通过的糊剂、断针、根管桩等。要完善根管再治疗必须将这些阻碍物去除。各种设备和技术已经被报道。其中包括改良的钻头、特制的钳子、超声设备的直接或间接接触、微管技术及各种工具套件等。

研究表明，超声能量在去除断械、桩核等方面是十分有效的。因此，学者们通常提倡使用超声设备来去除折断器械，因为超声工作尖或超声根管锉可以在较深的根管系统内工作。另外，无论是哪个牙齿，无论根管里的碎片在哪个位置，超声根管设备的应用都不会受限制。

这些病例的预后主要取决于根尖周组织的术前条件。因此在每个病例中应当尽可能去除根管内折断器械。只有这些阻碍物被去除以后，根管治疗和再治疗才能成功。如果断械能够被去除或绕过，并且根管可以正确地消毒和充填，那么应当尽可能采用非手术的保守的牙髓治疗方法以实现预期疗效。在去除根管内阻碍物时，应当把牙体及周围组织的损伤降到最低。对牙体结构过多的破坏不利于后期的牙体充填修复，从而导致预后不佳。

尽管很多根管异物可以被去除，但仍有部分异物无法用超声工作尖取出。由于这些异物阻碍器械到达根尖，使得无法完善根管预备、消毒和充填。直线通路是必须的，它可以提高金属断械的可视性。因此在处理此类病例时，牙科手术显微镜等放大设备是有必要的。它可以提供直接的可视化操作和良好的照明，使设备在高放大倍率下工作。

1. 器械分离

除了外科手术之外，有 3 种方法可以处理折断的器械：① 设法去除断械。② 设法绕过断械。③ 将折断部分封闭。

在大多数病例中，从根管内去除断械是较困难的。尽管目前有多种技术和装置可选择，但至今仍然没有一个标准化的方法以安全去除折断器械。这些技术成功率有限，而且通常会对剩余牙根造成严重破坏。其并发症包括：根管牙本质过度切割，台阶形成，穿孔或将断械推出根尖孔。因此，许多技术无法应用于狭窄或弯曲的根管。

近年来，不同技术被提出应用于根管内的断械去除。牙髓病的最新进展中，安全的技术设备已被设计用于从细小弯曲的根管内取出断械。Ruddle 提出一种用于去除断械的方法，该方法用一个修整后的 GG 钻在断械的冠方预备一个圆形平台（图 5-2）。在预备平台时应特别小心，3 号或 4 号的 GG 钻可能会削弱根管壁或穿孔（如下颌磨牙的近中及远中根管，上颌磨牙的近中颊根管及远中颊根管，下颌中切牙及侧切牙，上颌及下颌尖牙，下颌前磨牙）。

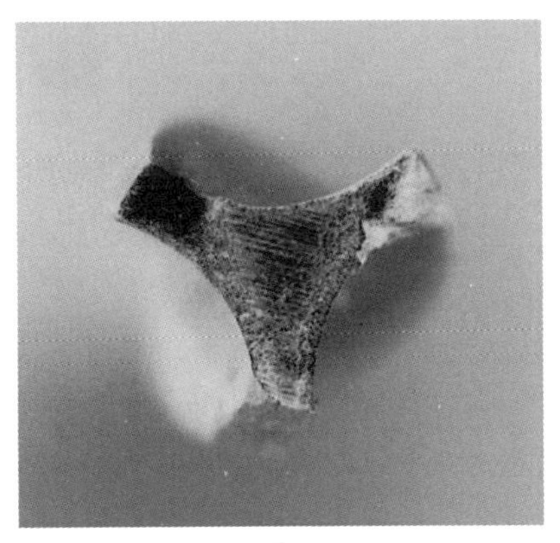
a

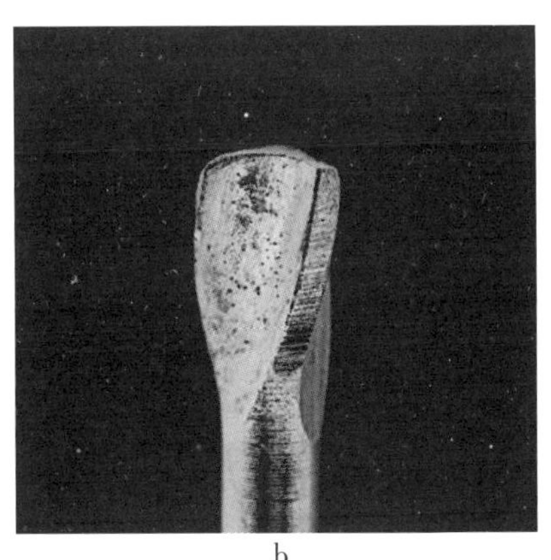
b

图5-2　修整后的GG钻

a. 切面；b. 侧面图

在预备平台时，由于X线投照角度的因素，X线片对于剩余根管壁厚度的评估可能会产生误导。错误的估计可能会造成根管过度预备甚至穿孔。最近，有学者提出用改良的 LightSpeed files 来进行平台预备。由于取断械的过程无法在直视下完成，制备平台也较困难，根管存在弯曲，这些因素都会降低去除断械的成功率。

2. 根管桩

在牙髓病的非手术再治疗过程中，拆除根管桩时容易造成剩余牙根结构的削弱、穿孔或根折。许多技术和设备可有助于桩核的去除。通过使用超声设备，临床医师可以方便地拆除桩核，同时尽可能减少牙体结构的损失和牙根的破坏。许多研究着重于金属桩的去除，但是在处理纤维树脂桩的再治疗病例时，失败常有发生，这也是临床医师所面临的一个新的挑战。有多种钻头套件可用于去除纤维桩，但为了最大限度地保留根管结构，特制的超声工作尖和适当的放大系统是必须的。在去除纤维桩时，超声振动可以有效地破坏树脂结构。美学修复所用的白色纤维桩颜色与牙本质接近，所以较难被去除。相比之下，黑色的碳纤维桩颜色与牙本质对比明显，容易去除干净。拆桩过程通常使用连续的气流干燥术区，并在直视下用超声工作尖处理纤维桩的冠方部分。必要时可配合水气以清洁余留纤维和牙本质。

黏结纤维桩时所用的树脂黏结材料必须全部去除。如果黏结很牢固，那么去除这些黏结材料会很困难，最好能在高倍率的放大设备下用超声工作尖有选择地去除牢固附着的黏结材料。如果工作尖会留下灰色的条纹，那就说明复合树脂或树脂黏结剂仍然没有去除干净。

复合树脂可抑制振动并吸收能量。振动在桩核材料内的传导与桩核材料弹性模量的平方根成正比。树脂纤维桩的弹性模量比不锈钢或钛金属低，因此传导振动的效率也低。在去除根管桩时，较低弹性模量的桩材料及复合树脂黏结剂使超声设备的有效性面临挑战。超声振动下，树脂黏结剂不易破碎，也不易产生微裂隙。有学者提出，对于用树脂黏结剂固定的根管桩，在无水的条件下能提高超声设备的工作效率。这可能是由于温度升高的原因。有文献报道，随着热循环次数的增加，树脂黏结剂的附着力及其产生机械维持力逐渐降低。

几项研究提出，根管桩的超声振动有利于桩核的去除，同时也保护了牙齿结构并降低了牙根折断或穿孔的可能性。部分研究表明，超声振动后根管桩的拉伸载荷下降。另一些研究却没有发现差异。伯杰龙（Bergeron）等学者提出，在无水冷却的条件下，超声振动后产热使桩核维持力（retention）增加。对于纤维加固的根管桩，伯杰龙等学者进一步作出假设，与不锈钢根管桩相比，钛金属桩较低的弹性模量是超声不易降低桩核维持力的原因。

拆桩时第一步先要去除充填材料和桩周围的黏结材料，然后再针对桩使用超声工作尖。超声能量通过桩来传导并破坏黏结剂，并使桩松动。这种拆桩方法可最小化牙体结构损失并降低牙体破坏风险。

在拆除桩时，破坏桩和牙体结构之间的封闭很重要。有学者推荐，把桩的根管外部分直径调改到与根管内部分直径一致可降低拆桩时的张力（tension）。在一些病例中也可以使用手术长度的圆钻来完成，这个技术有一定风险。桩周围的环钻术（trephining）完成后可以使用一种多用途的工作尖（a basic spreader tip）置于沟槽内（图 5-1h）。这样会进一步破坏黏结剂或树脂的完整性，并最后使桩松动。另一种选择是把超声工作尖直接置于桩上，或置于夹在桩上的止血钳。工作尖不能太细，因为直径小的超声设备很脆弱容易折断，尤其是在硬质材料表面长时间工作（图 5-1i）。另一方面，工作尖也不能太大，因为在其围绕桩做逆时针运动时必须与桩保持紧密接触。一般情况下，超声功率应调至最大。超声设备长时间工作容易产生热量，因此水雾降温非常重要。当热量传递到金属桩时,热量可进一步传至牙周韧带并造成损伤,就算是用压电式超声手柄也同样如此。体外实验表明，尽管有充分的水雾冷却，针对金属桩的超声应用过程仍会造成牙根表面的快速升温，继而损伤牙周韧带。

预成桩相对容易用超声去除，这可能与其设计有关，因为预成桩和大部分根管的冠 1/3 都不是很贴合。这使得冠 1/3 的黏结剂容易崩解，并使预成桩的支点向根尖方向移动。随后，超声振动使预成桩在这个支点附近及冠 1/3 的空间内移动。这种移动有助于桩和黏结剂之间的界面向根尖方向崩解，以及黏结剂自身的崩解。在有些病例中，根管桩的长度和直径与根管非常合适，无法暴露桩的冠方。此时单独使用超声设备效果不佳甚至无效。在这些情况下，临床医师必须考虑其他方法。

史密斯（Smith）等研究表明，用超声设备拆桩的平均时间大约是体外实验的 1/4。这可能是因为在临床条件下，拆桩的病例大都起因于根管感染。感染通常是由于冠方渗漏及黏结剂崩解引起的，而且冠方充填物和桩仍未脱落。因此，相比实验室条件下，临床上根管桩更容易拆除。临床上，在去除周围的充填材料后，大部分根管桩可以在大约 10 min 内成功安全去除。但是，有一些桩即使在超声作用下 10 min 都无法使其松动。

3. 银尖（silver points）和折断金属桩

研究表明，利用超声工作尖的超声能量可以用来去除根管内的阻塞物。这一技术主要用于去除根管内银尖，这种银尖无法用传统方法绕过。传统诊疗流程中，去除断于根管口的根管桩或银尖等阻碍物时主要涉及以下几个步骤。首先用一根较细的金刚砂钻

（diamond bur）在围绕阻碍物切割出大约 2 mm 的沟槽以暴露阻碍物的冠方部分。然后在高功率及水流冲洗的条件下，把超声工作尖（图 5-1h）作用于折断物的侧面。超声振动几秒钟后用压缩空气吹干。这样可使折断物松脱，然后再用细小的钳子取出。

在去除银尖时必须充分意识到所处理的材料十分脆弱。任何钻头方向偏差都可能折断银点，使情况更加复杂。在去除此类银尖时，超声设备被证明是很有帮助的。用超声工作尖在银尖周围产生沟槽，沿着长轴仔细地去除牙本质，小心不要切割到银尖。在银尖周围切割出的空间有助于银尖的松动，然后可以用镊子或止血钳取出。在所有情况下，口内 X 线片有助于确认阻碍物的位置和长度，以及根管壁的厚度。去除断桩或银尖的时间取决于阻碍物的性质、直径及位置。相比贵金属，非贵金属的取出需要耗费更多的时间。直径较粗的桩也会耗费更多时间来取出。

关于用超声工作尖取折断器械时是否需要在无水下操作，一些学者认为，必须在无水下操作，理由是有水情况下水雾影响视线，并可降低工作尖效率，但也有学者发现，无水情况下操作易导致工作尖在根管中产热，而使患者感觉疼痛。另外，无水下操作牙本质碎产生的尘雾更影响视野，黏附于口镜表面不容易清洁。因此有学者提出，只要看清折断器械的断端，将工作尖准确放置在断械侧方便可以使折断器械通过振荡取出，水流有助于折断器械自根管内漂出。另有一些研究认为必须根据折断器械的螺纹方向确定工作尖的旋转方向，而事实上工作尖在围绕断械旋转时会大量切削根管壁，可能造成侧穿或形成台阶，并影响根部牙体组织的抗力。因此，有学者提出超声工作尖取出折断器械主要依靠其高频振荡作用，不做旋转时同样能取出折断器械。

三、加强冲洗效果

冲洗的有效性取决于冲洗液溶解组织的机械冲刷作用和化学能力。此外，冲洗液的冲刷作用有助于去除根管内有机物、牙本质碎屑及微生物。用注射器冲洗的冲刷作用相对较弱，其效果不仅取决于根管的解剖形态，还取决于针头放置的深度及针头的直径。有实验表明，冲洗效果只能达到针尖前端 1 mm 范围。冲洗量的增加并不显著增加去除碎屑的冲洗效果。根管的根尖区的彻底清理消毒仍然较困难。使用较细的针头有助于直接达到根尖区。尽管目前还缺乏确切的证据，但使用细的冲洗针头是提高冲洗效果的好方法。这种针头通常具备一个安全的针尖末端，可深入根管达工作长度或短于工作长度 1 mm。

清理根尖区的唯一有效方法是通过冲洗液的流动。超声有助于清除这些复杂的解剖特征。研究表明，冲洗时配合超声振动可产生连续的冲洗效果，这一点与根管冲洗的效果密切相关。有人认为，声流作用可产生足够的剪切力以去除根管内的碎屑。与单独使用手用根管锉相比,超声振动下的根管锉可以实现更干净的根管清理效果。詹森（Jensen）等建议在高功率下使用小号的根管锉，因为小号锉不易接触到根管壁。

超声振动有助于加强冲刷作用，可加强冲洗液去除根管内有机和无机碎屑的功效。这可能是由于超声冲洗过程中冲洗速度和流量较高的缘故。如果残留牙髓组织和玷污层（smear layer）能被冲洗液充分润湿，那么超声可以加强冲洗液的组织溶解能力。超声可以产生空穴作用和声流作用。空穴作用是最小的，且仅限于工作尖周围。然而，声流作用则显著得多。事实上，超声设备所产生的超声能量作用于冲洗液，并产生声流和漩涡。超声也可以增强根管的消毒作用，这可能是由于进入声流区域的有机组织被破坏的缘故。Ahmad 发现超声作用下的根管锉持续使冲洗液流动并产生剪切力，使生物细胞破坏。

尽管超声作用后存活的微生物减少，但没有一个技术能确保完全的消毒灭菌。Cameron 等认为，超声和次氯酸钠存在协同作用。在温度升高的情况下，次氯酸钠溶解胶原的能力增强。因此，在根管冲洗时超声所产生的热效应扮演了一个重要角色。曾有学者质疑手工注射器冲洗方式的有效性。狭窄的根管同样影响超声冲洗的有效性。当超声根管锉置于细小弯曲的根管时，超声锉会被卡住，于是限制了其振动及清洗效力。

为了使冲洗液有效，它们必须直接与根管表面接触。在一些细小的根管内，冲洗液难以达到根尖区，因此冲洗效果不佳。另外，有人认为，在较大锥度的根管内，超声冲洗去除碎屑的效果更佳。因此，根管预备后再使用超声设备冲洗很重要。超声配合各种冲洗液有助于去除玷污层。然而，超声似乎不能显著增加 EDTA 的效果。

30 s 至 1 min 的超声振动似乎足以清洁根管，然而另一些研究建议 2 min。较短的冲洗时间容易使根管锉保持在根管中央位置，并防止其过多接触根管壁。超声冲洗时建议使用中等功率。有意思的是，次氯酸钠配合低功率超声并不比单独使用次氯酸钠有效。

对于插入根管内的手用锉，超声振动同样可以通过手用锉的柄部传递到根管内，但有可能增加接触牙本质壁的风险。为了防止阻尼效应（dampening effect），超声根管锉不宜接触根管壁；因此建议使用光滑针。相比而言，超声作用下的不锈钢锉容易形成台阶或穿孔，因为它们有锋利的切割面。在体外实验中，超声振动下的光滑金属线的去除碎屑效果与 K 型锉相同。

四、超声填压牙胶与放置MTA

在热侧压技术中，超声作用下的侧压器已经被用于牙胶的热塑成形（thermoplasticize）。体外实验中发现，这种方法在封闭性和牙胶密度方面优于传统侧压技术。超声侧压器可做线性振动并产生热量使牙胶热塑成形，形成一个更均匀的牙胶团块，并减少缝隙的大小和数量，在根管系统中产生一个更完整的三维充填物。这项技术在临床上也实现了良好的效果。

超声填压牙胶的一些步骤如下：① 超声软化主尖然后冷侧压。② 完成冷侧压后再进行 1~2 次超声振动。③ 放置第二根副尖后再予超声振动；或者在放置每一根副尖后都予超声作用。

热侧压和冷侧压一样能够控制根管充填的长度，同时，热侧压技术能利用热塑材料的特性再现根管系统的三维结构。从实用角度而言，超声热侧压充填牙胶能被快速掌握，并且相对于其他热侧压技术具有几个优势。观察中发现，只有在超声工作时才会产生热量。一旦超声停止工作，充填器能很快冷却下来。热载体（超声侧压器）的尺寸可以根据根管直径来选择，并且超声侧压器可被弯曲以匹配根管的弯曲度。另外，超声工作时牙胶尖不会黏在超声锉上。另外，在低功率下产生的温度不高，对牙胶冷却后的体积变化影响较小。

超声技术充填根管时建议按照如下操作。先放置 1 根主牙胶尖至工作长度，然后使用侧压器通过冷侧压法置入 2 根或 3 根副尖。把超声侧压器置于牙胶团块中央，并短于工作长度 1 mm，然后调至中等超声功率以防止牙根表面炭化及超声侧压器折断。热侧压后取出超声侧压器并放置 1 根副尖，再置入超声侧压器加压（放置深度略短于前一次深度）。不断重复这一过程知道根管充填完善。每一后续步骤中，超声侧压器的放置深度都要向冠方退一点。超声侧压器必须置入牙胶团块中并工作 10 s 以实现热塑化（thermoplasticization）。超过 10 s 以上可能会导致温度升高并破坏牙齿表面。另外，X 线评估表明，相对于手用器械，使用超声作用下的锉来放置封闭剂有利于更好地覆盖根管壁并充填副根管。

威瑟斯庞（Witherspoon）和哈姆（Ham）认为使用超声设备有助于放置 MTA。根尖孔的不规则性及根尖分歧可能导致牙本质界面上充填材料边缘缝隙。研究表明，超声有助于 MTA 实现更好的边缘封闭效果。用超声放置 MTA 有利于 MTA 材料的流动、固定和压实。另外，超声压实后的 MTA 在 X 线片显示的密度更高，空隙更少，但也有人的体外研究表明手工填压更好，这和上述结果矛盾。

建议采用如下流程：首先选择一个超声填压工作尖，然后用工作尖取一点 MTA 置于修补处，开启工作尖超声振动并采用 1~2 mm 垂直向加压运动将 MTA 往下压。直接的超声能量可产生振动及波浪形运动，这有助于材料更贴合根管壁。

这项技术一开始多用于在敞开的根尖孔及根尖分歧放置 MTA。该技术同样可以用于把材料放置根尖穿孔处或者髓室底的穿孔处。

五、根尖外科手术应用及根管预备

近年来随着新设备和新技术的发展，根尖切除术的倒充填效果不断提高。由于牙髓外科手术的预后取决于根管的良好充填和封闭，因此理想的窝洞预备是根尖切除术后良好的根尖充填的重要条件。

传统方法预备根尖窝洞（root–end cavities）主要采用小圆钻或倒锥钻并配合微型机头。到了 20 世纪 80 年代中期，标准化的设备及氧化铝陶瓷针开始用于倒充填，但该系统无法用于操作空间狭小的病例或具有椭圆形根管的牙齿。到了 20 世纪 90 年代早期，声波和超声波驱动的显微外科倒工作尖商业化。这项根管倒预备新技术逐渐成为根尖周手术的必备组成。然而，当时的倒预备工作尖的切割力有限，并且取决于负载、功率设置、工作尖与手柄长轴之间的方向。有些倒预备工作尖冷却不充分，可能存在牙本质和骨组织过热的风险。

伯特兰（Bertrand）等报道了第一例根尖切除术后的超声倒预备。该病例中采用了一种改良的超声插件来完善根尖预备。直到 1987 年，弗拉思（Flath）和希克斯（Hicks）进一步报道了采用声波和超声波设备进行根尖窝洞的预备。

传统方法中，用旋转钻头配合微型机头进行根尖窝洞预备存在几个问题，比如窝洞预备无法与根管平行，难以达到根尖末端，存在根管舌侧穿孔风险等。另外，传统方法无法预备到足够的深度，这会影响根尖充填材料的固位力，同时也意味着根尖切除术中需要更长的切割斜面，暴露更多的牙本质小管和狭部组织。这些狭部组织通常较难去除。声波和超声波倒预备工作尖的发展为根尖治疗带来革命性的变化，使手术中更容易达到根尖区，以实现更好的根管倒预备。超声倒预备工作尖拥有多种形状和角度，改进了手术过程中的许多步骤。

关系最密切的临床优势是能够在狭小的操作空间内更容易达到根尖末端。由于倒预备工作尖尺寸较小且有不同角度可选择（图 5–3、图 5–4），这意味着手术中可以较少地去除骨组织。然而，有些研究比较了根尖预备时微型外科工作尖和钻头之间的区别，发现超声倒预备可以沿着根管原来的方向形成更深的且更保守的窝洞，可以降低侧穿的风险。另外，倒预备工作尖的几何形状设计使得根尖切除时不需要进行根末端斜面的制备，这可以减少牙本质小管的暴露并降低根尖渗漏，也有利于清除同一牙根中 2 个根管间的狭部组织。因此，该技术能节约时间且失败率低。许多学者报道，超声倒预备工作尖的清理效果和切割效力是令人满意的。另外，相比于慢速手机，超声预备根尖窝洞时产生

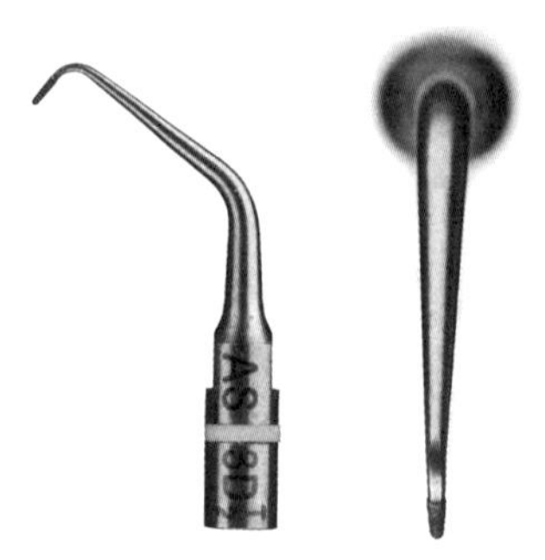

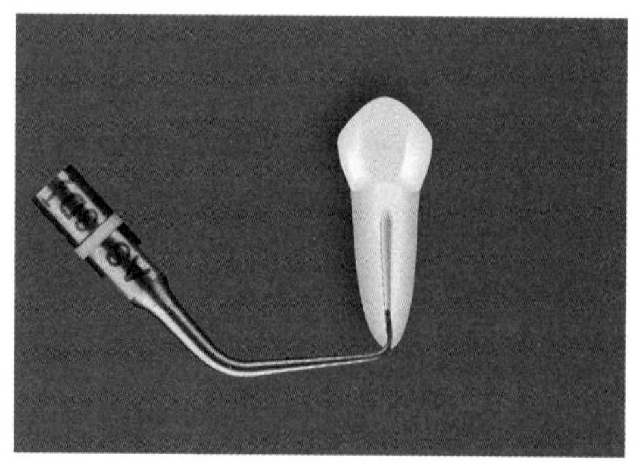

图5-3　金刚砂被覆的用于前牙根尖区超声倒预备工作尖

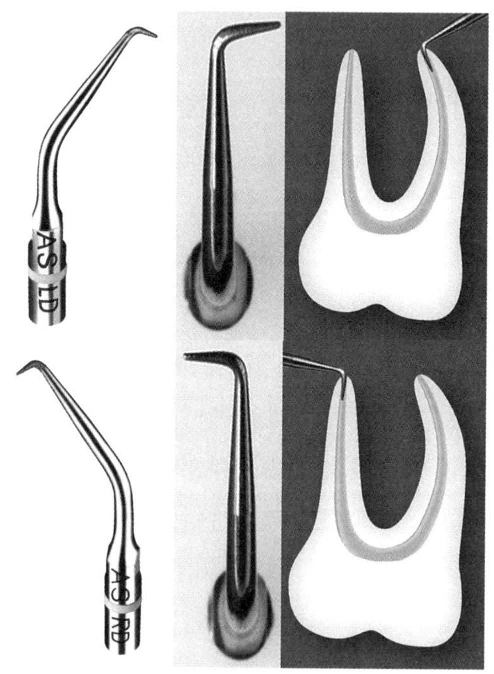

图5-4　金刚砂被覆的用于后牙根尖区超声倒预备工作尖

的玷污层较少。超声工作尖对于窝洞边缘的完善有利于充填材料的输送和封闭。

沃姆斯利（Walmsley）等研究中观察到了超声倒预备工作尖的损坏，并认为是工作尖的设计问题引起的。随着倒预备工作尖弯曲角度的增加，横向振动不断加大而纵向振动不断降低，这使得巨大的应力集中于工作尖弯曲处。作者建议减少工作尖的弯曲度并增加其尺寸以防止工作尖损坏折断。这也许没错，但较直的设计限制了操作部位，且较粗的设备不利于清理峡部组织。一个有争议的问题是，声波或超声波根尖预备可造成裂缝或微裂隙。有些研究表明这可能是一个潜在的不足。而另一些研究对这些发现发表争论，并且没有报道更多微裂隙的发生。有人研究发现裂缝的产生和所使用的工作尖类型有关。相对于金刚砂被覆的超声工作尖，使用光滑的不锈钢超声工作尖所产生的牙本质裂缝较少。

在此有必要阐明根尖微裂隙对于根尖周愈合过程及根尖微渗漏的影响。根尖再吸收可消除根尖表面的缺陷，并有利于治疗总体上的成功。同样，这些缺陷可以通过根尖切除和倒充填来去除。几个体外实验表明超声工作尖进行根尖倒预备的成功率是很高的。这也表明，相对于传统技术，现代牙髓外科借助手术显微镜及超声设备可显著增强疗效。

有学者建议超声功率应设置到中等强度，并且窝洞深度应达到 2.5~3 mm。充填材料至少在这样的厚度下才能提供有效的根尖封闭。窝洞壁应当平行，并且与根管的解剖轮廓一致。有学者也建议，首先使用金刚砂被覆的倒预备工作尖初步预备根尖窝洞，利用其较强的切割力来形成主要的窝洞形态。这有助于去除原根管内的充填物。然后再用光滑的倒预备工作尖来清洁窝洞壁。

一个超声作用下的填压工作尖（condenser tip）可被用于放置倒充填材料，因为超声振动有利于充填材料的流动、固定，并促进材料在根尖牙本质壁压实。这可以改善充填材料的输送和封闭效果。

超声工作尖同样可以用于抛光根尖充填材料和根尖表明。利用特制的超声工作尖有利于完善牙根外表面，这可能消除牙根外细菌并避免感染。

显微超声根管外科的主要器械包括手术显微镜、各种超声器械设备、显微反射镜、显微输送器、显微充填器等。显微超声根管外科将牙科手术显微镜和超声技术相结合，使患牙的治愈率进一步提高。简而言之，和传统根管外科相比，显微超声根管外科的骨开窗面积小，牙根表面检查方便，截根的倾斜角度小，容易发现峡部，根尖倒预备平行于根管，倒充填准确，使根尖手术更加清洁、有效、安全，能加速根尖病变的愈合，提高根管外科的成功率。

1957 年里克曼提出超声设备可用于根管预备。1980 年，马丁等研究表明 K 型锉在超声作用下能切割牙本质。1982 年，坎宁金（Cunningham）和马丁设计了一个商业化的超声工作单元。巴尼特（Barnett）等第一次报道了超声设备在牙髓病领域的应用。

研究表明，超声预备相比于手用器械能形成更干净的根管。许多研究都分析了超声作用下的根管锉具有多种特性，比如切割效力、对细菌的影响、根管预备特性、根管锉和手柄的技术特征及临床意义。

上述研究的结果总的来讲是有矛盾的。它们无法证声波或超声波作为一种主要设备技术的优越性，因为相对于手用器械而言，这种技术的清创效果并没有显著提高。超声清创的相对低效可能是由于根管锉被限制在未敞开的的根管空间内。一种改良的技术是先用手用器械预备根管，再用超声作用数分钟。相比单独使用手用器械，这种改良方法可实现更好的根管及峡部清理效果。

超声技术在临床牙髓病治疗中有很多优势。超声技术提供良好的可视性，有利于选择性地去除牙体组织以实现更保守的治疗。在一些疑难病例中，特制的工作尖有利于达到狭小的工作区域，弥补了传统疗法在特定场合中的缺陷。因此，通路的完善、钙化根管口的定位、折断器械及根管桩去除等治疗的成功率获得了很大提高。另外，超声也有利于加强冲洗效果及牙胶尖的填压。使用超声设备进行根尖窝洞预备及倒充填能显著提高治疗质量和长期疗效。超声的发展促进了新技术新材料的应用，改变了当今牙髓病的临床治疗方式。

第三节　常用声波超声治疗仪器操作流程

用于根管治疗的超声仪器有很多，例如 Enac 超声仪（OSADA ELECTRIC CO., LTD. JAPAN），Cavitron 超声仪（Dentsply，USA），SUPRASSON 超声仪（SATELEC，FRANCE），Odontoson 超声仪（GOOF，DENMARK），Spartan 超声仪（Spartan，USA）等。国内常见的主要有 Odontoson 超声仪和 SUPRASSON 超声仪等，两者在超声发生系统上有很大区别，前者是磁致伸缩原理，后者是压电陶瓷原理。本节主要以赛特力公司（SATELEC，FRANCE）生产的 P5 型超声治疗仪为例，该设备在口腔领域主要用于洁牙、牙周治疗、根管治疗和修复治疗。

一、机器配置

1. P5 型超声治疗仪随机主要配备以下部件

· 手柄 1 支

· 手柄线

· 洁牙工作尖：1 号，2 号，10 P

· 工作尖测量卡

· 工作尖钥匙

· 供水管

· 电源线

· 脚踏开关及连线

2. 技术特点

最大功耗：40 VA

振动频率：27~32 kHz。

水压：99.97~503.31 kPa

3. 安装及首次使用

建议由经授权的专业人员安装水电连接。仅限于牙科专业人员包括牙医及洁治员使用 P5 超声治疗仪。第一次使用前，将手柄及工作尖安装妥当，使机器处于有水工作状态，保持数分钟，以便冲洗机器内部水路。在第一次使用前，对机器配件（手柄、工作尖、扳手等）进行消毒。将进水管连接到水源上，主电源线应插在有接地端的插座上。

二、临床应用

1. 拆除冠修复体

使用 # 5 – 5AE 工作尖进行松冠和桩。保证工作尖的顶端与修复体的金属部分直接接触（适用于金属冠的松动），沿工作尖长轴施加压力并保持连续的轻度的撞击力。施加的振动应由封闭的边缘开始，逐渐向合面移动。在合面，将工作尖置于内侧牙尖嵴。对可触及的金属面逐一施加振动。使用去冠器将牙冠取下。如未能取下，可重复以上操作。#5 – 5AE 工作尖在 P5 超声治疗仪上的功率调节范围：10~14。需要注意的是，在振动过程中牙龈部位见有水门汀碎屑时，说明水门汀开始解体。对于树脂类黏结剂，由于其可吸收一定的振动，故使用超声波超声治疗仪松冠效果不佳。

2. 根管预备

术前 X 线诊断，常规开髓暴露根管口。髓室顶打开后，将 10P 工作尖装在 P5 超声治疗仪手柄上，进一步去除髓腔的组织以确保髓室的清洁（该工作尖功率调节范围 7~8）。对于多根管牙，尽量清洁髓壁与髓底，这样便于寻找根管口。按照 8 号、10 号、15 号的顺序使用 K 型和 H 型根管锉，以进行根管探查及初步预备。如果根管锉受阻，可先扩大已进入部分，扩大至 10 号或 15 号根管锉，然后将 K10 或 K15 超声根管锉放入根管内，使根管锉小幅运动 30~60 s。需要注意的是：K10 超声根管锉的功率设定不得超过 1，且必须在根管锉放入根管以后才能启动超声振动。初步预备后摄片或使用根管长度测量仪以确定工作长度。

使用根管锉初步预备到达根尖并确定工作长度后，可开始正式的根管预备。将 K15 超声根管锉插入根管，标记超声工作长度，启动超声振动 45~60 s，并用足量的水不断冲洗。需要注意的是，只有在超声根管锉进入根管后方可启动超声振动，且超声根管锉工作时须沿根管壁做环形运动。禁止沿牙齿长轴运动，特别是弯根管牙。然后，用 20 号或 25 号手用器械预备根尖部分，同样再用 K15 超声根管锉进行根管荡洗，标记超声工作长度，将超声根管锉沿根管壁做环形运动，启动超声振动 15~30 s。随后，使用 30 号手用根管锉完成根管预备。如果遇更粗大的根管，根据情况选择更大的手用根管锉。最后使用 K15 超声根管锉进行清洁荡洗 1~3 min。在最后冲洗中，应使用消毒溶液。至此，超声根管预备完成，干燥消毒后可进行根管充填。

整个治疗过程安装超声根管锉时，需先用手指按顺时针方向旋转大约 4 周，用扳手旋紧根管锉，但用力不要过度。旋转开关旋钮至所需功率。开关指示灯应亮启。调节功率及水量（使用根管锉时，P5 的功率设置：1~6）。把根管锉放入根管后才能踩下脚踏开关进行工作。

3. 去除根充物

例 1：不硬或微硬的根充物

首先确定根管的情况，然后选择合适的超声根管锉或 ET 工作尖。将超声根管锉放入根管内并达到超声工作长度。沿根管壁移动根管锉，直至根管内容物被全部去除。大部分根管清洁过程均可配合水冲洗。在最后冲洗中，应使用消毒溶液。建议超声工作时间：1~3 min。

例 2：硬化的根充物

清洁髓室底，用 #10X 工作尖标记根管口（使用 #10X 工作尖时，P5 的功率设置：7~8）。滴几滴根充物溶剂（如二甲苯、四氯乙烯、二甲基甲酰胺）软化根充糊剂。轮流使用手用器械及根管锉，不断扩通根管，直至达到根尖孔。

例 3：银针的去除

用 #20 或 #40ET 工作尖去除银针的冠侧部分（使用 ET 工作尖时，P5 的功率设置：5~6）。环形运动器械，去除根管入口处的根管充填物。用一细嘴止血钳夹住银针。用 #5 松冠用工作尖对止血钳末端施以超声振动（使用 #5 松冠工作尖，P5 的功率设置：10~14）。用止血钳将银针拔出，用力要平稳。如果银针黏着于根管壁上，可用超声根管锉配合根充物溶剂将其松动。逐渐松动银针使其容易被止血钳或 H 型锉拔出。

4. 使用超声工作尖进行牙胶充填

超声振动使牙胶充填工作尖所产生的机械及热效应，可使牙胶尖很好成型，并形成均匀且坚实的整体。以下就以侧向牙胶充填技术为例，简要介绍牙胶充填过程。

根据根管情况选择 S04 或 S07 牙胶充填尖。充填尖应自由进入根管，达止点以上

1~2 mm（在弯根管牙，可预先弯曲充填尖）。选择主牙胶尖，放入封闭水门汀，将主牙胶尖放入根管。由于每次充填的情况均不一样（如根管宽度、牙胶尖硬度等），所以在开始充填时（根尖区充填），将 P5 超声治疗仪功率设置为 7，逐渐增加直至 10，以便使牙胶溶化（使用 S04 或 S07 牙胶充填尖时，P5 功率设置为 7~10）。将充填尖插入根管，产生超声振动 5~10 s，同时轻轻压向根管壁。停止超声振动，取出充填尖。如果牙胶尖也有随充填尖出来的可能，可以再启动超声振动 1s。放入副牙胶尖，并按以上方法压实。重复以上操作，直到根管一半被充填。使用充填工作尖的尖端在超声振动下，切除流进髓室的牙胶。超声振动与手工纵向压实交替使用。此时可开始根管桩的预备，如果需要，可进行完全的压实。

三、维护及消毒

为使超声器械始终保持在良好的工作状态，医师及助手均有必要注意对器械的维护。

1. 手柄维护

在初次使用前，一定要对手柄、工作尖及根管锉进行维护及消毒。首先对手柄外部进行清洁消毒（可使用 96% 酒精）。金属轴可用蘸酒精的棉签清洁。使用完毕后，让机器在有水的条件下工作 20~30 s 以冲洗手柄及工作尖。消毒前，请使用压缩空气吹净残留在手柄内的清洁液。消毒时一定要将工作尖从手柄上取下。如果需要，用消毒巾或袋将手柄包裹。湿热消毒条件：121℃，100 kPa，消毒 40 min；或者 134℃，200 kPa，消毒 20 min。消毒结束后，尽快取出手柄。每次安装手柄前，将手柄连接端及手柄线插座彻底干燥。在使用以及消毒过程中，请随时注意手柄有无外部损坏。不可用超声清洁机进行清洁。不要在脚闸踩下产生超声振动时拔下手柄。

2. 工作尖的维护

每一支工作尖的形状和质量是能否达到最大效率的决定因素。因此，不要打磨或弯曲工作尖。经常使用工作尖测量卡检查工作尖的磨损情况。当然，正常磨耗也会引起以上两种因素的改变。无论正常磨耗还是意外撞击（意外落地等）引起的折损，均应更换工作尖。所有工作尖都应用酒精棉或消毒巾清洁，也可以放在超声清洁器中清洁。工作尖可采用任何传统的热消毒方法进行消毒。湿热消毒条件：121℃，100 kPa，消毒 40 min；或者 134 ℃，200 kPa，消毒 20 min。

3. 根管锉的维护

尽量避免来回弯曲根管锉，否则治疗中会引起根管锉折断。建议在厂商推荐的使用次数内将根管锉抛弃。当根管锉变弯或折断后，不可再用。超声根管锉应用酒精棉或消毒巾清洁，也可以放在超声清洁器中清洁。超声根管锉可采用任何传统的热消毒方法进行消毒。湿热消毒条件：121℃，100 kPa，消毒 40 min；或者 134 ℃，200 kPa，消毒 20 min。在消毒工作尖和根管锉时，请勿使不同器械的金属部分产生接触，因为由此产生的电解作用容易损坏器械。为避免此类现象的发生，可将不同产品用消毒包等包好。

（黄正蔚）

参考文献

［1］葛久禹．根管治疗学 [M]. 第二版 . 南京：江苏科学技术出版社 ,2008.

［2］王晓仪 , 朱亚琴 . 现代根管治疗学 [M]. 第二版 . 北京 : 人民卫生出版社 ,2006.

［3］樊明文 . 牙体牙髓病学 [M]. 第四版 . 北京 : 人民卫生出版社 ,2012.

［4］Ingle, John Ide, Leif K. Bakland. Endodontics. Pmph Bc Decker, 2002.

［5］Cohen, Stephen, Richard C. Burns. Pathways of the pulp. Elsevier Mosby, 2006.

［6］Weine F S, Smulson M H, Herschman J B. Endodontic therapy[M]. Mosby, 1972.

［7］Mehlhaff DS, Marshall JG, Baumgartner JC. Comparison of ultrasonic and high speed bur root end preparations using bilaterally matched teeth [J]. J Endod, 1997, 23 (7) : 448– 451.

［8］Brent PD, Morgan LA, Marshall JG, et al. Evaluation of diamond–coated ultrasonic instruments for root–end preparation [J]. J Endod, 1999, 25 (10) : 672– 675.

第六章

根管冲洗药物及消毒药物

根管治疗关键在于对于感染的控制，由于根管特殊的解剖结构，有时仅通过机械的预备是无法彻底清除感染源，因此为了获得满意的疗效，术者必须综合采用不同的根管冲洗及消毒药物来控制感染。

第一节　根管冲洗液

未经治疗死髓牙的髓腔及根管内，充满凝胶状的坏死牙髓及其组织液。因此，根管治疗的关键步骤之一就是对根管进行彻底清理，有效去除根管系统内的残髓、细菌和碎屑。

但是由于根管系统的复杂性、无规律性，如管间狭长间隙和根尖三角区等，单纯的根管机械预备很难达到理想的清洁效果，常常需要辅以其他清洁方式。同时，在常规根管预备后的根管壁上会存在一层因器械切削而产生的玷污层（图 6-1），玷污层主要由无机物（牙体组织碎屑及钙化组织颗粒）和有机物（变性胶原、凝固蛋白、唾液、血液、牙本质小管液、微生物、牙髓组织等）组成。玷污层黏附于根管壁牙本质表面，并可进入牙本质小管内，可达 40 μm。对于玷污层的去留目前还存在一定争议。有学者认为，保留玷污层能有效降低根尖部的微渗漏，但大多数学者认为玷污层的存在，会妨碍根管充填材料的密封和根管感染的控制。认为有效去除玷污层可使牙本质小管口开放，并增加其直径，有利于药物进入牙本质小管并消灭其中的细菌；可使侧支根管口敞开，让根管封闭剂更容易进入侧支根管内，

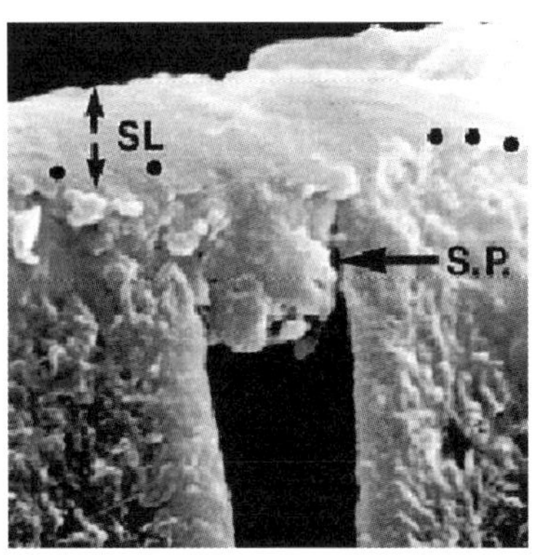

图6-1　玷污层（SL）与玷污栓塞（SP）

提高充填材料的封闭性能，增加充填物与根管壁的密合性，使根管充填更完善。

根管冲洗是临床上应用最为广泛的辅助方法，其目的是去除根管内容物、溶解病变组织、清除病原微生物、去除玷污层，润滑根管壁，避免根管预备过程中将感染物质推向深部或推出根尖孔，减少根管预备器械折断于根管内的机会。理想的根管冲洗液应具备抗菌、杀菌作用；可溶解坏死牙髓组织；有润滑作用，有助于根管系统的清洁；对根尖周组织无毒性，生物相容性好；无异味，操作方便。

根管冲洗的三重含义：根管冲洗液量要足够，每次冲洗液量应在 1~2 mL 以上；次数要足够，每次换锉均应冲洗；冲洗的深度要足够，冲洗器应能疏松地进入根管的 2/3 或离根尖狭窄处 4~6 mm（图 6–2）。

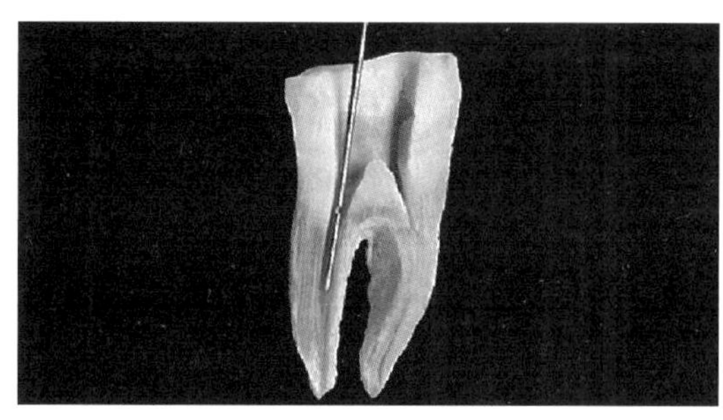

图6–2　根管冲洗

一、次氯酸钠

次氯酸钠（NaClO）是一种高效快速的广谱抗菌剂，能有效杀灭包括细菌、噬菌体、原虫、真菌、孢子及病毒在内的多种病原微生物，是目前临床上使用最为广泛的根管冲洗液之一。次氯酸钠具有强的抑菌能力和组织溶解能力，虽然其明确的抑菌机制仍未被明确的阐述，但较为普遍接受的可能作用机制是：次氯酸钠溶于水后形成次氯酸（HClO）和氢氧化钠（NaOH）。次氯酸是强氧化剂，能不可逆转地氧化细菌所需酶的巯基；次氯酸还可与细菌蛋白质的氨基发生氯化反应生成氯胺化合物，干扰细菌的新陈代谢，导致细菌死亡；而氢氧化钠与根管内有机组织（牙髓、残存碎屑等）中的脂肪酸和脂质发生皂化反应，使之降解形成脂肪酸和甘油，发挥溶解组织作用；氢氧化钠还可与组织中的氨基酸发生中和反应，使氨基酸水解成水和盐。

但是由于次氯酸钠主要溶解的是玷污层中的有机成分，对其中的无机成分没有作用，所以单独应用次氯酸钠尚不能达到去除玷污层的目的，需联合其他冲洗液使用。同时，由于影响次氯酸钠溶液根管清理效果的因素众多，目前，研究者们还没有对临床次氯酸钠的应用浓度及操作流程达成共识。因此，建议在不同的根管感染条件下应用次氯酸钠进行根管冲洗时，应综合考虑其毒性及相关影响因素，使其充分地发挥根管清理作用。

（一）抑菌作用

根管感染是以厌氧菌为主的多种细菌的混合感染，厌氧菌在感染根管中的比例最高，其中产黑色素革兰阴性厌氧菌的检出率为 30%~50%，其次是兼性厌氧菌（如肠球菌属和链球菌属）。次氯酸钠的广谱抑菌作用众所周知，特别是对目前较为公认的与根管再感染密切相关的主要病原菌，粪肠球菌与真菌，也具有较强的抑制作用。

1. 冲洗浓度

用于根管冲洗的常用浓度为 0.5%~5.25% 次氯酸钠溶液，随着冲洗液浓度的增高，其抗菌作用亦增强。以上结论多源于体外的研究，但在体内，众多解剖因素如侧支根管、狭窄的回旋空间、根管内有机物的残留等，都会影响冲洗液的释放，进而影响其抑菌效果等。

0.5%、2.0% 次氯酸钠可有效减少深达 100 μm 的牙本质小管内细菌的数量，但感染根管内的细菌进入牙本质小管的深度可达 10~300 μm；Siqueira 等比较了 1.0%、2.5%、5.25% 次氯酸钠对粪肠球菌的抑菌实验，发现浓度越高，抑菌带越宽，但作用于粪肠球菌根管感染模型，却发现 3 种浓度的次氯酸钠在抗菌效果上并没有明显的差异。

部分原因可能是由于次氯酸钠的表面张力，限制了其在根管系统狭窄部位特别是牙本质小管的扩散和清理能力。在另一项研究中，有学者利用粪肠球菌根管感染模型，采用 2.5%、5.25% 次氯酸钠单独或辅以根管预备冲洗，检测其杀菌效果，结果显示 5.25% 次氯酸钠单独或辅以根管预备冲洗根管后即刻取样未检测到粪肠球菌，但是在根管内加入培养液培养 3 天后，均发现粪肠球菌生长。

次氯酸钠的细胞毒性随浓度升高而增大，在能够达到同样抗菌能力的前提下，在临床上要尽量选择低浓度的次氯酸钠。因此，临床实际操作过程中，有学者建议使用大量的低浓度溶液（0.5%~1% 质量分数），频繁洗液以维持次氯酸钠的活性和效力，补偿浓度可能产生的不良作用。

2. 冲洗时间

次氯酸钠的抗菌作用具有时间依赖性。随着冲洗浓度的降低，达到有效抗菌效果的时间也相应延长。有学者比较了 0.5%、1%、2.5%、4%、5.25% 次氯酸钠的抗菌性，结果显示所有测试组均能在 15s 内消灭牙髓卟啉单胞菌、牙龈卟啉单胞菌和中间普雷沃菌；而对于金黄色葡萄球菌、白假丝酵母菌和粪肠球菌的抑制，5.25% 的次氯酸钠需要 15 s，4% 的次氯酸钠需要 5 min，2.5% 次氯酸钠则需要 10 min；而 0.5% 和 1% 次氯酸钠则耗费了较其他测试组更多的时间（30 min 和 20 min）去杀灭兼性厌氧菌。

虽然高浓度的次氯酸钠在短时间内就可以达到杀菌、抑菌效果，但也要考虑到其相应的毒性也要增大，及其对牙本质硬度的影响，这部分的内容我们将会在下一部分进一步讨论。

3. 冲洗温度

温度的高低会影响次氯酸钠溶液中新生态氧的数量，对其杀菌效果有一定的影响。

但是有学者检测了 5.25% 次氯酸钠在 21℃和 37℃时对粪链球菌、金黄色葡萄球菌和铜绿假单胞菌的作用，发现增加温度并没有增加甚至降低了次氯酸钠的抗菌效果。而另一位学者在观察不同温度对 5% 次氯酸钠根管清洁效果的影响时发现，21℃时根管中 1/3 段的玷污层呈规律的颗粒状，而 50℃时此段玷污层变得薄且细微，易于粉碎。21℃和 50℃时对根尖 1/3 段的玷污层厚度的改变虽然几乎相同，但两者的表观存在明显区别，常温时的玷污层呈粗糙的颗粒状，而 50℃时的玷污层细微且有规则。因此学者认为提高冲洗液的温度，有利于提高根管清理的效果。

4. 溶液 pH

次氯酸钠的氯化作用和强氧化作用是次氯酸钠发挥抗菌作用的基础。溶液的 pH 对次氯酸钠溶液中次氯酸浓度有较大的影响：酸性溶液可以促进次氯酸钠水解为次氯酸，提供足够的有效氯。有学者比较了 4.2% 的次氯酸钠在不同 pH（12.0、7.5、6.5）对粪肠球菌的抑制作用，证实了在酸性溶液中次氯酸钠的抑菌作用更强。降低溶液的 pH，可增加次氯酸钠的抗菌强度。但是，低 pH 也增加了次氯酸钠的不稳定性，影响其组织溶解能力。也有学者提出，如果酸性过强会加快次氯酸的分解，使得次氯酸钠的浓度降低较快，杀菌的持续性降低。而 pH ＞ 9.5 时不利于次氯酸的生产，杀菌效果不好。

5. 溶液稳定性

次氯酸钠是一种弱酸，其电离度很低，在 25℃时即可发生水解，生成次氯酸和氢氧化钠。所以次氯酸钠具有不稳定性，需新鲜配制，储存在低温避光的棕色小瓶内。次氯酸钠的稳定性除了温度，还受到光、空气、有机和无机污染物的影响。研究表明，5.25% 的次氯酸钠的组织溶解性能维持 10 周，而稀释后的 2.62% 和 1.0% 次氯酸钠只具有 1 周的稳定期，2 周后组织溶解性显著下降。

（二）组织溶解作用

次氯酸钠是一种有机溶剂，能有效地溶解有活力、无活力的牙髓组织、残存碎屑、前期牙本质和玷污层中的有机成分，将松散的碎屑从根管中冲出来。次氯酸钠液的浓度越高，其组织溶解能力越强，高浓度的次氯酸钠液可以提供氢氧化钠和 HClO 储备，两者相互协同产生组织溶解作用。

溶液的 pH 对组织溶解性有很大的影响。碱性溶液可提供大量的 OH^-，能发生充分的皂化反应及中和反应，有效地溶解根管内容物。随着 pH 的降低，溶液的组织溶解速度亦会减慢。次氯酸钠溶液中有效氯的含量也会影响组织溶解能力，有学者认为 pH 为 11~12 的次氯酸钠相对比较稳定，体系中有效氯变化较小，对组织溶解能力的影响也相应较小。

同时，氢氧化钙预处理组织可以增加次氯酸钠组织溶解剂的作用，因提前使用氢氧化钙使组织肿胀，利于次氯酸钠深入组织发挥溶解作用，且氢氧化钙是强碱性物质，它本身亦具有组织溶解潜能。

超声冲洗可以提高次氯酸钠对根管尤其根尖 1/3 区的清洁效果。与金属螯合剂，如 EDTA 和次氯酸钠联合应用，有利于次氯酸钠对玷污层中有机组织的溶解，提高根管清理能力。

（三）不良反应

1. 毒性

次氯酸钠有较强的刺激性和腐蚀性，当根尖孔比较粗大，或者根尖孔的完整性遭到破坏，或者冲洗时压力过大，次氯酸钠可冲出根尖孔，与根尖周组织接触，产生炎症反应，高浓度的次氯酸钠甚至可引起局部组织破坏。因此，在临床操作时一定要在使用橡皮障情况下避免暴力，小心冲洗。

当次氯酸钠液浓度增加，其组织毒性增加。一般来讲，0.25%~0.5% 次氯酸钠是可接受的非毒性水平，0.5% 和 1% 次氯酸钠是安全的，能有效地进行根管消毒。另外，临床上有对次氯酸钠产生过敏反应的报道。患者在接触次氯酸钠后即出现剧烈烧灼样疼痛，相应区域在几秒钟内肿胀，出现淤血。有严重的患者甚至出现呼吸系统症状。

2. 对根管壁牙本质的影响

由于次氯酸钠具有组织溶解性，所以可以改变牙本质的微硬度和粗糙度，进而降低根管充填材料与牙体的密合性，增加微渗漏的发生。体外试验表明使用 2.5% 及 5.25% 次氯酸钠作为根管冲洗液，冲洗 15 min 后，即可改变牙本质的矿物含量，在磷酸盐的含量降低的同时增加其中碳酸盐的量，引起相应生物力学性状的改变。

虽然牙本质微硬度降低后可以在一定程度上有利于根管预备的速度，但是由于次氯酸钠溶解了牙本质的胶原纤维，阻止高质量混合层的形成，并降低了牙本质表面自由能和可湿性，从而影响牙本质的有效黏结。随着冲洗时间及次氯酸钠浓度的增加，牙本质所受的影响越大。

二、螯合剂

根管预备过程中会在根管壁上产生由牙本质碎屑、微生物、坏死组织等无机物和有机物混合组成的玷污层。它的存在为细菌提供了生长空间和营养，并能阻止或减弱抗菌剂对根管系统内细菌的杀灭作用，影响根管充填材料与根管壁的密合性。至今尚没有一种化学制剂可以完全去除玷污层，需要两种甚至多种制剂的联合应用，才可以取得较好的效果。

研究表明，次氯酸钠和螯合剂如 EDTA 联合使用可以相互补偿、相互增效，有效地去除玷污层，且两者合用时抑菌效果远远优于单独使用次氯酸钠。EDTA 能与羟基磷灰石中的钙离子形成可溶性络合物，从而使牙本质脱矿，去除玷污层的无机成分，而次氯酸钠可以进一步溶解脱矿后遗留在根管壁上的有机纤维，EDTA 在开放牙本质小管的同时，次氯酸钠可以深入到牙本质小管和侧副根管内，充分发挥杀菌作用。

螯合剂根管冲洗常用的螯合剂包括 15% ~ 17% 乙二胺四乙酸（ethylene diamine tetra- acetic acid，EDTA），乙二醇四乙酸（EGTA），RC Prep（root canal preparation cream）等。

（一）EDTA

EDTA 因其与金属钙离子可以形成稳定的螯合物，最初被用于软化钙化根管的根管壁牙本质，以此来疏通根管。近年来的研究进一步表明，EDTA 不但可以与细菌生长所必需的金属离子螯合，切断细菌的营养从而抑制其生长，而且在去除根管壁玷污层方面有明显优势，因此被众多研究者广泛关注。

EDTA 螯合剂有水性溶液和黏性悬浮剂两种。

1. EDTA 水性溶液

目前公认 15% ~17% EDTA 能有效地去除根管壁上的玷污层。其螯合作用主要与浓度和 pH 有关。EDTA 去除根管玷污层的能力随着浓度的增加而有所增强。使用 15% ~17% EDTA 在根管预备完成后做最后的冲洗只需 3 mL、1 min 就可以达到去除玷污层的清洁效果，牙本质小管清晰，根管壁清洁，但随着时间的延长，会导致管周和管间牙本质的过度腐蚀，因此建议冲洗时间不应 > 1 min。其原因可能是 EDTA 与钙离子的螯合不够专一，还可与镁离子螯合，在一定程度上导致了牙本质小管的侵蚀。当然，具体情况也要具体分析，比如年轻恒牙较老年恒牙更容易产生开放的牙本质小管，管周牙本质过度溶解呈漏斗状。因此，当 EDTA 用于年轻患者时，为了减小对牙本质的腐蚀性，冲洗时间应适当缩短。

除浓度外，EDTA 溶液的 pH 也会影响其脱矿效能。pH 在 4~7 范围内，每降低 1 个单位，羟基磷灰石的溶解性可增加 7 倍。国内学者在离体牙上比较了不同 pH 的 EDTA 去除根管玷污层的能力，发现当 pH 为 6.5 时，15% EDTA 具有较好的螯合性能，能在根管上、中 1/3 处很好地螯合去除玷污层，但在根尖 1/3 处效果不佳，推测可能与根尖 1/3 处管腔狭窄，冲洗液不易到达，无法维持有效浓度有关。

临床冲洗的操作程序推荐为以次氯酸钠伴随机械预备后，用 EDTA 冲洗，最后再用次氯酸钠做终末冲洗，以中和 EDTA 的酸性效应，并促使次氯酸钠渗入经 EDTA 作用后已经开放的牙本质小管中。

2. EDTA 凝胶

黏性悬浮剂的主要成分为 EDTA、过氧化脲等，它以悬浮水溶颗粒的形式存在，常见的有格兰根管凝胶、RC–Prep 等。在活髓牙或渗血的根管当中，使用黏性螯合剂可乳化根管内有机物，阻止胶原凝集成团，同时使牙髓残余组织和牙本质碎屑处于悬浮状态而减少发生根管阻塞的可能性。研究显示使用凝胶可明显提高冠 1/3 和中 1/3 的清洁度，有效去除根管玷污层；其脱矿作用显著强于溶液。

凝胶中的过氧化脲除具有杀菌和乳化作用外，还是一种氧化剂，在与玷污层及次氯酸钠接触时，可释放新生氧出现“泡腾效应”，更有利于玷污层的清除，甚至可能具有内漂白作用；同时 EDTA 与牙本质中的钙离子络合后释放氢离子，局部 pH 下降，使凝胶的脱矿效应更加显著，这种效应在矿化程度较高的管周牙本质表现得更为明显；此外，凝胶的物理性状决定其只能用以涂布，不能用作冲洗，因此其直接贴附于根管壁，更易于保持局部的低 pH。因此在使用凝胶时，应特别注意时间控制在 1 min 以内。

（二）EGTA

机体免疫反应过程中存在一种影响根尖免疫反应的肠内血管活性缩氨酸（VIA）。EDTA 可抑制 VIA 与巨噬细胞结合，抑制巨噬细胞发挥吞噬功能。同时，EDTA 对根尖 1/3 处玷污层处理不够理想，为此近几年来有人提出使用 EGTA 作为根管冲洗液来处理根管壁玷污层。

EGTA 全名乙二醇二（β – 氨基乙醚）– N，N，N，N– 四乙酸，也是一种氨酸络合剂。而且在与金属离子螯合的过程中，其反应机制与 EDTA 相似，但 EGTA 对钙离子的螯合作用更具有专一性。EDTA 与钙离子形成的螯合物稳定常数为 10.69，而 EGTA 与钙离子形成的螯合物稳定常数为 10.97~11.0，说明 EGTA 较 EDTA 更易于钙离子发生螯合作用。而且 EGTA 对根尖区 VIP 的抑制功能作用很小，作为根管冲洗液去除根管壁玷污层也是一种较理想的药物。

国内学者发现 EGTA 处理根管壁玷污层的最佳浓度为 10%~15%。无论是先扩后冲，还是边冲洗边扩，其效果均较理想，而且在根管上、中、下 1/3 处均能较明显地去除根管壁玷污层，暴露牙本质小管开口，但也有实验显示 EGTA 对牙本质小管的腐蚀性虽然较小，但它去除根尖 1/3 玷污层的能力较 EDTA 差。此外，EDTA 与 EGTA 的溶液配制相比较，EDTA 不易溶解，需配制较长时间才能溶解，易发生沉淀，而 EGTA 则没有此种现象发生。

三、其他冲洗液

（一）氯己定

氯己定（chlorhexidine，CHX）又称洗必泰，是一种广谱杀菌、抑菌剂，对革兰阳性菌、革兰阴性菌和真菌，具有较强抑菌能力和较低的毒性，作为牙髓治疗冲洗剂已有大量文献记录。其作用机制主要表现在：它可以迅速吸附于微生物细胞表面，破坏细胞膜使胞质成分渗漏，并能抑制细菌脱氢酶的活性，高浓度的氯己定可凝聚菌体的胞质成分。此外，氯己定对牙齿表面的无机物和有机物（即羟磷灰石、葡萄糖、酸性糖蛋白等成分）有高度的亲和力，可以较长时间停留在牙体组织上，从而抑制细菌结合于组织表面，且不会引起牙本质微硬度和粗糙度的降低，保持根管牙本质的黏结力，减少微渗漏的发生，但它不具有组织溶解作用。

临床通常建议 2% 浓度的氯己定用于根管冲洗，而且在根管预备后的若干小时后，氯己定仍然具有抗菌作用。研究认为,2% 氯己定和 5.25% 次氯酸钠具有同样的抗菌效果，而 2% 氯己定毒性比 0.5% 次氯酸钠还低，抑菌持续时间更长。将氯己定和次氯酸钠联合使用可以加强其抗菌能力。研究表明，交替使用氯己定或次氯酸钠冲洗剂可以更大程度地减少菌丛（84.6%）。而单独使用氯己定为 70%、次氯酸钠为 59.4%。这可能是由于“氯己定氯化物”的形成，增强了氯己定分子的抑菌能力。

（二）有机酸

酸性溶液具有杀菌、抗菌作用，能够去除玷污层，清洁牙本质壁。常用于根管冲洗的有机酸包括枸橼酸、乳酸和鞣酸，其中最常用的为枸橼酸。

枸橼酸有效浓度从 6%~50% 不等。高浓度（25%~50%）枸橼酸对厌氧菌特别是球菌的抑制能力较强，但抑菌作用弱于次氯酸钠；枸橼酸亦可发生螯合反应，形成非离子可溶性物质，使牙本质小管开放，但在低 pH 下可导致较多管周牙本质破坏；枸橼酸的生物相容性较好，体外实验发现枸橼酸没有明显的细胞毒性，不会影响纤维原细胞的生长发育。

枸橼酸及 EDTA 联合次氯酸钠使用都能有效去除玷污层，增强抗菌效果，但是它们和次氯酸钠都发生强烈的反应，能迅速降低溶液中有效氯含量，降低次氯酸钠对细菌和坏死组织的作用。因此,枸橼酸或 EDTA 都不能和次氯酸钠混合配置,而是交替冲洗应用。同时有学者报道，枸橼酸冲洗后根管壁表面会残留有枸橼酸钙晶体。所以临床上使用时需注意，枸橼酸使用后也应用大量蒸馏水或生理盐水冲洗。

（三）MTAD

MTAD（a mixture of tetracycline isomer，acid，and detergent）是 Densply 公司研发的新型抗菌根管冲洗剂，由四环素的同分异构体多西霉素、柠檬酸和表面活性剂（Tween-80）混合组成。该公司的研发实验显示 MTAD 可以有效去除玷污层，维持牙本质小管良好形态，具有稳定的抗菌作用，细胞毒性小，临床使用安全。

多西霉素易于螯合钙离子，溶解玷污层中的无机质，且与牙本质的亲和力强，可持续发挥作用。不同于 EDTA，多西霉素不会使管周牙本质脱矿，所以在清除玷污层时，既能开放牙本质小管口，又能保持根管壁良好的形态，因此不会明显降低牙本质微硬度，但多西霉素本身杀菌作用相对较弱，已有研究表明 MTAD 对生物膜样结构的微生物群落作用效果不佳，不能有效杀灭根管壁以生物膜形式存在的粪肠球菌；枸橼酸作为螯合剂，对玷污层也有清除作用，实验证实 5 mL 多西霉素和枸橼酸混合，清除玷污层的效果最好，所以两者具有协同作用，但亦有实验证明，只有配合次氯酸钠应用时，MTAD 才能充分发挥溶解作用，彻底去除玷污层；表面活性剂可以降低溶液的表面张力，增加渗透力，使冲洗液进入根管系统中难以到达的部位。

但单独使用 MTAD 液冲洗根管后，根管壁上仍残余一些有机成分。为了彻底清除这些有机质，临床上推荐其与低浓度次氯酸钠液联合冲洗，先用 1.3% 次氯酸钠液冲洗 15~20 min，最后再用 MTAD 液冲洗 5 min，这种冲洗方法效果比较理想。

国内学者对 MTAD 对根尖区峡部感染的清除作用进行了研究，结果显示 MTAD 可渗入根尖区管间峡部，部分去除玷污层，但杀菌效果较弱；次氯酸钠配合 EDTA 冲洗可有效清除管间峡部的感染。

（四）氧化剂

最常用的氧化剂是 3% 过氧化氢，遇到组织中的过氧化氢酶立即分解释放出新生氧，通过氧化细菌体的活性基团发挥杀菌作用，但杀菌作用弱；发泡作用可使根管内的血块及坏死组织松动，有机碎屑溢出；同时少量氧气气泡进入组织内，压迫毛细血管，可有轻微止血作用。3% 过氧化氢成品液为酸性，对黏膜和根尖周组织有一定刺激性，使用不当时可引起皮下气肿。最早的用法是推荐 5.25% 次氯酸钠与 3% 过氧化氢交替冲洗，可产生更多新生氧，有充分的发泡作用，能增强对碎屑的清理和抗菌能力，但两者联合后不能有效去除玷污层。

近来也推荐使用其他氧化剂，如 Gly-oxide，OPW，臭氧，强酸性电解质水等。Gly-oxide 主要氧化成分为过氧化脲，也可作为根管润滑剂；臭氧具有极强的氧化能力，对微生物有较强的杀灭作用，但臭氧的不稳定性和组织毒性使其在临床治疗方面应用受限；强酸性电解质水能够杀灭细菌及各种类型的病毒（如乙肝病毒 II 型 HSV2、人免疫缺陷病毒 HIV 等），同时还可以清除根管玷污层，刺激性小，在日本的齿科临床应用较为广泛，但目前国内齿科尚未应用。

（五）氯胺T

氯胺 T（chloramine-T）具有高效、广谱的抗菌作用，联合 H_2O_2 效果更佳，该组合在国内被较多使用。

氯胺 T 与次氯酸钠均属于含氯消毒剂，其功效主要取决于有效氯的含量，有效氯是指含氯类消毒剂相当于多少氯的氧化能力，有效氯浓度越高，氧化能力越高，杀菌能力越强。国际常用次氯酸钠溶液的浓度为 0.5%~5.25%，其有效氯浓度为 0.48%~5%。而我国临床上常用 2% 氯胺 T 溶液的有效氯浓度为 0.5%。

氯胺 T 除了能和次氯酸钠一样与水反应后生成具有高度破坏性的氧化剂 HClO，使酶和电子运输系统失活，破坏细胞膜，最后导致细胞死亡外，氯胺 T（氯胺）本身也能直接作用于细胞，干扰其新陈代谢，导致细胞死亡，但氯胺 T 溶液中缺乏类似于次氯酸钠产生的 NaOH 的组织溶解作用。

国内学者研究显示，2% 氯胺 T 能在短时间（10 min）内造成 95% 以上的细胞死亡。提示临床应用时需注意对口腔软组织的有效隔离并限制其在根管内与根尖周组织的作用时间。

（六）抗生素

抗生素类药物抗菌作用强，不良反应少，故常被配制成一定浓度的溶液用于冲洗根管。

盐酸四环素（tetracycline hydrochloride）是一种广谱抗菌药，在口腔医学领域主要用于牙周病治疗，近年来使用盐酸四环素作为根管冲洗剂的研究也在逐步深入。盐酸四环素不具有免疫源性，不会产生免疫反应，对根尖周组织无刺激性；具有广谱抗菌性；渗透力强，能通过牙本质小管到达牙本质深部和侧支根管，并能保持相当长一段时间；pH 值低，可以作为钙螯合剂使牙本质表面脱矿，达到去除根管壁玷污层的目的。国内学者研究发现 1% 盐酸四环素联合 1% 次氯酸钠冲洗效果较理想，根管壁清洁，几乎无残存碎屑或玷污层覆盖，根管冠 1/3、根管中 1/3、根尖 1/3 均有大量牙本质小管口开放，亦未见管间牙本质过度脱矿，但长期使用是否会造成细菌耐药、是否会造成牙本质染色等一系列问题尚未解决，能否作为根管冲洗剂在临床上广泛推广还有待进一步研究。

甲硝唑、奥硝唑、多西环素，司帕沙星溶液等对根管内的厌氧菌有较好的抑制作用，对根尖周组织无刺激，但没有组织溶解性。而且长期应用抗生素容易引起耐药菌株的产生以及口腔环境的菌群失调。各种冲洗液在根管抗菌清洁等方面各有所长，但单独使用时都不能够达到理想的要求。有必要联合应用，提高冲洗效果，降低不良反应。

（七）其他

生理盐水虽无杀菌消毒的功能，但可起到中和其他化学药物、减少根尖周刺激等副作用。在其他药液冲洗后再用生理盐水最后冲洗，对去除根管内的刺激物，促进根尖周病变消除有一定益处。

近年来国内学者对部分中药提取物，及中药制剂的根管冲洗液（如蜂胶酊、桂皮醛、大黄浸液、四黄浸液、五味子及洁尔阴洗液）的冲洗效果进行了研究，发现这些制剂均有不同清洁根管及抗菌作用。

（八）临床冲洗程序建议

根尖预备的大小：至少达到 35 号。

完成髓腔入路后：用次氯酸钠冲洗根管。

更换器械时：每根管用 2~5 mL 次氯酸钠溶液冲洗。

根管成形后：每根管用 5~10 mL 次氯酸钠溶液冲洗。

根管成形后：每根管用 5 mL EDTA（或柠檬酸）冲洗 1 min。

每根管用 2 mL 的次氯酸钠溶液进行最终的冲洗。

选择：最后的冲洗可用氯己定。

选择：根充前用乙醇。

第二节　根管冲洗器械

手动冲洗器械包括冲洗针、冲洗刷等，其中冲洗针有尖端开口和侧方开口两种（图 6–3），侧方开口者有助于冲洗液回流，避免溢出根尖孔，临床使用更为安全（图 6–4）。然而，手动冲洗所能到达的位置为针头前端 1 mm 的区域，且对峡区、根尖分歧等不规则区域无能为力。

27 号与 30 号针头是目前临床常用的根管冲洗针头，针头外径相当于 0.42 mm 和 0.31 mm。研究表明，冲洗液的有效渗透距离在针头的 1 mm 左右。因此针头需进入距离根尖约 1 mm 的位置，才可以发挥有效地冲洗作用。所以，临床冲洗针头需要根据根管预备后的直径与根尖弯曲程度进行选择。

机动冲洗器械主要包括超声冲洗系统、声波冲洗装置和负压冲洗装置。

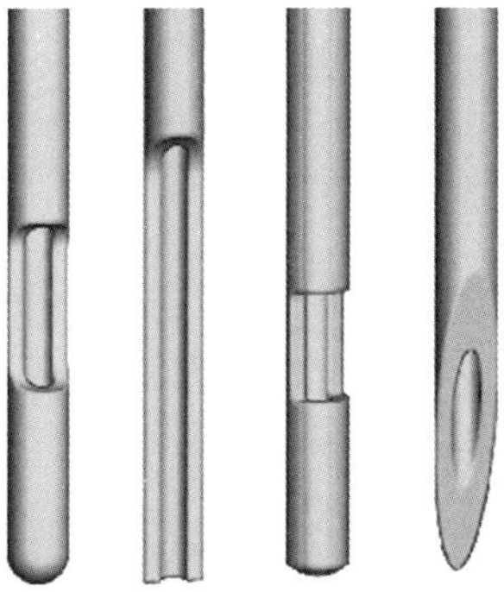

图6–3　不同冲洗针头设计

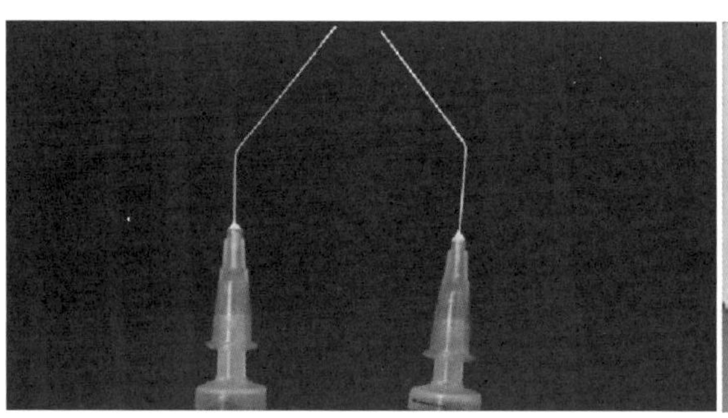
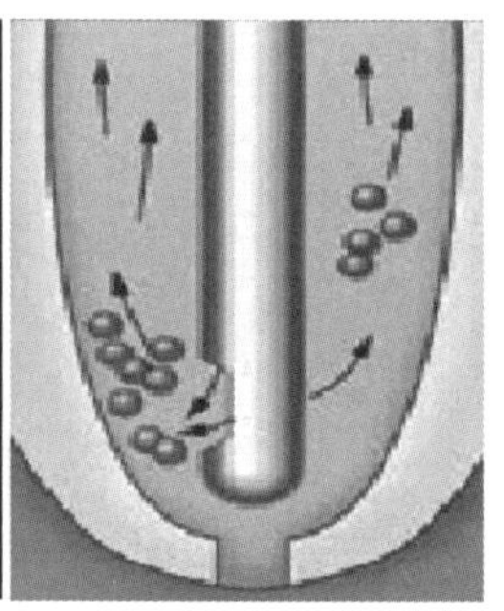

图6-4 根管冲洗

一、超声冲洗系统

超声冲洗技术是根管超声仪介导的冲洗液，在根管内沿超声锉持续冲洗，同时产生了空穴效应、声流效应、热效应，继而去除根管内的微生物、玷污层、牙本质碎屑。与传统注射器冲洗相比，超声冲洗对根管内细菌、牙本质碎屑、玷污层的清洁作用都具有更好的效果，而且超声冲洗对侧支根管、根管峡部等特殊结构能起到更好的清洁作用（图 6-5）。超声冲洗还可减少冲洗过程中推出物的量，并能提高根管充填效果。目前，超声冲洗越来越广泛地应用于根管治疗术中，以期提高根管预备的效果。

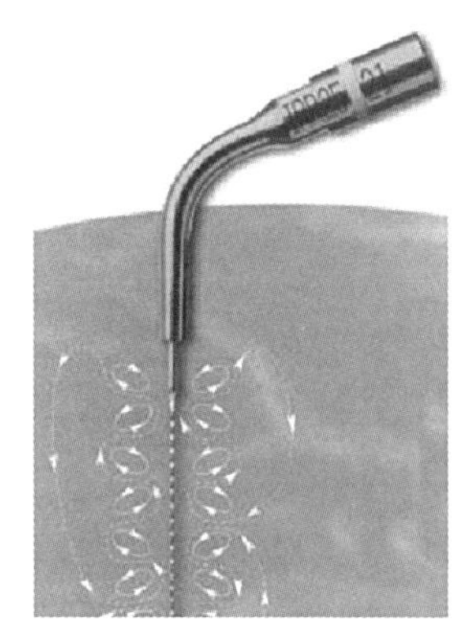

图6-5 超声示意图

超声冲洗技术还能使冲洗液升温，特别是用次氯酸钠作为冲洗液时，超声波与次氯酸钠有协同作用，增强了次氯酸钠的冲洗效果。超声仪的频率、振幅作用可能使次氯酸钠溶液产生热效应，因此增加超声仪频率和振幅将升高次氯酸钠溶液的温度，从而使次氯酸钠溶液的抗菌性和组织溶解性得以提高。

超声冲洗的方法有连续和间断两种。大部分的实验都证实：间断冲洗比连续冲洗更有效。实验发现超声冲洗 20 s 与 60 s 对牙本质碎屑的清洁作用无差异；而超声冲洗 20 s、停 20 s（换液），如此循环 3 次，则可明显提高清洁效果，且每个循环之间都有显著差异。也有学者发现超声间断冲洗对玷污层的清洁作用强于连续冲洗。关于其机制，有人认为间断冲洗可增强热效应，也有观点认为在间断的时间里仍有 NaClO 的消耗，说明其仍起作用。

增加超声冲洗的时间，可以提高根管的清洁度，3 min 是临床实用性的最高限，但对于较粗大的根管，一般不需要附加 3 min 的超声冲洗。理论上超声冲洗要选择细小的超声根管锉，插入根管短于工作长度 2 mm 进行超声冲洗，不做提插动作和环形运动，尽可能不接触或少接触根管壁，但临床实际应用难以控制，因此在增加超声冲洗根管时间的同时，也增大了在根尖区出现台阶的风险。

二、声波冲洗装置

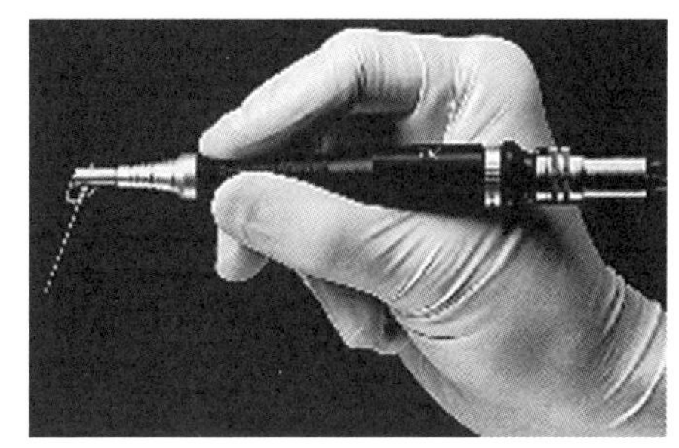

图6-6　声波手机

声波冲洗器械的振动频率为1~6 KHz，对牙本质的切削效力低于超声器械（图6-6）。声波器械振动时，冲洗剂围绕在振动的工作尖周围形成声微流（acoustic microstreaming）。这是一种在液体介质中产生的复合的、状态稳定的环流场（streaming field）。越靠近振动体，这种环流场越会产生强大的流体动力学切应力。最大的声微流和最大的切应力发生在根管预备器械工作尖的周围，通过所形成的环流场驱使冲洗剂循环，达到最大的根管清理作用。振动的根管器械在液体内形成的环流呈三维效应。这种三维环流均匀地围绕在振动的根管器械的周围，大部分的功效发生在根管器械尖端的周围。

超声波的波源振动频率高，为 $2 \times 10^4 \sim 5 \times 10^8$ Hz，超声波高频振荡在液体介质中产生成腔效应、热效应，协同作用大大强化了冲洗液的作用。声波的频率仅 2.5×10^4 Hz。低频振荡在液体介质中不能产生空化作用而使大量液体小泡崩溃，故产生的热效应不足以增强次氯酸钠溶解组织的能力。超声锉为横向振动，而声波锉尖端在水平面做环形运动，可能由于管壁限制了器械的运动而不能较好地发挥振动的搅动效应和声流作用，但声波器械切割效力强，不能过度切削根管壁以防侧穿，而且声波器械停留的在根管内的时间也要严格控制。

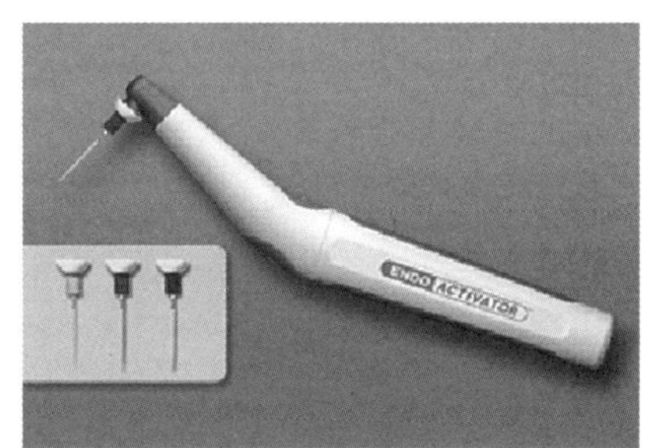

图6-7　Endoactivator

近来推出的声波冲洗装置 Endoactivator（图 6-7）含有 1 个便携式机头和 3 种不同尺寸的一次性冲洗尖，后者具有较好的柔韧性且不易折断，对根管壁牙本质无切削，上下垂直的振动方式能够消除侧向阻力负荷，产生更大的振动幅度，因此更有利于根管内碎屑的清理。

三、负压冲洗装置

非器械根管治疗技术（noninstrumentation technique，NIT）分为根管预备和根管充填两部分。

根管冲洗过程中气塞效应的形成是阻碍根管冲洗液到达根管尖 1/3 区域、发挥有效清理作用的主要原因。而非器械根管治疗技术进行根管清洗和根管预备是利用负压的原理使次氯酸钠冲洗液被吸入根管，甚至细小的副根管、侧支根管，溶解其中的有机物质。随着次氯酸钠冲洗液的不断交换更新充分地冲洗根管，从而达到清洁、预备根管的目的。

其中商品化 EndoVac 根管冲洗系统，利用负压原理有效清除根管系统尤其是根尖区域的碎屑、细菌及玷污层，弥补了现有根管冲洗系统难以彻底清理根尖区域的不足，提高冲洗效率、减少冲洗液溢出根尖孔造成的组织创伤。Endo Vac 系统由三部分组成（图 6–8），Master Delivery Tip 用于向根管内注入冲洗液，MacroCannula 用于吸出根管内较大的松动碎屑，MicroCannula 则用于吸出根尖区的细小碎屑颗粒（图 6–9）。

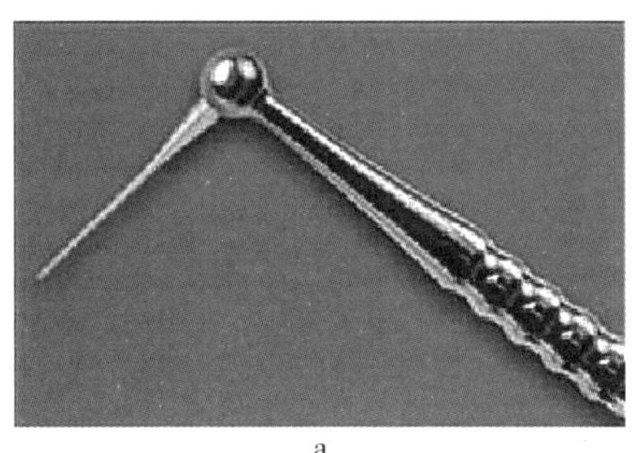

a

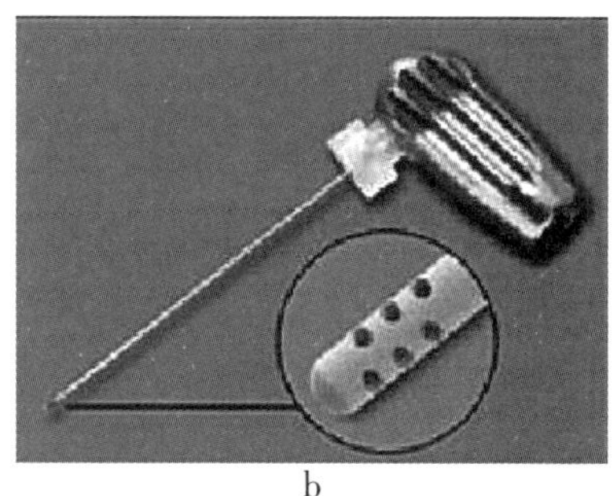

b

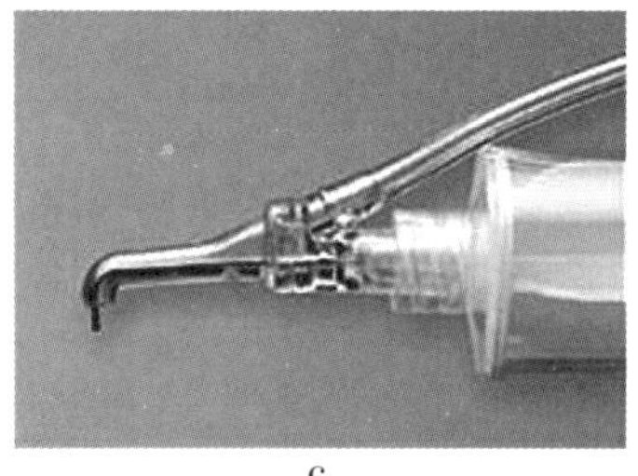

c

图6–8　Endo Vac 根管冲洗系统

a. 大号套管；b. 小号套管；c. 主输送端

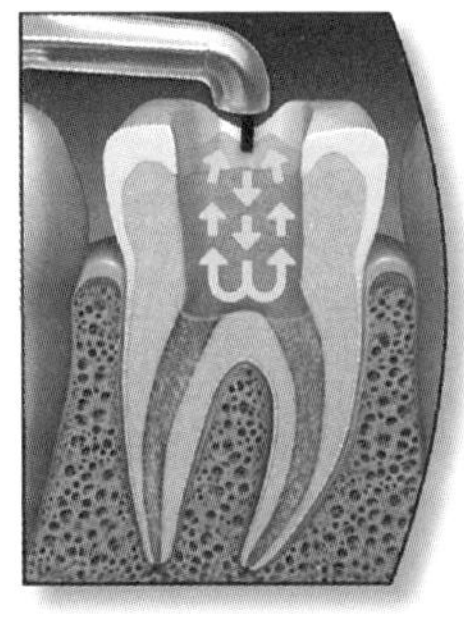

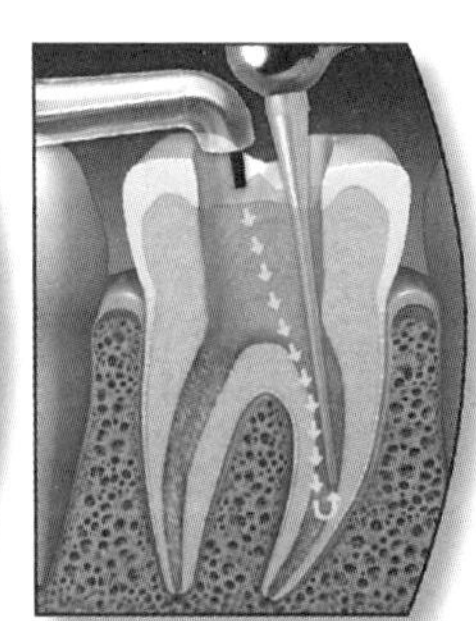

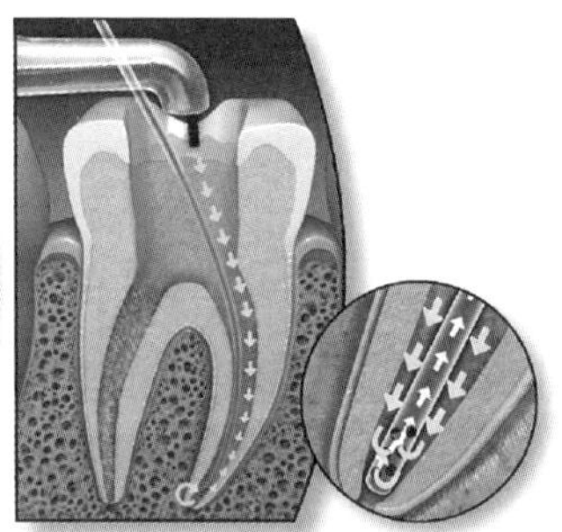

图6–9　Endo Vac 操作示意图

负压装置系统工作时，抽真空泵使根管内产生负压并在 -0.7×10^5~-0.1×10^5Pa 交替改变，被吸入根管的次氯酸钠冲洗液形成大小各异的气泡，冲洗液流速的改变和气泡的破裂加强了次氯酸钠溶液清洁根管的能力，使之能更有效地溶解根管内的残余牙髓组织和坏死组织。有人指出次氯酸钠溶液的浓度 > 1% 时适合 NIT 的应用，Attin 等在进行体内实验评价 NIT 根管预备的清洁效果时用的是 3% 的次氯酸钠溶液，也有报道指出常用 2%~5.25% 浓度的次氯酸钠溶液作为冲洗液。

本技术应用的关键是在牙的髓腔和根管内形成负压，如果患牙的根尖孔或牙冠破坏严重则无法封闭形成有效负压。此外，根管内的血液等渗出液也会改变装置系统封闭的机械性能，从而削弱冲洗液的清洁和消毒的效果。

第三节　根管消毒药物

现代根管治疗术包括根管预备、根管消毒、根管充填，其中根管消毒是根管治疗中的重要步骤之一。临床上根管消毒的方法包括药物消毒、电解治疗、高频电疗、微波治疗及激光治疗，其中药物消毒是临床最常用的消毒方法。

临床研究表明，即使是经过完善的根管预备及根管冲洗，虽然根管内的大部分感染物质已被去除，但由于根管解剖系统的复杂性，牙本质小管深层和根管侧支等根管预备器械和冲洗液达不到的区域仍有可能会残余细菌，此时需要应用根管消毒药物进一步作用。根管封药有两个功能：一是药物本身充满根管，提供抗菌、抗感染等治疗作用；二是药物可直接接触根管壁，这就使药物的有效成分能够弥散进入牙本质小管，侧支根管和根尖分支，从而有效杀灭机械清理无法达到区域的微生物。

根管内封药消毒曾被认为是根管治疗的重要步骤。很长一段时间，许多学者强调两次复诊之间，根管内封药消毒是根管治疗成功的重要因素。现在的研究证实，目前根管消毒药物难以使根管内达到完全无菌；而且根管内完全无菌也不是根管充填的必要前提。因此，根管消毒不能忽视，但也不能过分强调完全无菌。

理想根管消毒剂的条件：杀菌作用强，疗效可靠，不易产生耐药性，具有广谱抗菌效果；对根尖周组织无刺激；渗透性强；消毒效能时间长，而且是越长越好；遇血液或渗出物时不降低疗效；不使牙变色；无抗原性或半抗原性，不出现免疫反应；性能稳定。

临床常用消毒药物主要包括氢氧化钙制剂、酚类、醛类及抗生素类等。

一、氢氧化钙

氢氧化钙［$Ca(OH)_2$］是一种白色无味的粉剂,微溶于水,pH 为 12.5~12.8,属于强碱。氢氧化钙的低溶解性使其具有较好的临床性质，在与活体组织接触时，可以发挥较长时间的作用。氢氧化钙的主要功能来自钙离子和氢氧根离子。临床使用的氢氧化钙糊剂通常由氢氧化钙粉末、赋形剂和放射线阻射剂组成，也可以添加其他物质以提高它的理化性质或抗菌谱。

氢氧化钙作为根管消毒剂，主要是因为可以通过离解 Ca^{2+} 和 OH^- 形成强碱性环境，使蛋白质变性和破坏细菌 DNA，进而达到抑制和杀灭细菌的作用。氢氧化钙可以灭活内毒素，对牙本质壁具有良好的渗透性，可以诱导硬组织的形成，对根管内的残屑也有一定的溶解作用。除此之外，氢氧化钙毒性低，具有良好的生物相容性，可以促进根尖周炎症的愈合。

（一）药效

1. 抗菌性

氢氧化钙作为抗菌剂的作用原理与其 OH^- 的释放有关，它可以破坏细菌细胞膜上的酶，改变其化学结构，导致蛋白质变性、DNA 损害，从而对细菌起到杀伤作用，例如对某些可引起严重症状的细菌，如产黑色素类杆菌和牙龈类杆菌有高效快速的抗菌效果；对内氏放线菌和依氏放线菌也有杀菌、抑菌功能，但这种酶失活反应既可以是不可逆的，也可以使可逆的。实验证实，当 pH 不够高时，就会发生可逆性的酶失活，但是牙本质中的羟磷灰石具有很强的缓冲性能，尤其是对能够耐受较高 pH 的细菌，如粪肠球菌，当 pH 为 11.5 时，仍然可以生存。所以有学者提出有效 pH 不应 < 12.5，而且 OH^- 必须渗入牙本质小管，才能充分地去除残留细菌，但粪肠球菌感染根管模型显示粪肠球菌可进入牙本质小管 200 μm 以上，氢氧化钙的杀菌效果并不优于其他药物。亦有相关研究表明，氢氧化钙的抗菌作用并非全能，特别是对于一些难治性根尖周病的病原菌抗菌效果不佳。目前，多数学者认为一周或更长时间是氢氧化钙糊剂获得较为满意疗效的封药周期。

2. 灭活内毒素

感染根管内优势菌多为革兰阴性菌，当其死亡或繁殖时，会释放内毒素，内毒素较细菌本身具有更强的渗透性，更容易通过根尖孔进入根尖周组织，研究表明内毒素活性不仅与疼痛症状和炎症程度密切相关，而且内毒素致使机体产生一些激活破骨细胞活动的炎性物质和细胞因子，被认为是根尖周病变中骨破坏的重要原因。

在根管治疗过程中，即使经过完善的根管预备，内毒素仍可存留于牙本质壁和根尖区，致使根尖周病变经久不愈。有研究发现，氢氧化钙对于消除根尖病变有较好的疗效，可显著降低肿瘤坏死因子 α、前列腺素 E2 的水平，但有关氢氧化钙灭活内毒素的机制有待进一步深入研究。

3. 牙本质壁的渗透性

以氢氧化钙封药，内层牙本质壁 pH 在 24h 内即可达到峰值，而外层牙本质壁的 pH 在 1 周内逐渐增高，2~3 周可达到峰值；Ca^{2+} 和 OH^- 也可以渗入到牙本质小管及根尖周组织内，这一现象特别是在实验性外吸收的牙齿上更为显著。虽然 Ca^{2+} 和 OH^- 对于杀灭微生物，抑制根尖周破骨细胞的而活动均有抑制作用，但其在体内具体渗入速度、深度尚需进一步研究。

4. 诱导硬组织形成

氢氧化钙可以诱导组织矿化修复，而且是修复始动因子，而非修复底物。氢氧化钙可激活碱性磷酸酶活性，促进根尖周组织修复，中和炎症过程中产生的酸；氢氧化钙的强碱性可引起根尖周组织浅层硬化，防止硬组织的进一步破坏；而且超出根尖孔的糊剂在被吸收的同时，降解的空间为新骨长入提供了位置，作为新生骨小梁的支架，诱导新骨长入。

5. 其他

离体牙实验证实氢氧化钙可以有效去除根管壁上的残屑，而与次氯酸钠联合应用，效果更佳；氢氧化钙能减少细胞间液生成，从而有效地减少渗出，很多用其他药物反复封药，仍有出血、渗出、疼痛不适等症状的病例，在改用氢氧化钙封药后常常可取得较好的疗效。

（二）赋形剂

理想的赋形剂应该具有以下性质：① 使钙离子和氢氧根离子逐渐缓慢地释放。② 在组织液中具有低溶性，在组织中分解缓慢。③ 在诱导硬组织形成过程中无毒副作用。④ 保持氢氧化钙较高的 pH。⑤ 不改变氢氧化钙良好的生物学活性。⑥ 易于临床操作。

临床上常用的赋形剂可分为水性、油性、黏性等三类。

1. 水溶性赋形剂

主要包括无菌蒸馏水、无菌生理盐水、牙科用麻醉剂、次氯酸钠溶液、氯己定溶液等。

氢氧化钙糊剂黏度越小，离子的解离速度就越快。水是 OH^- 的良好载体，水溶性赋形剂与组织液或组织接触时能够完全、快速地释放 Ca^{2+} 和 OH^-，环境 pH 可迅速达到 12.5，但使用水溶性赋形剂的氢氧化钙糊剂溶解速度较快，在根管封药期间根管内易变空虚，从而影响根管消毒的效果。

2. 黏性赋形剂

黏性赋形剂主要包括甘油、聚乙烯二醇、丙二醇等。黏性赋形剂的氢氧化钙糊剂释放 Ca^{2+} 和 OH^- 速度较慢，但可维持较长时间，有利于根管及牙本质环境的 pH 稳定在较高水平。氢氧化钙难溶于水而易溶于甘油、丙二醇等，以丙二醇等作为赋形剂时，氢氧化钙糊剂的流动性增加，OH^- 渗入牙本质小管的能力更强。甘油可破坏氢氧化钙的晶体结构，形成独特的氢氧化钙分子结构，增强氢氧化钙对牙本质小管的渗透能力，但在配制氢氧化钙糊剂时应考虑黏性赋形剂的浓度。低浓度的甘油和丙二醇（浓度 $< 40\%$）能提高氢氧化钙的溶解度，升高牙本质的 pH；而高浓度的甘油和丙二醇则会降低氢氧化钙的 pH，但其原因尚不明了。

3. 油性赋形剂

油性赋形剂主要包括橄榄油、脂肪酸、樟脑对氯酚、丁香酚等。油性赋形剂虽然在临床上应用不多，但近年来研究发现其抑菌效果优于水溶性和黏性赋形剂。例如，以樟脑对氯酚为载体，樟脑对氯酚和氢氧化钙具有较好生物相容性，樟脑对氯酚和氢氧化钙结合可以延长氢氧化钙的有效时间，扩大氢氧化钙的抗菌谱，增加氢氧化钙对牙本质的渗透性。

（三）其他

氢氧化钙是接触性消毒药物，导入根管内能否到达根尖 1/3，能否与根管壁紧密贴合是其发挥功效的首要条件。

有学者在研究牙本质粉末、羟磷灰石、牛血清白蛋白对氢氧化钙的作用时发现，这 3 种物质存在时，氢氧化钙对粪肠球菌的抗菌作用明显减弱，推测牙本质对氢氧化钙抗菌是有很强的抑制作用的，但也有学者持相反意见。

氢氧化钙封药会导致牙本质的抗折强度明显下降，且时间越长，下降越明显。原因可能在于氢氧化钙有组织溶解的作用，可破坏牙本质的胶原纤维，减少牙本质基质，牙本质变脆，易折裂。若因临床因治疗需要需长时间的氢氧化钙根管封药时，应考虑此因素的作用。

二、酚醛类

1. 甲醛甲酚合剂（formocresol，FC）

FC 是甲醛和甲酚的混合液，常用于感染根管的消毒。其作用机制是 FC 中甲醛气体挥发，与腐败蛋白质中的各种中间产物和终产物结合成无毒的物质；甲酚有很强渗透性，可导致蛋白质变性，并能与腐败脂肪产物结合形成肥皂样物质，因此可以除臭、杀菌。

但甲醛具有潜在的抗原性，可作为半抗原与根尖周组织的宿主蛋白结合，形成免疫原，引起机体免疫反应；遗传毒理学和动物致癌实验发现，甲醛具有致突变和致癌性；同时 FC 对细菌和人体组织均有破坏作用，自限性小，药物一旦渗出根尖孔，可引起根尖周组织的坏死和炎症，导致约诊间痛。因此，尽管它具有较好的消毒作用，但并不符合理想根管消毒剂的所有条件，故提出 FC 应停止使用。

2. 樟脑酚（camphor phenol，CP）

在酚类合剂中毒性较小，作用温和，有较好的镇痛作用和一定的抗菌效果；樟脑对氯酚（camphorated parmaono-chlorophenol，CMCP）有氯和酚的杀菌作用，但刺激性较大。加入樟脑后形成的液体刺激性较小，而且使用也较方便，但是有个别患者应用 CP 或 CPMC 时有全身过敏现象；樟脑氯酚薄荷合剂，其主要成分有对位氯酚、樟脑和薄荷脑。其杀菌力强，不凝固蛋白，刺激性较小，樟脑和薄荷脑有较好的镇痛安抚作用。

3. 木榴油

其消毒能力比 FC 差，有一定镇痛作用，对组织刺激性较小，主要优点是遇脓、血、坏死有机物时仍有消毒作用。

丁香油酚有镇痛和麻醉效果，刺激性小，有较好的安抚止痛作用，常用于化学性、机械性根尖周炎或活髓拔除后封药。

4. 戊二醛

用于根管消毒原理是作为一种固定剂，与蛋白质结合不可逆转，不对牙齿组织造成化学刺激,不易逸出根尖孔,是一种有效的化学杀菌剂,对革兰阳性菌和革兰阴性菌、芽胞、真菌及噬菌体均有杀灭作用。戊二醛还可软化牙本质碎屑，使无机物溶解。可封闭牙本质小管及根尖孔，使根管内的病原刺激不能对根尖组织造成危害。

三、抗生素类

多种抗生素都可用于根管消毒，常以合剂形式与盐水、丁香油酚或樟脑氯酚合剂调拌成糊剂后使用。抗生素因对细胞无毒性和刺激性，较为安全。

国外学者报道了一种含克林霉素的乙烯醋酸纤维，克林霉素可对金葡菌、溶血性链球菌、草绿色链球菌及大多数厌氧菌发挥良好的抗菌作用。乙烯醋酸纤维作为赋形剂能使克林霉素更好地与细菌直接接触，并维持一定的释放浓度，进一步提高抗菌效能，且易于取出。

国内学者也有将多西环素、甲硝唑等抗生素，配伍地塞米松或木榴油，调成糊剂应用于根管封药消毒的报道，但由于抗生素对细菌作用有一定选择性，可能引起细菌耐药、药物过敏，不提倡普遍使用。

四、激光

早在 1963 年，激光技术就开始在牙科治疗中应用。近年来它在根管治疗尤其是根管消毒方面的研究和应用逐渐成为研究热点之一。如 ND ：YAG 激光、CO_2 激光、ER ：YAG 激光、HO ：YAG 激光、准分子激光和氩离子激光等。激光作用过程中产生的热效应、化学效应、压强效应、电场效应均与根管消毒有关，而其波长、功率、照射时间、脉冲频率、光纤头与管壁的夹角、距离均会影响激光的消毒能力。

感染根管的消毒包括对根管内细菌的杀灭及其细菌分解、代谢产物如内毒素、酶、有机酸等的清除。虽然目前的研究主要集中于对细胞的杀灭，但可以推测，激光瞬间产生的极高温度足以使各种酶类和内毒素变性或结构破坏，从而失去活性甚至气化消失。如 Cobb 曾报道用激光有效移除了牙骨质表面的内毒素和其他污染物而消毒了牙根表面。Yamaguchi 用 Er ：YAG 激光照射接种了内毒素的牙骨质表面，发现其清除率为 83.1%，但其对根管中内毒素的消除作用尚待确认。

在对细菌的清除方面，用 3 W 的 Nd ：YAG 激光照射接种到离体人牙根管的脂肪嗜热杆菌 1~2 min，使细菌减少了 99%。在模拟根管的细玻璃管内接种粪链球菌（相对耐热的厌氧芽胞杆菌），用 0.3~3.0 W 的 Nd ：YAG 激光照射，发现当激光能量 >54 J 时细菌数量下降 10 000 倍。在离体牙的实验当中，对 20 例牙髓坏死单根管牙以 1.5 W，每秒 15 个脉冲的 Nd ：YAG 激光照射 10 s，间歇 20 s，反复 5 次，链球菌减少 $10^{3.9}$，葡萄球菌减少 $10^{4.32}$。Er ：YAG 激光、HO ：YAG 激光的波长接近水的吸收峰，通过引起细胞水分在脉冲过程中快速丧失而致细胞壁的突然崩解，从而将细菌杀灭。准分子激光可能是破坏细菌 DNA 而杀菌的。CO_2 激光的杀菌效果除了因对菌体蛋白的热作用外，对 DNA 产生破坏也是可能的作用机制之一。

目前对激光根管消毒的研究多集中于离体实验，活体研究较少，激光参数的设置也没有统一的标准，尚需进一步研究。

五、光活化消毒技术

光活化消毒技术也称为光动力疗法、光动力抗微生物化学疗法，是在有氧条件下，应用光敏剂和低能量激光，实现微生物灭活的一种新技术。它具有抗菌谱广、可局部应用、对耐药菌株也可发挥作用等优点，为根管内感染控制提供了新的治疗手段。

光活化消毒技术（photo-activated disinfection，PAD）的基本原理是用染色剂确定靶细菌，由特定光谱的激光照射产生游离态氧。游离态氧可以破坏细胞壁，从而导致细菌的坏死、崩解（图 6-10）。在临床条件下对根尖周组织无害并且杀菌效果显著的光敏系统为二极管产生的 635 nm 的激光，其无需特别防护，不产生热量，不会灼伤人体，类似民用激光笔发出的能量，除了作用于治疗区还作用于周边组织。光敏剂为高纯度的甲苯胺蓝稀释溶液，安全、无毒、无刺激，其表面张力低、可吸收，生物相容性好。文献报道，激光和光敏剂联合应用能够杀死变异链球菌、中间链球菌、放线菌、普氏菌和粪肠球菌等。

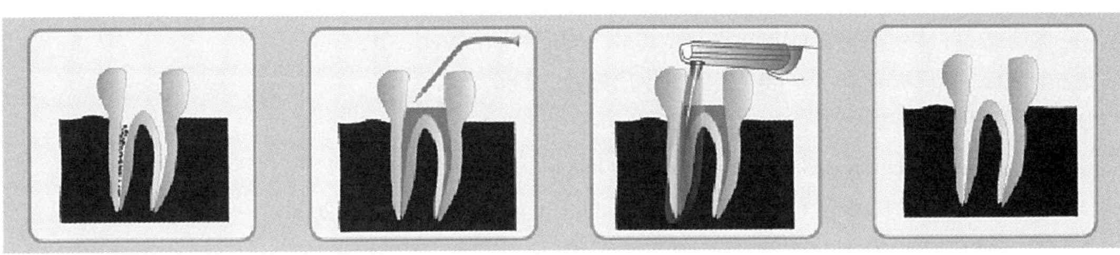

图6-10　PAD操作示意图

PAD 技术是辅助手段，但文献报道体外单独使用 PAD 技术也可以有效降低根管内细菌的数量，光源作用于离体根管内培育 3D 的粪肠球菌生物膜，检测显示 78% 的粪肠球菌可被消灭。一些学者在临床上应用二极管激光和甲苯胺蓝作为光敏剂联合光纤头进行根管内消毒后发现，PAD 可以杀灭根管内所有的微生物。所以，他们认为，临床根管预备配合使用 PAD 技术可能提高治疗的成功率，但不同研究者采用不同的细菌浓度、培育时间、研究方法、光敏剂和光源以及作用时间的不同，导致 PAD 的灭菌效果存在一定的差异。

六、其他

1. 碘剂

碘剂常用于皮肤和黏膜表面的消毒，在根管治疗术中可用于根管壁的消毒和根管内用药。碘酊是碘和碘化钾溶于乙醇而成，能氧化病原体原浆蛋白的活性基团，并能与蛋白质的氨基结合使其沉淀变性，有强大的杀灭病原体作用。毒性和组织刺激性较低。

碘化钾络合物（iodine potassium iodide，IPI）对许多根管内细菌的抑制作用比氢氧化钙更有效。2%~4%IPI 在体外实验中对粪肠球菌的抑菌效果好于氢氧化钙、次氯酸钠和氯己定。但是，IPI 的缺点是可能引起人体过敏反应。而且，有学者认为即使延长碘剂和氢氧化钙封药时间，粪肠球菌仍然能够在预备后的根管内存活。

2. 中药

中药来源广泛，具有独特的消炎、止痛、杀菌和解毒功能，且不良反应小，近年来受到越来越多学者的关注。经长期实验和临床研究证实，许多中药（如大黄、黄芩、大蒜、黄柏、栀子、金银花等）对厌氧菌有较强的杀灭和抑制作用，并能中和、降解细菌产生的内毒素。此外，中药配伍具有协同增效作用，能发挥更佳的抗菌效果，但其具体的作用机制以及毒理、药理学研究尚需进一步深入分析。

（姜云涛）

参考文献

［1］樊明文 . 牙体牙髓病学 [M] . 第四版 . 北京 : 人民卫生出版社 ,2012.

［2］王晓仪 . 现代根管治疗学 [M]. 人民卫生出版社 , 2006.

［3］王嘉德 . 牙体牙髓病学 [M]. 北京 : 北京医科大学出版社 , 2006.

［4］Ingle, John Ide,Leif K. Bakland. Endodontics. Pmph Bc Decker, 2002.

［5］Cohen, Stephen, Richard C. Burns. Pathways of the pulp. Elsevier Mosby, 2006.

［6］Weine F S, Smulson M H, Herschman J B. Endodontic therapy[M]. Mosby, 1972.

第七章

根管充填

根管充填是根管治疗的终末步骤，对于患者而言，良好的充填可以有助于患牙的最终留存，而对于医者而言，每一位医师都渴望最终能通过完美的充填影像获得对自身劳动的认可。因此充填的重要性不言而喻。

第一节　根管充填的目的、时机和材料

在治疗过程中，每一位术者都需要对治疗的目的了然于胸，而如何才能达到治疗的目的呢？医师就需要掌握根管充填封闭的时机以及用何种材料才能获得最佳的封闭效果。

一、根管充填技术的发展历史

根管充填就是用根管充填材料将已经清理预备成形并消毒干燥的根管进行严密充填的过程，是根管治疗的最后一个重要步骤。以前曾认为根管充填质量的好坏可能是决定整个根管治疗成败的关键，但随着对牙髓根尖周病的发病机制研究的进展，以及根管治疗技术的发展，现在则认为感染控制是决定根管治疗成败的关键，其中根管治疗术中根管的清理预备，以及封药的过程是去除根管中感染物质的最重要步骤，而根管充填对于根管治疗后疾病的复发或长期疗效的保持则有重要作用。尽管对根管充填在根管治疗整个过程中作用的认识在不断的发生变化，但临床医师对根管充填往往都非常重视，根管充填技术的发展也是根管治疗技术进展中的一个重要组成部分，经历了漫长的发展历史。

19 世纪以前，曾有用金充填根管的报道，之后还出现用各种金属、石蜡和银汞合金充填根管。1847 年希尔（Hill）发明了第一代牙胶充填材料，成分主要为无色牙胶、氢

氧化钙和石英，并于1848年获得专利，被引入牙科治疗。1867年鲍曼（Bowman）在离体牙上首次用牙胶充填根管。1883年佩里（Perry）声称曾用牙胶包裹的金丝充填根管，还将牙胶在酒精灯上烤软，根据根管的形状碾成相应大小的牙胶尖，并在将牙胶尖放入根管之前用乙醇充满髓腔。1887年S.S.White公司开始批量生产牙胶尖。

随着用X线片评估根管治疗后，发现根管的形状并不是以前想象的呈圆柱形，这让许多牙科医师意识到还需要用额外的材料来充填牙胶不能填满的根管间隙。最初使用牙科黏固粉充填根管，但效果不能令人满意，继而发明了许多酚类或含甲醛溶液的黏固糊剂，1914年卡拉汉（Callahan）提出用松香软化和溶解牙胶来充当黏固剂。这之后产生了多种类型的糊剂、封闭剂和黏固剂，并试图找出更好的能与牙胶一起使用的封闭剂。

根管充填材料的发展也在不断促进根管充填技术的发展。除了传统临床上常用的冷牙胶侧压充填技术外，1967年席勒（Schilder）提出了根管三维充填的概念，并提出热牙胶垂直加压充填技术。1977年伊（Yee）和马林（Marlin）首创热牙胶注射充填技术，1978年约翰逊（Johnson）提出固核载体充填技术。此后热牙胶垂直加压充填技术得到不断地发展和完善，目前已在临床上得到广泛运用。

二、根管充填的目的

根管充填的目的就是将已清除感染预备成形的根管从冠方开口至根尖止点整个根管系统全长进行完全严密封闭充填，阻断从冠方根尖及侧方的渗漏，防止再感染，从而保证根管治疗的长期疗效。

有两点需要强调，第一点是根管充填虽然很重要，但在根管治疗中最重要的是根管清理和预备；第二点是以往常忽略冠方封闭的重要性，现在研究发现冠方封闭的质量在保持根管治疗长期疗效的作用与根尖向封闭同样重要。

三、根管充填的时机

什么时候可以进行根管充填？这是临床医师关心的问题。根管充填的时机和以下几个因素有关：患者的症状和体征，牙髓和根尖周组织的状态，治疗的难度。

一般如果患者有严重的症状，诊断是急性根尖周炎或急性根尖周脓肿，这是根管充填的禁忌证。临床上遇到这种急症的患者，要先针对急性症状进行处理，待急性症状缓解后，方可进行后续的治疗，但是严重疼痛的急性牙髓炎是一种不同的情况，因为在根管治疗的过程中可以去除引起疼痛的感染牙髓，因此可以一次完成根管治疗，立即进行根管充填。

不管牙髓的炎症程度如何，活髓牙一般可以一次完成根管治疗。牙髓已坏死但没有明显症状，一般也可在根管清理成形后立即进行根管充填。牙髓坏死并伴有慢性症状的根尖周炎、慢性根尖周脓肿或致密性骨炎并不是一次性根管治疗的禁忌证。如果在充填前发现根管内仍有分泌物，这时最好不要急于进行充填，应分析原因采取相应措施，待根管内分泌物消失，再行根管充填。有窦道的患牙如果根充前窦道还没有闭合，最好也不要急于进行充填，应采取措施等窦道愈合后再行根管充填。虽然临床上有窦道没有闭合，进行根管充填后窦道闭合的情况，但考虑到一旦根管充填后窦道还是不能消失，再要想采取其他措施就不大可能了，到时可能面临拆根充重新根管治疗的尴尬局面。

如果患牙根管治疗很复杂难度高，治疗的时间可能很长，应当考虑医师的体力消耗和时间安排，以及患者的年龄、全身健康状况、张口耐受程度等因素，最好安排多次就诊，不一定适于一次完成根管治疗。

目前已经很少有医师会对根管样本进行微生物培养来确定是否进行根管充填，但许多研究报道表明，根管微生物培养的结果对根管治疗的长期预后具有指示作用。研究认为如果根充前根管微生物培养是阴性，则根管治疗的成功率会大大提高。

关于根管充填时机最新的也是最重要的观点是防止根管清理成形后发生再感染。临床上暂封脱落或渗漏，多次就诊操作时医源性带入新的感染等，都会使再感染发生的概率大大提高。因此，清理成形后的根管应该尽快进行根管充填，以防止再感染。

综上所述，临床上医师检查患牙无自觉症状，无明显叩痛，根管干燥无分泌物无异味，窦道闭合，一般就可以进行根管充填。

四、根管充填材料

正确选择合适的根管充填材料对根管充填成功具有重要意义。根管充填技术和方法其实就是伴随着根管充填材料的发展而不断改进。目前市场上根管充填材料的种类很多，但不外乎两种剂型，固体和半固体（糊剂）。一般核心的根管充填材料是固体，临床上首先将核心的固体材料放入根管，充满根管的绝大部分空间，而固体充填材料与根管之间的一些小间隙则用根管封闭剂，一般为糊剂材料进行处理。

但不论是何种根管充填材料，均应尽量满足理想根管充填材料的性能要求。格罗斯曼（Grossman）曾于 1940 年提出理想根管充填材料性能的标准，因其合理完善而一直被作为经典的标准。格罗斯曼提出理想的根管充填材料应满足以下要求：① 容易放入根管。② 能够侧方及根尖向的密闭根管。③ 充填后不收缩。④ 能防止液体渗透。⑤ 能杀菌或至少抑菌。⑥ 具有放射阻射性。⑦ 对牙体结构无染色。⑧ 对根尖周组织无刺激或不影响牙体结构。⑨ 能消毒或易被消毒。⑩ 易于从根管内去除，但对照目前所有的根管充填材料，还没有任何一种根管充填材料完全达到上述要求。

临床上根管充填材料一般可被分为两大类，即核心根管充填材料如最常用的牙胶材料，以及根管封闭剂。下面我们就按核心根管充填材料和根管封闭剂分别介绍目前临床上较常用的根管充填材料。

1. 核心根管充填材料

核心根管充填材料可分为固体根管充填材料和半固体根管充填材料，固体根管充填材料相比较半固体根管充填材料有许多优点，其中最大的优点就是固体材料更容易控制充填长度，而且能够适应许多不规则的根管形态，有足够的根管封闭能力。尽管历史上曾经出现过各种各样固体根管充填材料，但经过不断的临床应用检验筛选，目前最常用的还是牙胶材料，最新发展的合成树脂根管充填材料（synthetic resin-based core materials）作为另一种有可能成为牙胶材料的替代材料正在不断改进中。

牙胶作为根管充填材料已经有 100 多年的历史，它因为毒性小，对组织刺激性小，不易发生过敏，相比较其他材料许多性能更接近理想根管充填材料性能的要求，因此目前临床上将牙胶作为固体核心根管充填材料的理想选择，是最常用的根管充填材料。

纯化学的牙胶有两种不同的晶体形式，即 alpha 相和 beta 相。根据材料的温度变化，这两种形式可以相互转化。传统临床的牙胶均为 beta 相（37℃），将 beta 相的牙胶加热至 42~44℃，牙胶可从 beta 相转变为 alpha 相；继续加热至 56~64℃牙胶则处于无定形的熔化状态。如果让牙胶慢慢自然冷却则牙胶又可重新转化回 beta 相。而 beta 相的牙胶从被加热至无定形熔化状态到冷却重回 beta 相的过程中体积会发生明显收缩，而在 alpha 相生成的牙胶体积发生收缩少。因此在新发展的热牙胶加压充填技术中使用的牙胶，很多产品都采用 alpha 相生成的牙胶,这样可以减少牙胶加热带来的体积收缩的问题。另外，牙胶加热冷却后会造成牙胶体积收缩的情况，也提示临床进行热牙胶充填时，在牙胶冷却过程中需要进行充分挤压，以补偿牙胶体积收缩，保证牙胶充填的密合。

牙胶还可以溶于一些化学试剂，极易溶于氯仿和氟烷，稍溶于桉油醇。临床上可以用化学试剂软化牙胶，对其进行塑形，以适应不规则形态的根管，但在使用时要注意，由于溶剂蒸发后，牙胶体积会发生收缩。另外，如果溶剂或软化的牙胶被压出根管进入根尖周组织，有可能会刺激根尖周组织引起疼痛。

目前市场上的商品牙胶尖一般可分成两类：一类是标准牙胶尖，另一类是非标准牙胶尖。标准牙胶尖的规格与 ISO 根管锉 15~140 号的大小及锥度相一致，主要用于侧方加压根管充填时主牙胶尖使用。标准牙胶尖在制作时常有一定的误差，一般误差允许的范

围为 ±0.05。非标准牙胶尖锥度较大，顶端与尖端的锥度不一致，常可分为超细、细 – 细、中 – 细、细、细 – 中、中、中 – 大、大、超 – 大。非标准牙胶尖在侧方加压根管充填时常被用作副尖使用，但在热牙胶加压充填根管时常被用作主牙胶尖使用。另外随着大锥度镍钛根管预备器械的广泛使用，许多公司也推出了与之相应的牙胶尖，比如 0.04、0.06 锥度的标准牙胶尖，与 Protaper 镍钛根管预备系统相匹配的 Protaper 牙胶尖等。

商品牙胶的成分一般牙胶占 20% 左右，氧化锌占 60%~75%，其余少量的蜡、颜料、抗氧化剂和金属盐类等大概占 5%~10%。这些具体的参数各个厂家不一定相同，其中氧化锌是使牙胶尖具有 X 射线阻射的主要成分，而且氧化锌还使牙胶尖具有一定的抗菌能力。

牙胶尖不能用高温高压消毒，临床最简便的方法可以将使用的牙胶尖在 5% 的次氯酸钠溶液中浸泡 1 min，可以达到消毒的目的。在根管充填前，还必须用乙酸乙酯溶液冲洗掉牙胶尖表面的次氯酸钠溶液，因为残留在牙胶尖表面的次氯酸钠晶体会降低充填的密合性。

牙胶尖暴露于光线及空气中会变脆，所以牙胶尖一般应保存于避光、阴凉及干燥的环境中，以获得更长的使用时间。

作为目前临床使用历史最长，最常用的根管充填材料，牙胶具有以下优点：① 具有一定的可塑性，可以被加压以适应不同形状的根管。② 相对易于操作。③ 易于从根管中取出，方便再治疗。④ 毒性小。⑤ 具有一定的抗菌性。但牙胶也有一些缺点：① 和牙本质缺乏黏接性。② 有轻度的弹性。③ 热牙胶冷却后体积会发生收缩。④ 和溶媒混合的牙胶，在溶媒蒸发后体积会发生收缩。所以用牙胶充填根管往往需要同时使用根管封闭剂以增加牙胶与根管的密闭性。

2. 根管封闭剂

根管核心充填材料与根管壁之间，核心充填材料之间往往会存在小的间隙，临床上常配合用根管封闭剂以减少充填间隙，一般认为根管封闭剂对保证根管充填的成功具有重要作用。

根管封闭剂的功能可以归纳如下：① 可提高根管充填的密闭性，不仅可以减少根管核心充填材料之间以及材料与根管壁之间的空隙，还可被挤压进入侧支根管和副根管，提高侧支根管和副根管的封闭作用。② 可在充填的过程中帮助核心充填材料顺利就位，起到润滑剂的作用。③ 有些封闭剂与牙本质具有一定的黏接性。④ 有时还可辅助控制微生物。

因此，目前临床上不管是冷牙胶侧压充填技术还是热牙胶垂直加压充填技术，在充填的过程中都要使用根管封闭剂，以提高根管充填的质量。

目前临床使用的根管封闭剂种类有很多，性能也不尽相同，但和格罗斯曼（Grossman）提出的理想根管封闭剂的性能要求，均还有一定的差距。理想的根管封闭剂一般应该具备以下几个要求：① 应具有良好的生物相容性，无毒性，无刺激性。② 固化后无体积收缩。③ 调拌后不立即固化，有一定的操作时间。④ 在牙本质和核心充填材料之间有黏结性。⑤ 有放射阻射性；⑥ 对牙齿结构不染色。⑦ 能被特定的溶剂溶解，易于去除。⑧ 不溶于口腔中的液体及组织液。⑨ 有抗菌性能。⑩ 能够产生足够的封闭。

根据根管封闭剂的主要成分不同，可将封闭剂分成以下几类：① 氧化锌丁香油类。② 氢氧化钙类。③ 树脂类。④ 玻璃离子类。通常评价一种根管封闭剂，往往是将它与格罗斯曼根管封闭剂的配方进行比较，因为格罗斯曼根管封闭剂的配方临床使用年代久远，经受了历史的考验，被认为是一种经典的根管封闭剂。

（1）氧化锌丁香油类：该类根管封闭剂主要是由氧化锌丁香油黏固粉调整而来，其调拌液为丁香油，粉剂含经过细筛的氧化锌，以提高流动性，凝固时间经过调整使其有足够的操作时间。氧化锌丁香油糊剂有较好的 X 射线阻射性，与其他添加剂的相容性较好，具有较强的抗菌能力。其最大的缺点是丁香油的持续性挥发，其次是凝固后的水解特性造成的体积收缩。主要产品有 Grossman's Sealer，Tubli-seal（kerr），Pulp Canal Sealer（Kerr）等。

（2）氢氧化钙类：近年来以氢氧化钙为主要成分的根管封闭剂相继出现，并因为含有氢氧化钙而具有治疗作用，在临床上得到推广应用，但如果根充糊剂中氢氧化钙成分有治疗作用，则氢氧化钙分子必须分解为钙离子和氢氧根离子，这就意味着以氢氧化钙为基质的根管封闭剂会发生溶解，失去固体成分，而溶解后将产生空隙，势必会破坏封闭剂的作用。目前对氢氧化钙糊剂类根管封闭剂尚缺乏系统的临床及实验室的研究，难以对其作为根管封闭剂的功效做出全面评价。目前主要的产品有 Vitapex，Sealapex，CRCS 和 Apexit 等。

（3）树脂类：新型的根管封闭剂大多是树脂类，其优点主要是和牙本质具有黏接性，封闭效果较好，操作时间长。缺点主要是可能使牙染色，固化前有一定的毒性，固化后溶解性差。目前主要产品有：AH26，AH Plus，Endofill 和 Diaket 等。AH Plus 是 AH26 的替代产品，与 AH26 相比，AH Plus 性能更加优良，其 X 射线阻射能力更强，凝固时间更短，流动性更好，溶解性更小。

（4）玻璃离子类：玻璃离子被用作根管封闭剂的时间并不长。虽然玻璃离子对人体组织的刺激很小，极少引起局部炎症，毒性低，但就将玻璃离子作为一种根管封闭剂使用，目前并没有足够的研究报道证明其令人满意的封闭性和安全性。目前认为玻璃离子类的根管封闭剂主要优点为对牙本质有黏接性，生物相容性好，冠方封闭作用尤其突出。缺点主要是比较硬溶解性差，再治疗时难以去除。主要品牌有 Ketac-Endo 等。

第二节　常用根管充填技术

经过 100 多年的发展，根据不同根管充填材料、根管预备的情况发展出许多种根管充填的方法。目前主要还是用牙胶加根管封闭剂进行根管充填，临床上使用最多的根管充填技术为冷牙胶侧方加压充填技术和热牙胶垂直加压充填技术。

一、冷牙胶侧方加压充填技术

1. 技术方法介绍

冷牙胶侧方加压充填技术一般简称为侧方加压充填技术，其操作相对不复杂，需要的器械和材料也较简单，易教易学，是目前国内最常用的根管充填方法。

侧方加压充填法就是将与主尖锉一致的主牙胶尖放入根管并达到工作长度后，用侧方加压器挤压主牙胶尖，然后用副牙胶尖充填剩余的根管空隙，再用侧方加压器挤压副牙胶尖，如此反复直至根管被充填完满为止。

侧方加压充填法适用于绝大多数病例，但对严重弯曲根管，根管形态异常，或严重的不规则根管如内吸收造成的根管不规则等情况，可能用侧方加压充填法无法达到严密的充填效果。

虽然侧方加压充填法操作简单，但其充填封闭根管的效果并不逊色于其他根管充填方法。侧方加压充填法最大的优点是长度控制好，良好预备的根管，经过正确的侧方加压充填，一般可以使根管充填的长度控制在根管工作长度。另外侧方加压充填法易于再治疗，和根管壁的适应性好，可以进行根管桩道制备。缺点主要是主尖和副尖虽然可挤压严密，但不能形成一个融合整体。

2. 器械和材料的特点

侧方加压充填法所需材料为牙胶尖及根管封闭剂。牙胶尖既可用标准牙胶尖也可用非标准牙胶尖。标准牙胶尖既可作主尖也可作副尖，非标准牙胶尖在侧方加压充填法中常被用作副尖。临床常用的根管封闭剂均可用于侧方加压充填法。

侧方加压充填法所需器械也比较简单，侧方加压器是最主要的器械。侧方加压器又分为指用侧方加压器和手用侧方加压器，指用侧方加压器的柄较短，手用侧方加压器的柄较长。根据材料又可分为不锈钢侧方加压器和镍钛侧方加压器。指用的侧方加压器因为手感更好，可以获得更好的根尖封闭，器械操控性更好，以及充填的过程中对根管壁的压力更小，所以被认为比手用侧方加压器更适于侧压充填。临床上使用指用侧方加压器可以减少牙根纵折的风险，可以放入根管的长度更深，但在张口度较小患者的磨牙根管治疗时，长柄的手用侧方加压器使用则更方便。镍钛侧方加压器因为弹性好，更适用于弯曲根管的充填，而且其充填时产生的楔力较小，可以降低纵向根折的风险。

3. 临床操作要点

（1）试主牙胶尖：根据最后预备成的根尖部大小选择主牙胶尖，一般与主尖锉一致，如不合适可做适当调整。主牙胶尖的长度应该与根管工作长度一致或略短于工作长度（0.5 mm 以内），主牙胶尖放入根管时，牙胶尖应该在距根尖 1~3 mm 处接触根管，从根尖 1/3 至根中 1/3 交界处到根管口主牙胶尖与根管壁有空隙，以便测压器进入加压。如果不能确定主牙胶尖是否合适，可以拍牙片进行评估。经确定的主牙胶尖可放入 5% 的次氯酸钠溶液消毒 1 min 备用。

（2）选择侧方加压器：在放置根管糊剂之前，先选择侧方加压器。根据个人习惯及操作空间选择指用或手用侧方加压器，所选择加压器进入根管达到工作长度时应该不被夹紧，易于取出。也就是说选择的侧方加压器既要有合适的长度又要具有与根管形状、尺寸及弯曲度一致的锥度。如遇到弯曲根管则应尽可能选择镍钛侧方加压器，或可将不锈钢侧方加压器预弯。所选择的侧方加压器应能标记长度，如放置橡皮止标。

（3）放置根管封闭剂：在选择好主牙胶尖及侧方加压器后，冲洗干燥根管，可以向根管内放置根管封闭剂。将根管封闭剂有效地分布于整个根管系统是获得最佳根管封闭的必要条件。一般可使用牙胶尖、根管锉、螺旋输送器放置根管封闭剂，不管选择哪种工具，都是在器械上涂少量封闭剂送入根管，将其涂布于整个根管壁。封闭剂应该放至整个根管长度，但应避免充满整个根管。

（4）放置主牙胶尖：涂布完封闭剂，将主牙胶尖的尖端蘸少量封闭剂缓慢的插入根管并一直到达确定的长度，然后在这个位置保持 30 s，以确保其在根尖的位置。注意插入主牙胶尖时动作不能快，以排出气泡，使多余的封闭剂溢出而不超出根尖孔。

（5）挤压主牙胶尖：放好主牙胶尖后，将侧方加压器沿着主牙胶尖缓慢插入根管，直到比工作长度短 1~2 mm 以内的距离处，将侧方加压器旋转 180°，如果根管弯曲，可减小旋转的角度，停留 15 s，侧方加压器的锥度自然给牙胶尖施加了侧向挤压的力量，并在转动的过程中可将主牙胶尖挤向一侧根管壁，从而为副尖的进入创造了空间。将侧方加压器从根管取出前，应该再次旋转 180°，但这次不挤压，使侧方加压器松动，并向冠方轻轻提起，慢慢退出根管。

（6）放置副牙胶尖：根据所使用侧方加压器的大小及根管内所形成空隙的大小选择副牙胶尖。在副尖尖端蘸少量封闭剂缓慢插入根管并到达与侧方加压器同样的长度。

（7）挤压副牙胶尖：在副尖放到位后，在牙胶尖与根管壁之间插入相同的侧方加压器，然后重复挤压主牙胶尖时的动作，先旋转 180°，停留 15 s，再旋转 180°，轻轻松开侧方加压器，慢慢退出根管。然后再放入一根副尖，再次挤压放入的副尖，如此反复，直到侧方加压器只能进入根管口 2~3 mm。

当副尖充填进入根管后，根尖逐渐被填满，牙胶与根管壁之间的空隙也逐渐向根管的冠方移动，由于根管的冠方较宽，所形成的空隙的空间锥度往往更大，这时可以使用更大号的副尖，侧方加压器也应选用更适合的型号。

（8）完成充填并处理髓腔：副尖充填完成后，用加热的器械或专门的加热装置去掉牙胶尖的冠方，为避免牙冠被根管充填材料着色，必须在釉牙骨质界下 2 mm 处去掉充填材料。然后用合适的垂直加压器垂直挤压，使根管冠端牙胶与根管壁紧密贴合，并提高根管冠端的密封。用垂直加压器挤压时要注意一定不能楔入根管壁之间，以免造成根折。一般在去掉根管口外的牙胶尖之前，可先拍片检查根管充填是否到位严密，如需要可进行调整。

将根管口的牙胶挤压严密后，用酒精棉球彻底清洁髓腔，去除残余的根管封闭剂和牙胶，最后放置暂时的或永久的冠部充填体。有些情况下也可立即进行桩道制备，进行永久修复。

二、热牙胶垂直加压充填技术

1. 技术方法介绍

热牙胶垂直加压充填技术最早由席尔德（Schilder）提出，因此又被称为 Schilder 技术或分段加热技术。简单地说热牙胶垂直加压充填技术就是用携热器械加热已放入根管的牙胶，使牙胶被加热变软，再用垂直加压器向根尖方向挤压软化的牙胶，使之更严密的充填根管。已经证实，热牙胶垂直加压充填技术也是一种有效的根管充填方法，和侧方加压充填法相比其根管的密闭性相当甚至更好。

总的来说，一般用侧方加压充填法能够完成的病例也可以用热牙胶垂直加压充填法进行，但在一些特殊的病例，如严重弯曲根管、C 形根管、根管形态异常，或严重不规则的根管如内吸收的根管等，用热牙胶垂直加压充填法可以取得满意的根管封闭效果。

热牙胶垂直加压充填技术比侧方加压充填技术最大的优势是其被加热和软化的牙胶

经加压充填可以更适合不规则的根管系统。而缺点则包括长度控制较难，需要较多的器械设备，操作过程较复杂，以及需要大锥度的根管预备等。由于热牙胶垂直加压充填技术优点明显，随着技术培训的普及，热牙胶充填所需器械设备的推广，目前国内开展热牙胶垂直加压充填技术也越来越广泛。

2. 器械设备和材料的特点

热牙胶垂直加压充填技术所需材料一般为牙胶和根管封闭剂。主牙胶尖一般选用大锥度的非标准牙胶尖或者目前市场上有和镍钛扩大锉相匹配的 0.04、0.06 锥度的标准牙胶尖，还有专门和 Protaper 镍钛锉配套的 Protaper 牙胶尖。根管封闭剂常用的有 Kerr 糊剂和 AH-Plus 根管封闭剂。

最早的热牙胶垂直加压充填法仅需要一些简单的器械就可完成，一般需要垂直加压器和携热器。垂直加压器也分手用垂直加压器和指用垂直加压器，材料也有不锈钢和镍钛材料。镍钛材料的垂直加压器较适于弯曲根管的充填。携热器最简单的就是工作头类似垂直加压器但材料经耐热处理，可放在火上加热。目前市场上有几种常见的手用垂直加压器如 Buchanan 加压器，其一端为不锈钢材质，另一端为镍钛材质；Machtou 加压器的工作头一端为垂直加压器，另一端为携热器。

随着设备研究的进展，目前市场上已有一些电携热器设备可以更方便地进行热牙胶垂直加压充填技术操作。主要有 Touch’n Heat 电携热器和 System B 系统，可以通过电子程序控制工作头的温度，更方便对牙胶进行加热和去除。另外 Obtura Ⅱ 热牙胶注射系统则可以将牙胶块在注射枪中加热使其软化，并将软化的牙胶注射入根管，这可以大大简化热牙胶垂直加压充填技术中充填根管中上部的操作过程。

3. 临床操作要点

（1）试主牙胶：根据根管的长度和形状选择主牙胶尖，在热牙胶垂直加压充填法中，最重要的是选择主牙胶尖的形状。一般选用非标准牙胶尖，或与预备根管所用镍钛锉相对应的牙胶尖。主牙胶尖与根尖狭窄处 1~2 mm 内紧密贴合，并且要确保牙胶尖只在根管内最尖端处被夹紧，而不是在上部。主牙胶尖的长度一般控制在等于工作长度或短于工作长度 0.5 mm 以内。牙胶尖的形状与整个根管形状应该匹配良好。如不确定则可拍牙片进行评估。经确定的主牙胶尖可放入 5% 的次氯酸钠溶液消毒 1 min 备用。

（2）选择垂直加压器：选择合适的垂直加压器是热牙胶垂直加压充填技术成功的关键。一般需选择 3 根垂直加压器分别与根管的上中下 1/3 处相适合。其中最小的一根应能到达距根尖 4 mm 处。垂直加压器不应以楔入的方式接触根管壁，否则加压操作时易导致根折。垂直加压器应在根管不同深度与根管相适合，而且进出根管应该顺畅。另外，必要时也可在垂直加压器上放置橡皮止标，以帮助控制其进入根管的深度。

除了选择合适的垂直加压器外，还需选择合适的携热器，用于加热牙胶及去除牙胶。可根据根管的锥度和敞开度进行选择，可以用明火加热的携热器，或者更加方便的电加热器。

（3）放置根管封闭剂：在选择好主牙胶尖和垂直加压器后，根管经消毒干燥，可以向根管内放置根管封闭剂。与侧方加压技术不同，垂直加压法中根管封闭剂在根尖部的量应该少，这样可防止根管封闭剂在加热加压的过程中被挤压出根尖孔。可用主牙胶尖、根管锉、螺旋输送器涂少量封闭剂于根管壁，大约到主尖放置的位置。

（4）放置主牙胶尖：将消毒过的主牙胶尖的根尖 1/3 涂少量封闭剂后，缓慢放入根管至相应的长度，可以避免根尖部封闭剂过多，防止加热加压的过程中将封闭剂挤出根尖孔。

（5）挤压主牙胶尖：用携热器除去根管口外的主牙胶尖，这时根管口的牙胶也同时被加热软化，用预先选好的适合根管上部的垂直加压器向根尖方向垂直挤压软化的牙胶，此时软化的牙胶向根管的侧方及根尖方向移动。之后，再用携热器去除根管最上部的牙胶 2~3 mm，再向根尖方向垂直挤压留在根管内软化的牙胶。重复上述操作，直到根管中上部的牙胶都被去除，仅剩根尖部 4 mm 左右的牙胶尖，最后用预选好的可用于根管下部的垂直加压器向根尖方向垂直挤压加热软化的根尖部牙胶，使牙胶紧密的充填根尖部位。接着可拍牙片评估充填的质量，如不合适可及时作适当的调整或重新充填。

（6）放置软化的牙胶片段：如果主牙胶尖经挤压充填合适，接着可以进行根管上部剩余空间的充填。可选与主牙胶尖一致的牙胶尖并截取其中上部与根管形状大致一致的牙胶片段（2~4 mm），按从根尖到根管口的顺序进行充填。先用携热器刺入所选的牙胶片段，加热后放入根管，再用垂直加压器向根尖方向垂直挤压软化的牙胶片段，使牙胶片段与根尖部的牙胶紧密结合并紧密充填根管。反复加入牙胶片段，垂直加压充填，直至根管完全被充填严密，这时根管内的牙胶被严密充填形成一个整体，达到严密充填根管的效果。

如果有像 Obtura Ⅱ这样的牙胶注射系统，那么放置软化牙胶片段的操作过程可以大大简化，不但可以直接向根管注射热牙胶，进行挤压，而且还可明显提高充填质量。

（7）完成充填并处理髓腔：当牙胶挤压充填至根管口完成后，可先拍片检查根管充填是否到位严密，如需要可进行调整。用酒精棉球彻底清洁髓腔，去除残余的根管封闭剂和牙胶，最后放置暂时的或永久的冠部充填体。有些情况下如要进行桩道制备，则可在根尖部牙胶严密挤压充填后，不用再进行根管中上部的充填，可以方便桩道预备，进行永久修复。

三、热牙胶连续波充填技术

1. 技术方法介绍

为了简化热牙胶垂直加压充填技术，相继发明了诸如System B牙胶加热系统和Obtura Ⅱ热牙胶注射系统，借助这些设备可以将热牙胶垂直加压充填技术进行改良，将原来对主牙胶尖加热加压需分开且多步进行的操作，简化为利用System B系统同时进行加热加压一步完成。即将携热器的工作头设计成垂直加压器，这样通过电热控制，可以同时进行加热与加压，当根管内的主牙胶尖被加热变软的同时立即进行挤压，只用一个步骤就可以完成充填的过程。因而这种方法被称为“连续波充填技术”。

连续波充填技术加热与加压同时进行，简化了热牙胶垂直加压充填技术的操作。另外在加热和加压时器械向根尖向移动的过程中，工作头可以在各个平面同时挤压牙胶，从而提高了根管三维充填的效果。

2. 器械设备和材料的特点

连续波充填技术所用牙胶尖根管封闭剂和热牙胶垂直加压充填技术一样，没有特殊之处。垂直加压器也和热牙胶垂直加压充填技术一样，只是用System B系统代替了原来的携热器。

System B系统可以精确控制温度，打开System B系统，工作头尖端的温度瞬间可以达到200℃，关闭后工作头尖端温度则会迅速降至室温。System B的工作头一般有多种锥度可以选择，以适应不同锥度大小的根管。

连续波充填技术中对根管中上部的充填可以用Obtura Ⅱ热牙胶注射系统，Obtura Ⅱ热牙胶注射系统像一把手枪状，可以将子弹状的牙胶块装入枪内，启动加热完成后，扣动扳手，被加热软化的牙胶会从枪的尖端流出。用Obtura Ⅱ热牙胶注射系统将流动的牙胶直接注射入根管再做挤压，可以大大简化根管中上部充填的操作。

目前市场上多家公司已在出售将System B系统与Obtura Ⅱ热牙胶注射系统两者功能整合到一台机器上的设备，如全能根管热压充填系统，可以大大减小设备的体积，便于搬运及携带，操作性能也更完善，所以用一台这样设备就可完成热牙胶连续波充填。

3. 临床操作要点

（1）试主牙胶尖：连续波充填技术主牙胶尖的选择与热牙胶垂直加压充填技术相同。

（2）选择热压工作头：选择的热压工作头一般与主牙胶尖的型号一致，也可根据根管的实际情况进行调整，长度应到达距根管工作长度4~7 mm处，可以用橡皮止标进行标记。热压工作头尖端不应与根管壁接触，进出根管要顺畅。如果是弯曲根管，可根据根管的弯曲情况将热压工作头做相应的预弯，保证工作头进出顺畅，不会对根管壁产生楔力。

（3）选择垂直加压器：一般至少要选择 2 根垂直加压器。第一根垂直加压器要与热压工作头所确定的进入根管长度相一致，且进入相应根管长度加压时不能接触根管壁，以避免加压时造成根折，进出根管要顺畅。第二根垂直加压器则需与根管的中上部相适应，也不能接触根管壁，进出根管要顺畅。第一根垂直加压器用于连续加热加压后，对留在根尖部的主牙胶尖进行挤压，第二根垂直加压器用于根管中上部注射热牙胶后进行挤压。

（4）放置根管封闭剂：放置根管封闭剂的操作与热牙胶垂直加压充填技术相同。

（5）放置主牙胶尖：放置主牙胶尖的操作与热牙胶垂直加压充填技术相同。

（6）对主牙胶尖连续加热加压：将 system B 的温度调至 200℃，启动热源，用热压工作头先去除露出根管口外的主牙胶尖，再顺着根管走向将热压工作头向根管内进入，一直到距所确定的热压工作头长度 2~3 mm 处，关闭热源，热压工作头继续保持根尖向的压力，使其能到达所确定的长度。在这个位置保持根尖向压力 5~10 s，直至热牙胶冷却。然后再次启动热源 1 s，使热压工作头与根尖方的牙胶分离，并在退出工作头的过程中将根管中上部多余的牙胶一起带出根管。再用所选的第一根垂直加压器对根尖部的牙胶进行挤压，使其严密充填根尖部。在退出热压工作头的过程中极易将根尖部的牙胶也一起带出根管，因此这一步是连续波充填的难点，初学者需要多积累经验。确定充填完成后，可以拍牙片对充填进行评估，如果需要可做适当调整。

（7）充填根管中上部：根尖部的牙胶充填完成后，剩余的根管中上部的空间则可用 Obtura Ⅱ热牙胶注射系统进行充填。可以将枪头先放入根管以观察枪头是否与根管相适合，主要看是否能顺畅进入根管，以及进入根管的长度是否合适。再在注射枪中放入子弹状牙胶块，启动加热牙胶块，待牙胶完全软化后，将枪头放入根管，基本应该与根尖的牙胶相接触，扣动扳手，软化的牙胶从枪头流出，然后缓慢将枪头向根管口方向后退，边后退边连续注射热牙胶，中间不要停止注射，一直到枪头退出根管口，再用第二根垂直加压器对牙胶进行挤压，使其严密充填根管。如果根管较长，也可分段注射牙胶加压充填。最后再拍牙片对整个充填效果进行评估，如不完善则需做出相应的调整。

（8）完成充填并处理髓腔：完成充填以及髓腔的处理与热牙胶垂直加压充填技术相同。

第三节　根管充填的评价标准

根管充填虽然是根管治疗中的一个重要环节，经历了很长的发展历史，新的根管充填方法也不断涌现，但是到目前为止却还没有一个很完善的评价标准。这从一个侧面说明对根管充填进行评价并不是一件简单的事情，目前主要还是依靠放射片对根管充填进行评价。

根管充填后的几天内患牙可能会出现症状，如隐痛、咬物不适等，这种现象临床常会碰到，一般过一段时间这些症状就会消失，所以这种症状的出现并不一定是由于根管充填封闭不够引起的，最有可能是由于根尖组织在治疗的过程中受到刺激所致。

在放射片上小的空隙或缺陷并不一定能被发现，只有一些较大的空隙才在放射片上显现出来。一般从以下几个方面从放射片对根管充填进行评价。① 透射性：如果根充物与根管壁之间，根充物之间出现空隙，则表示根管充填不严密。② 密度：根充物从根管口到根尖的密度一致，冠部因为根充物多可能放射阻射性会比根尖区高。牙胶充填物的边缘应该锐利清晰不模糊，则表示根充密合。③ 长度：根充物应到达所预备的根长，并且在根管口的牙胶应被挖除，前牙一般在颈缘位置，后牙一般在根管口位置。④ 锥度：牙胶的走向应与根管的形状一致，从冠方至根尖应呈锥形，锥度不一定一致，但应该连续。理论上在根尖区锥形应止于一点，除非在预备前根尖就很宽大。⑤ 充填物：无论是暂时的还是永久的，充填物都应该和牙本质严密接触以保证冠部封闭。

（唐子圣）

参考文献

[1] Clinton K, Himel V T. Comparison of a warm gutta-percha obturation technique and lateral condensation[J]. Journal of endodontics, 2001, 27(11): 692-695.

[2] Çobankara F K, Adanır N, Belli S. Evaluation of the influence of smear layer on the apical and coronal sealing ability of two sealers[J]. Journal of Endodontics, 2004, 30(6): 406-409.

[3] Da Silva D, Endal U, Reynaud A, et al. A comparative study of lateral condensation, heat-softened gutta-percha, and a modified master cone heat-softened backfilling technique[J]. International endodontic journal, 2002, 35(12): 1005-1011.

[4] Gilhooly R M P, Hayes S J, Bryant S T, et al. Comparison of lateral condensation and thermomechanically compacted warm α-phase gutta-percha with a single cone for obturating curved root canals[J]. Oral Surgery, Oral Medicine, Oral Pathology, Oral Radiology, and Endodontology, 2001, 91(1): 89-94.

[5] Martin H, Fischer E. Photoelastic stress comparison of warm (Endotec) versus cold lateral condensation

techniques[J]. Oral surgery, oral medicine, oral pathology, 1990, 70(3): 325–327.

[6] Molander A, Warfvinge J, Reit C, et al. Clinical and radiographic evaluation of one–and two–visit endodontic treatment of asymptomatic necrotic teeth with apical periodontitis: a randomized clinical trial[J]. Journal of endodontics, 2007, 33(10): 1145–1148.

[7] Monticelli F, Sadek F T, Schuster G S, et al. Efficacy of two contemporary single–cone filling techniques in preventing bacterial leakage[J]. Journal of Endodontics, 2007, 33(3): 310–313.

[8] Ng Y L, Mann V, Rahbaran S, et al. Outcome of primary root canal treatment: systematic review of the literature–Part 1. Effects of study characteristics on probability of success[J]. International Endodontic Journal, 2007, 40(12): 921–939.

[9] Penesis V A, Fitzgerald P I, Fayad M I, et al. Outcome of one–visit and two–visit endodontic treatment of necrotic teeth with apical periodontitis: a randomized controlled trial with one–year evaluation[J]. Journal of endodontics, 2008, 34(3): 251–257.

[10] Andreasen J O, Farik B, Munksgaard E C. Long-term calcium hydroxide as a root canal dressing may increase risk of root fracture[J]. Dental Traumatology, 2002, 18(3): 134–137.

[11] Hargreaves KM,Cohen S, Berman L.Cohen’s Pathways of the Pulp[J]. 2011.

[12] Torabinejad M, Walton RE. Endodontics: Principles and Practice[M], ed 4. St. Louis, Saunders， 2009.

第八章

根尖周外科治疗

随着根管治疗技术的发展，绝大多数牙髓病、根尖周病患牙均可行根管治疗术，成功率可达 90% 以上，但也有一部分病例，如根管治疗失败的患者，由于存在器械的分离、根尖外吸收、较大的根尖周囊肿等。常规根管治疗无法保留的患牙，需进行根尖周外科手术予以治疗方可保留患牙。因此，根尖周外科手术的适应证应包括以下几方面。

第一节　根尖周外科手术的适应证及非适应证

同所有手术性操作一样，根尖周外科手术同样应严格选择适应证，病例的选择很大程度上也影响着整个治疗的预后。

一、根尖周外科手术适应证

根尖周外科手术主要包括根尖刮治术、根尖切除术和根管倒充填术。

根尖周手术的适应证：① 根管治疗失败，且根管再治疗失败可能性很大，如冠部修复体完好，尤其是冠部修复体为桩核冠、烤瓷冠。② 根尖很大囊肿或者根尖病变需送病理检查者。③ 外伤致根尖 1/3 折断而牙不松动，经根管治疗后，将折断部取出者。④ 根管钙化堵塞或严重弯曲等原因，不能进行完善根管预备和充填，以及根尖区广泛吸收导致治疗失败。⑤ 器械分离、肩台、穿孔、过度超填而无法进行根管恰当充填，导致根管治疗失败，并阻碍根管再治疗者。⑥ 根管不能通畅，如桩核、银针、不可取出根充物和银汞等原因。⑦ 手术探察，完善根管治疗后症状持续未好转，排除各种可能因素后，可考虑根尖周手术探察，寻找和处理可能的病因，如根纵裂、遗漏根管、遗漏副根尖孔、根尖分叉、穿孔、超填和其他原因。

二、根尖周手术非适应证

根尖周手术的非适应证：① 患者全身状况不良，耐受手术有较大风险的。② 病变部位附近有重要组织、器官，如上颌窦和下颌神经管，手术损伤风险较大。③ 患牙的牙根过短和严重牙周病。④ 手术入路严重受限的患牙，主要包括张口受限的患者、根尖异位的患牙。

第二节　根尖周外科手术的种类

出于疾病部位与感染程度不同，根尖周外科手术也相应地分为根尖刮治术、根尖切除术、根尖倒预备术与根尖倒充填术。

一、根尖刮治术

根尖刮治术是指用手术的方法刮除根尖表面的肉芽组织与感染物质，创造良好的愈合环境，诱导根尖周组织修复。

1. 目的

根尖刮治术的目的是去除根尖周病变的软组织、坏死骨组织和感染的牙骨质，保留了牙根的长度。根尖刮治术既可单独开展，也可与根尖切除术联合应用。

2. 适应证

根管治疗或根管再治疗失败，通过根尖刮治来去除超填的根管充填材料或进行组织活检。

3. 非适应证

参照根尖手术的非适应证。

4. 基本过程、注意事项

（1）根尖组织暴露后，分离病变组织，用组织镊夹出骨腔，浸泡在甲醛溶液中，备送病理活检。

如果术中没有完整地取出病变组织，必须仔细清理术区，减少病变组织的残留。对范围较大的根尖周病变，应注意保护邻牙的血供和毗邻的重要解剖结构，如上颌窦或下牙槽神经血管束。

根尖肉芽肿和根尖脓肿大多在根管治疗后能够愈合，未能愈合如需手术治疗，则在手术中尽可能去除病变组织；如果是根尖周囊肿，手术中更应将病变组织完整刮除，否则易复发或迁延不愈。同时刮除的病变组织应常规送病理活检，以帮助诊断。

（2）根尖刮治术仅仅去除了根尖周的病变组织，单独开展时往往不能取得良好的远期疗效。

由于在根尖刮治时，虽然选择大小适宜的刮匙可将绝大多数的根尖周病变组织从骨腔剥离，但将病变组织从牙根面剥离的难度较大，尤其是位于牙根尖舌侧的病变组织，因此通常需结合根尖切除来完成。

二、根尖切除术

根尖切除术是指用外科手术的方法将患牙根尖截除部分，以彻底去净根尖区的感染来源，为后续的根尖周组织修复建立基础。

1. 目的

根尖切除术即通过手术切除患牙的根尖，获得处理根管内病原物的入路，结合根尖倒预备和倒充填，而达到去除根尖部感染，封闭根尖感染来源，使根尖组织完全愈合的目的，是根管外科中最常用的手术方法。

2. 适应证与非适应证

参照根尖手术的适应证与非适应证。

3. 根尖切除术的基本过程、注意事项

（1）牙根切除的原则：传统的根尖切除方法是斜行切除患牙根尖以便检查和处理根管，然而形成的牙根斜面增加了暴露的牙本质小管的数量，不利于根尖周病变的愈合。

原则上牙根切除应尽量垂直于牙根长轴，随着手术显微镜和专用显微手术器械，如超声工作尖（ultrasonic tip）和微型口镜（micro-mirror）等引入至根管外科中，手术入路受限的问题得以解决，大多数患牙根尖的切除基本上都能与牙根长轴垂直。仅在某些病例，由于手术入路的制约，根尖切除时可能不完全垂直于牙根长轴，可采用10°左右的切除角度。

根尖切除应尽量保留牙根的长度，一般不超过根尖3 mm，以免牙根支持丧失过多。对大面积根尖周病变的患牙，手术中不必平齐病变基部切除根尖，并应尽量保留颊侧骨板。

根尖切除后，用钨钢抛光裂钻平整牙根末端，去除锐缘。对于根尖切除术所用钻针的类型和转速并无特殊要求，涡轮或慢速手机皆可，关键是切割时要用水冷却术区，防止局部过热造成组织损伤和根充材料变性。

（2）根尖切除的方法：根尖切除的方法有两种，磨除法和切除法。磨除法指用细长的锥形裂钻自根尖开始，逐步磨除牙根至适宜的根长。而切除法在术前确定好要切除的根尖的长度，在牙根的相应位置切断。

这两种方法各有利弊。磨除法在根尖毗邻上颌窦或下齿槽神经血管束的情况下，易造成这些解剖结构的损伤；切除法受牙位和牙体倾斜度的影响较大，可能出现牙根切除过多、牙根断面倾斜度过大或损伤邻牙的情形。

三、根尖倒预备术

根尖倒预备术是指在根尖外科手术中，在截除部分根尖后，对根管根尖段进行倒预备。

1. 目的

根尖倒预备是为根尖倒充填作准备，目的是为了获得良好的根尖封闭，并建立有效的屏障阻断微生物及其产物到达根尖周组织。

2. 适应证

施行根尖切除术的患牙，同时未能进行完善根管治疗者。

3. 非适应证

参照根尖切除术的非适应证。

4. 原则

根尖切除后应常规行根尖倒预备和倒充填。根尖倒预备遵循的主要原则是：① 包含所有根管开口以及管间吻合部位。② 预备至少 3 mm 深度的窝洞。③ 尽量与根管长轴一致。④ 有足够的固位型。⑤ 避免根管壁过度切削。

5. 注意事项

（1）保持手术视野清晰：根尖切除后，先检查根尖断面，判断根尖是否完整切除以及根充物与根管壁的密合程度。如果骨腔内出血较多影响视野，可用浸有含肾上腺素的纱布填塞骨腔数分钟后观察。亚甲基蓝染色牙根断面有助于术者对根管口、峡部和根周膜的观察，有条件者可借助手术显微镜和微型口镜。

（2）根尖倒预备的深度：根尖倒预备多以超声工作尖完成，也可以使用修剪后并预弯的超声锉，预备的深度应至少为 3 mm。

根尖末端预备取决于预备的窝洞深度、预备的形状，理想的根尖末端预备深度应 ≥ 3 mm。这样有助于窝洞内材料的深度增加，减少根尖的微渗漏，如果预备的深度

<3 mm，有可能不能封闭所有的根尖侧支根管和根尖分歧，从而会对根尖微渗漏产生影响。有学者研究比较使用 MTA（Mineral Trioxide Aggregate）充填根尖倒预备 3 mm 和 5 mm 深度的窝洞，结果发现两者渗透性没有差异。此外，根尖预备至少≥ 3 mm，可以消除根管与牙周膜之间因侧支根管或暴露的牙本质小管相互联系的可能性。

（3）超声根尖倒预备的应用：随着治疗器械的发展，根尖倒预备通常大多采用超声工作尖来完成，超声工作尖比小球钻的体积更少，超声清理后的根管更加清洁。它可较容易地沿根管长轴预备达到 3 mm 的倒预备深度（超声工作尖）或更深（预弯的超声锉），具有同时清理根管充填物及根管之间峡区的能力，而且超声特有的微流效应（microstreaming effect）提供了良好的清理效能，而超声工作尖体积小，不仅可以在较小的骨腔内进行操作，而且也有助于保存牙槽骨组织；但小球钻从窗口伸至根尖进行切割，入口有限，需斜行切除根尖，与根管的长轴偏离，容易造成过多的牙本质小管的暴露，且预备的深度有限，由于使用时角度受限，在牙根的舌面 / 腭侧有侧穿的危险，根管末端不能有效地清理和封闭。在清洁峡区时容易造成侧穿，使用注射器内的冲洗液进行清理，效果也不佳，车头的体积较大，因而需要较大的骨腔进行操作，否则容易造成腭 / 舌侧穿孔。

由于根尖切除时不必形成斜面，超声工作尖能沿根管长轴进行倒预备；器械切割牙本质的速度减慢，有效防止根管壁受到过度切削；加上减少了洞壁玷污层的形成，窝洞更加清洁；有利于倒充填材料的封闭。另有报道，使用声波手机（sonic handpiece）进行根尖倒预备也可取得同样的效果。

为了达到根尖倒预备必须具备的足够深度，通常应到达充填良好的牙胶或根管桩的底部。由于超声工作尖预备的深度一般为 3 mm 或者更多，但超声倒预备工作尖上金刚砂覆盖的长度约为 3 mm。如果需处理的根管超出超声尖的范围，可用血管钳夹持根管锉来完成根管的清理和成形，或者把超声根管锉弯成适宜的角度来进行。在确定治疗计划时，如果发现根管桩下方需要处理的根管较长，应首选去除根管桩进行根管治疗或根管再治疗。

（4）根尖倒预备的洞型：目前多为单面洞预备。超声工作尖问世后，这种洞型在临床上普遍应用，用超声器械进行根尖倒预备，可沿根管走向制备单面洞。此外，还有沟槽式预备（slot preparation）是在手术入口极度受限或没有超声器械的情况下，可选择槽式预备，用裂钻在牙根面制备沟槽。沟槽式预备的洞型能较全面地清理根管壁，但较难确保持钻针居于牙根中央，因而容易发生牙根侧穿。浅碟形预备（saucer preparation）是在根尖切除后，用黏结性的充填材料覆盖牙根末端的一种手术方法。操作时先用大圆钻将牙根末端制备成浅碟状，涂布牙本质黏结剂后充填复合树脂，或选用玻璃离子水门汀直接覆盖于洞形。

四、根尖倒充填术

根尖倒充填术常与根尖倒预备术配合进行，指采用生物相容性的材料密闭充填于倒预备术所制备的窝洞中，以彻底完成根管的根尖区封闭。

1. 目的

根尖倒充填的目的是封闭根管末端，防止根管系统内的微生物及其代谢产物侵入根尖周组织，促进根尖周病变愈合。

理想的根尖倒充填材料应具有以下性能：① 无渗漏，能够长期严密封闭根管末段。② 生物相容性好，能诱导成纤维细胞，使根尖形成牙骨质修复。③ 与牙体组织产生黏结。④ 抗溶解性好，不被机体组织吸收。⑤ 具抗菌性。⑥ 易于操作，不受潮湿环境的影响。⑦ X 射线阻射。

2. 适应证

根尖切除并行根尖倒预备的患牙。

3. 非适应证

参照根尖切除术的非适应证。

4. 根尖倒充填术的基本过程、注意事项

根尖倒预备后，生理盐水冲洗清洁术区，干燥、吹干根尖倒预备洞形，调拌倒充填材料，应用倒充填输送器和倒充填器完成根尖倒充填，并去除多余倒充填材料。

为避免多余的倒充填材料黏附在骨腔壁上，可在倒充填前将浸有生理盐水的小纱条覆盖牙根舌侧骨壁，且以不影响根尖倒充填区域为限，待倒充填完成后，将小纱条和多余的倒充填材料一并去除。

目前临床上使用的倒充填材料主要有银汞合金、丁香油氧化锌水门汀、玻璃离子、复合树脂、Cavit、MTA 等。

五、根尖手术的愈合过程及机制

1. 根尖手术的愈合过程及其机制

组织学研究表明，患牙在根尖切除、根管得到彻底的清理和充填后，牙根末端暴露的牙本质表面可有新生牙骨质的沉积。研究显示，MTA 根尖封闭效果明显优于银汞合金及玻璃离子，且固化不受潮湿和血液存在的影响，固化后也不溶于水。MTA 为生物材料，具有良好的生物相容性，当它接触组织细胞时，刺激成骨细胞释放细胞因子和白介素的产生，能够促进软组织的再生。在根尖周病变愈合中起重要作用的成骨细胞在 MTA 表面可良好的附着、扩展和增殖，在以 MTA 为主要成分的培养基中，人的成骨细胞或骨瘤细胞生长良好，在修复功能上它能为细胞附着提供一种生物活性酶，便于提高碱性磷酸酶的水平，有利于组织修复。故应用 MTA 作为根尖倒充填材料可有效地促进根尖周骨破坏区的愈合。

在口腔临床根尖周病预后观察指标中，牙周组织的愈合方式是一项重要指标。根尖周愈合，主要是由牙周膜组织合成胶原，以及发育为成骨细胞和成牙骨质细胞进行修复的。在根尖倒充填术中，材料与根尖周组织直接接触，从而对根尖周的愈合有较大的影响。

牙周膜细胞（periodontal ligament cell，PDLC）是牙周膜中最多，功能上也是最重要的细胞，是人牙周膜组织中的主要间质细胞，不仅具有合成胶原、基质、弹力纤维和糖蛋白的功能，而且还有吸收胶原、吞噬异物的能力，在牙周组织的生理和病理中起重要作用。

2. 不同倒充填材料对愈合过程的影响

临床上常用的根尖倒充填材料，主要有银汞合金、玻璃离子水门汀（glass ionomer cement，GIC）、复合树脂、牙胶尖、中间修复材料（IRM）、超级苯乙基苯甲醛（Super-EBA）、氢氧化钙［$Ca(OH)_2$］、羟基磷灰石（Hydroxyapatite，HA）、复合树脂等。

（1）银汞合金：研究显示，银汞合金倒充填体周围大部分区域的炎症细胞以淋巴细胞为主，紧邻银汞合金处主要为多形核白细胞，大多数银汞合金充填体上可见纤维组织囊，表面没有牙骨质形成。

（2）复合树脂：研究显示，resin Spectrum TPH（TPH）能抑制细胞的生长、黏附和增殖。TPH 释放大量三甘醇二甲基丙烯酸、乙二醇二甲基丙烯酸、甲醛等，毒性大。对人牙周膜细胞的毒性时发现，复合树脂在 14 天内的毒性反应最强。

（3）MTA：MTA 具有强碱性。调拌后的 MTA 可维持高 pH 达 24 h 以上，具有良好的生物相容性，能促进硬组织再生，刺激成骨细胞释放细胞因子如白细胞介素 -1、6、8 等，促进骨钙蛋白、骨涎蛋白、骨桥蛋白和 AKP 的表达，促进根尖周骨破坏区的愈合。

在 MTA 倒充填体上，83% 的样本有一层厚牙本质形成，一些区域可见牙周纤维插入新形成的牙骨质中。在 MTA 倒充填后 2~5 周时，就有新生的牙骨质在 MTA 表面形成，在第 10 周，几乎所有的根面均有新生的牙骨质覆盖在 MTA 上。临床病例报道 MTA 倒充填追踪观察 15 个月，根尖病变完全愈合。

（4）其他：倒充填术所用材料还可包括树脂改性玻璃离子水门汀、复合体等。树脂改性玻璃离子水门汀含有树脂和玻璃离子，能释放出大量羟乙基甲基纤维素、甲基丙烯酸缩水甘油酯、乙二醇等。复合体能释放出高浓度的三甘醇和少量单体如羟乙基甲基纤维素和乙二醇。通过研究表明，TPH 毒性最大，复合体毒性最低，都抑制细胞的生长、黏附和增殖。

在通过测试细胞的活力和增殖率，检测银汞合金、树脂、GIC 对人牙周膜细胞的毒性时发现，这 3 种材料都影响细胞的活力和增殖率，树脂在 14 天内的毒性反应最强，银汞合金和 GIC 的细胞抑制力较弱。在研究 MTA、super-EBA 和银汞合金对人牙周膜细胞的毒性时发现，在混合期，细胞毒性由高到低依次为汞合金 >super-EBA>MTA；24 h 细胞毒性，由高到低依次为 super-EBA>MTA ≌银汞合金；高浓度时，由高到低依次为 super- EBA> 汞合金 >MTA；即 MTA 的毒性最低，有良好的生物相容性。

第三节 术 前 评 估

为保证根尖周手术获得满意的效果，每例手术都必须在术前进行详细的评估，以考量手术的难易度、病变的预后以及患者的耐受情况等。

一、患者术前评估

1. 局部手术区域的评估

（1）患牙的评估：首先要考虑的问题是该患牙是否值得保留及其在整个治疗计划中的重要性。对于行根尖外科手术的患牙以及邻牙进行仔细检查，注意有无龋坏、缺损、隐裂、牙髓坏死等情况，必要时先进行相应治疗，避免干扰手术的进行和疗效判定。

（2）术区牙周状况的评估：术区对牙周组织会有影响，如果有龈炎或轻度牙周炎，需先行牙周治疗。而牙周组织明显的缺损以及骨质破坏也会影响到瓣膜的设计类型和范围。由于手术有可能会在牙龈的龈沟内设计切口，因此可能会影响术后附着龈水平，应该预先向患者说明此风险。严重的牙周牙髓联合病变、进展性牙周炎的患牙预后差，不宜行根尖外科手术。覆盖骨突的黏膜组织很薄，此处切开翻瓣后会形成瘢痕愈合，因此瓣膜设计时应避开骨突处。设计手术瓣膜切口应避开瘘管或窦道，翻瓣时此处会遇到较大阻力，需小心分离，切不可使用暴力，撕裂瓣膜后会形成瘢痕愈合，瓣膜切口时还需注意系带的大小、位置、质地和附着范围。患者的开口度、开口型和张口能力不仅影响手术视野，而且也会影响手术器械的选择和使用。

（3）术区解剖结构的评估：术者对手术区的解剖结构必须非常熟悉。要注意上颌窦、颏孔、下颌管、鼻底以及腭部大血管等结构的位置。前牙唇、颊侧的手术开展较普遍，这是因为舌腭侧以及后牙区手术难以操作，特别是下颌后牙需通过致密的颊侧的硬骨板甚至外斜嵴，手术创伤较大而常影响预后。

二、影像学评估

影像学评估包括：术区根尖区状况的评估、术区牙槽骨状况的评估、术区邻近牙及重要解剖结构的评估。

1. 根尖区状况的评估

可通过拍摄 X 射线根尖片、全口牙位曲面体层片，或拍摄牙 CT，以评估术区根尖区的状况，注意观察牙根的长度、弯曲度、数目和形态（如融合根、根分叉情况），病损的大小及类型，以及根管治疗等情况。

2. 术区牙周状况的评估

影像学评估术区牙槽骨的状况，观察术区牙槽骨高度、牙槽骨的吸收程度和吸收类型，帮助了解患牙的牙周状况，明确骨质破坏范围等。

3. 术区及邻近牙齿解剖结构的评估

影像学评估邻近牙及重要解剖结构，可以周围重要解剖结构的位置（如颏孔、鼻窦），以及与患牙根尖的关系；根尖孔至下牙槽神经束的距离；相邻牙齿牙根根尖或多根牙牙根之间的距离。

X 射线评估包括：根尖片、全景片、CT 等。进行腭部根尖手术时最好拍摄咬合片。全口牙位曲面体层片对于后牙区手术尤其重要，可以显示重要的解剖标志，如颏孔、下颌管，上颌窦的边界，以及病变范围和程度。牙 CT 通过三维扫描和重建，可以较为精确地显示病损的位置、大小以及和周围组织的关系。

三、全身状况评估

手术治疗前医师需要详细了解患者的系统病史，包括身体的主要系统，如心血管、呼吸、消化、泌尿生殖、内分泌和中枢神经系统。尤其需要关注：患者过去和现在用药史；过敏史；是否有出血倾向；过去和最近住院史；有无风湿热、糖尿病；心血管病史，包括高血压、心肌梗死、经皮冠状动脉腔内成形术（PTCA）、瓣膜置换术；肾病，包括慢性肾衰竭、肾透析；癌症和传染性疾病；器官移植、免疫抑制治疗；癫痫、青光眼、哮喘和肝功能障碍等。

一般来说，心脏病、糖尿病、血液病、严重哮喘、放射性骨坏死、肝肾功能障碍、梅毒、结核病、衰弱性疾病、器官移植和接受类固醇药物治疗的患者是禁忌手术的。进行根尖外科手术前，必须采取相应的措施防止出现危险。如果有风湿热病史需要进行手术，术前给予抗生素配合。对年老体弱者和严重心理障碍者，需要评估其是否能承受或配合外科手术的治疗。如果存有疑问，必要时请内科医师或专科医师会诊。

四、知情同意

由患者本人、监护人或证明人签署知情同意书，证明其理解并接受或拒绝治疗建议、治疗种类和合理的替代治疗方法。知情同意书存入患者的病历中作为永久记录，医师需要告诉患者在治疗中或治疗后可能遇到的困难。患者也要了解所要进行的治疗可能会发生的并发症，知情同意书代表了医师和患者都同意该特定的治疗方案。如果在治疗过程中出现任何变化，仍然需要讨论并将变化部分补充到协议中，注明日期并由患者和医师签名。患者有权知道医师特殊的技能水平和操作方面的经验，必须有患者对治疗的书面同意。任何记录、放射影像学资料或照片在发表或公开之前，必须征得患者的同意。若因医师未遵循正确的治疗规程进行操作，从而导致患者遭受本可避免的与治疗有关的损伤，无论手术的设计多么巧妙，患者均有权提请法律保护。

第四节 术 前 准 备

高质量的手术决定着疾病的预后，而为保证手术的质量，每一位术者与助手都应从术前即开始进行细致的准备。

一、手术器械的准备

根尖外科手术常用器械包包括检查器械、切开与剥离器械、刮治器械、观察器械、输送器与充填器、缝合器械、组织牵拉器械等。

（一）检查器械

包括口镜、镊子、普通探针、牙周探针。前三者为口腔常用器械。如果患者有牙周病变，须准备牙周探针，以便手术时测量牙周袋深度。

1. 常规手术器械

（1）切开与剥离器械：常用切开器械有刀柄，15、15C 刀片，15C 刀片是根尖手术理想刀片，既可用来切开牙间龈乳头，也可一次完成垂直切口。握笔式持刀柄既方便手术操作，也利于切开时精确控制。软组织剥离器有大小不同型号。与普通剥离器相比，使用该器械剥离牙龈和软组织，可把对软组织产生的伤害减至最小且剥离得更完整更干净。

（2）刮治器械：几乎所有的牙周刮治器都可以使用；牙周膜和舌侧壁的刮治需要小型的刮治器。

（3）组织牵拉器械（图 8–1），翻瓣后需用组织牵开器牵开并保护瓣膜组织，牵拉器前端为 45° 和 90°，有不同大小，根据手术牙位选择。

2. 特殊手术器械

（1）观察器械：根尖手术中微型口镜（图 8–2）常用来观察术区和根尖情况。微型口镜有多种形状，临床上圆形和长方形是最常用的。微型口镜的一个重要特点是颈部有弹性，以便清楚地看到根面的完整影像。

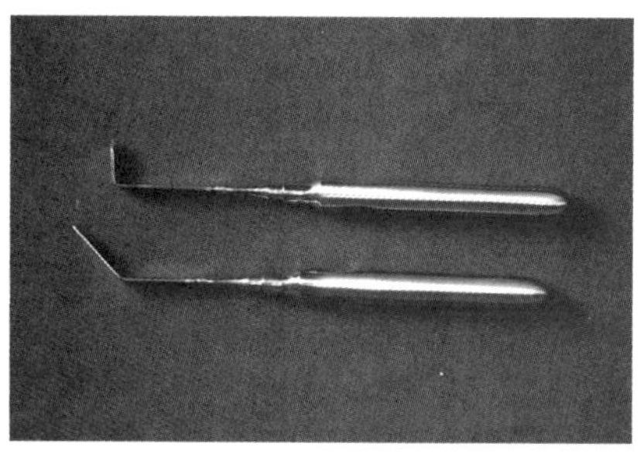

图8–1　组织牵拉器

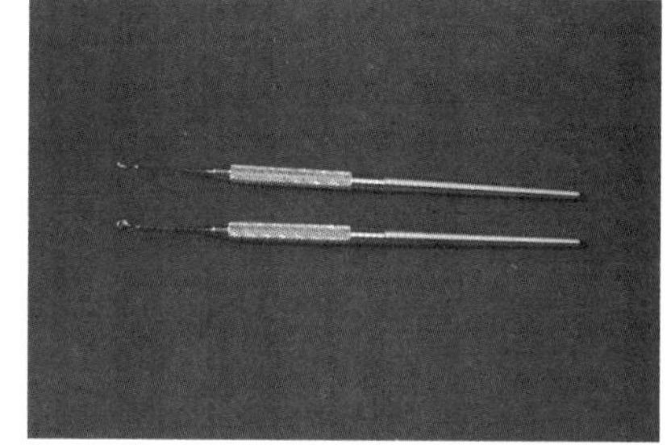

图8–2　显微口镜

（2）输送器与充填器：主要是指倒充填输送器（图 8–3）与倒充填器（图 8–4）。银汞合金根尖倒充填时，应选用微型银汞合金输送器，常规银汞合金输送器大，输出银汞合金量大，易将银汞合金碎屑掉在术区，如没有微型银汞合金输送器，用常规银汞合金

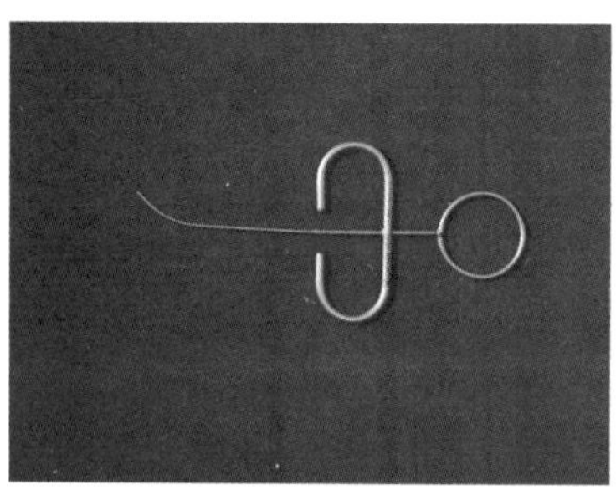

图8–3　输送器

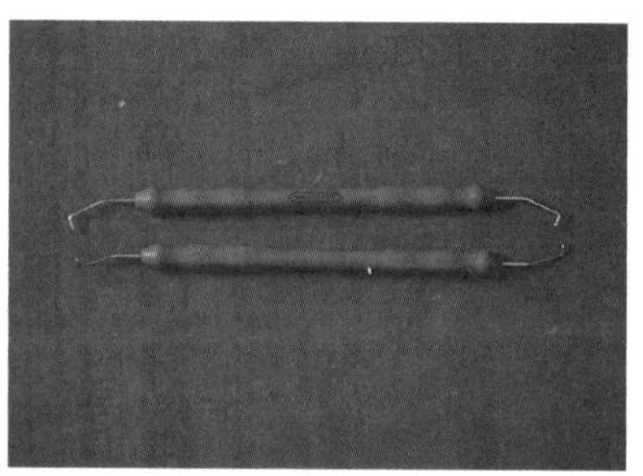

图8–4　倒充填器

输送器时，可少量输送。银汞合金充填器应细，以便于根尖倒充填，如没有合适的充填器，可将探针尖端磨改成细的充填器。MTA（mineral trioxide aggregate）配备专门的倒充填输送器和倒充填器。

（3）根尖倒预备器械：临床上采用两种根尖预备方法。高速手机根尖预备和超声根尖预备。高速手机根尖预备是在冷却状态，用球钻或倒锥钻预备与根管一致的Ⅰ类洞，深 2~3 mm，临床上不易操作，预备洞形易与根管不一致，甚至造成舌侧根尖侧壁穿。超声根尖预备保留牙体组织多，壁光滑，预备洞形与根管一致。目前临床常用的超声头是 KiS 超声工作尖。KiS 超声工作尖是显微外科工作头，表面镀有镍化锆膜，可增加张力和粗糙程度，切割速度更快更柔和，切割后的牙本质表面更粗糙，更利于充填材料的黏结。切割头长 3 mm，其冲洗口在超声头尖端附近，使切割更快更平稳，并减少微裂纹的产生。KiS–10 呈 80° 角，直径为 0.24 mm，用于下颌前牙、前磨牙，KiS–20 直径较大，用于粗大根尖，KiS–30 有两个弯，尖端呈 75° 角，适用于上颌左侧和下颌右侧后牙，KiS–50 设计与其相对应，用于上颌右侧和下颌左侧后牙，KiS–40 尖端呈 110° 角，其余部分与 KiS–30 相似，用于磨牙的舌侧，KiS–60 与其相对应。

（4）其他器械：如 Stropko 气水枪，根尖干燥一般用 Stropko 气水枪，末端直径为 0.5 mm，可以安装在普通气水枪上，能够轻松高效地干燥倒充填预备区，弥补传统用纸捻干燥法费时且不能彻底干燥术区的缺点。

放大镜或显微镜，手术区域的放大可以借助放大镜来完成，由于放大倍数的增加，令手术治疗中的探查能力、评估能力和精细准确的操作能力均有提高。辅助设备的应用能快速有效地提高治疗的质量。小型放大镜可提供 2.25~6 倍的放大倍数，放大的视野和良好的景深。显微镜的应用可最大程度地增加可视性，由于具有出色的光学放大性能，显微镜能提供 3~30 倍的放大倍数和良好的景深，而且还配备高强度的光源，以减少手术野中的阴影。

进行根尖外科时，并不是上述所有器械均需使用，新型器械能够使手术更方便实施，提高成功率和减轻手术后反应。常规的口腔手术器械，也可满足简单的根尖外科手术需要。

二、根管倒充填材料的种类及选择

自从根尖倒充填术应用于临床以来，术者们就探索了不同齿科修复材料用于根管的倒充填，随着材料学的发展，更多具有优秀生物相容性的材料不断涌现，有助于临床疗效的不断提高。

1. 银汞合金

银汞合金应用于根尖倒充填已有100余年的历史。法勒（Farrar）（1884）年首次报道了将银汞合金用于根尖倒充填的病例，随后莱茵（Rhein）（1897）、加文（Garvin）（1919）不断完善了将银汞合金用于根尖倒充填的技术。银汞合金有很多优点，如易操作、X线阻射、不溶解于组织液、边缘封闭能力不受周围腐蚀物质影响。新调制的银汞合金由于银粉和汞没有完全反应而具有较强的细胞毒性，随着材料的凝固其细胞毒性显著下降。

银汞合金的应用存在许多缺点，如初始的边缘微渗漏、腐蚀性、锡和汞对根尖周组织的污染、合金中某些金属对潮湿敏感、对根尖洞形预备要求高等。尽管如此，银汞合金仍受到许多临床医师的青睐，可能与其价格低廉，能承受较大咀嚼力等特点有关。

2. 复合树脂

复合树脂由于自身的细胞毒性和刺激性极大，限制了在根尖倒充填的应用。复合树脂的细胞毒性受使用方法的影响，如果使用恰当，其细胞毒性可随之减小甚至消失。复合树脂加用牙本质黏结剂发生微渗漏的比例最少，其次是复合树脂充填，而且都不需要在根尖制备标准的洞形。现在临床常用的方法为体外制作复合树脂桩，加用黏结剂行根尖倒充填术。光固化型复合树脂根尖微渗漏明显少于银汞合金，且操作方便，减少了手术时间。研究显示，光固化型复合树脂的治愈率为74%，而银汞合金的治愈率仅为59%。因此，正确使用复合树脂加用牙本质黏结剂可作为根尖倒充填材料。

3. 玻璃离子黏固粉

玻璃离子黏固粉（glass ionomer cement，GIC）是由硅酸铝玻璃和聚丙烯酸水溶液反应而成，其黏性由自身的物理化学性质决定。生物相容性研究表明，新配制的GIC具有细胞毒性，随着材料的凝固，细胞毒性也随之减小，充填时易操作，不会引起任何不利于根尖周的组织学反应。玻璃离子倒充填时在牙体表面涂布一层清漆，可显著增强其抗微渗漏能力。Chong将光固化加强型GIC用于根尖倒充填，由于其对潮湿敏感性下降、体积变化更小、渗入牙本质表面更深，而减少了根尖微渗漏。GIC用做根尖倒充填材料具有良好的边缘密合性、生物相容性和抗溶解性，且凝固后无细胞毒性，可以作为较理想的根尖倒充填材料。

4. MTA

MTA（mineral trioxide aggregate）是1993年由李（Lee）等引进牙科治疗，由细腻的亲水颗粒组成，其主要成分为铝酸三钙、硅酸三钙、氧化三钙、氧化硅和氧化钙，除此还有少量无机氧化物。电子探测微量分析的结果显示，MTA的主要离子成分为钙、磷离子，与牙齿硬组织的离子成分相同。

MTA 由粉剂和蒸馏水组成，按比例调合后呈凝胶状，最初的 pH 为 10.2，3 h 以内完全固化，然后 pH 上升至 12.5，与 $Ca(OH)_2$ 相当，并可维持高 pH 达 24 h 以上。固化后的性质取决于微粒的大小、水粉比、温度和固化时是否含水或气泡。MTA 的固化不受潮湿和血液存在的影响，固化后也不溶于水，在 MTA 上放置湿棉球可帮助固化，固化过程中的形变小，利于边缘的密合。MTA 固化 24 h 后抗压能力为 40 Mpa，低于银汞合金、IRM（intermediate restorative material）与 Super-EBA（super ethoxybenzoic acid）等材料，72 h 后抗压能力明显升高，21 天后上升至 67 Mpa，仅低于银汞合金，与 Super-EBA 无显著差异，而明显高于 IRM。

MTA 中加入氧化铋，使其具有与牙胶相似的 X 线阻射性，高于牙本质，在 X 线片上容易辨认。琼脂平铺技术和放射性 Cr 标记技术测试新鲜调合的 MTA 毒性高于银汞合金，明显小于 IRM 和 Super-EBA，固化后无可析出的毒性成分，24 h 后毒性无明显改变，不影响细胞内乳酸脱氢酶的功能，无致癌作用。MTA 对感染根管中常见的 9 种兼性厌氧菌中的 5 种具有较强的抗菌性和抑菌性，优于银汞合金、Super-EBA 和 ZOE（Zinc Oxide eugenol），原因可能与其较高的 pH 有关。

大量试验通过染料渗透、细菌渗漏、内毒素渗透、液体传导、电化学渗漏等方法显示 MTA 进行根管侧穿或髓室底穿孔修补和根尖倒充填时的封闭性明显高于银汞合金、IRM、Super-EBA、GIC 和羟基磷灰石等，特别是存在血液污染时。也有一些研究认为 MTA 用于穿孔修补 1 个月后，根管倒充填 3 个月后对染料和细菌的渗漏与其他材料无显著差异。得出这些不同结论与试验方法、材料性质、MTA 使用中的调拌和输送技术有关。使用扫描电镜可以直接观察 MTA 根尖倒充填后的边缘适应性。Torabinejad 在牙齿的横、纵剖面均观察到材料与牙齿表面 2.68 ± 1.35 μm 的裂隙，在银汞合金、IRM 和 Super-EBA 等材料中为最小，并推测 MTA 与牙本质间有一层很薄的结合。Peters 等采用计算机模拟咀嚼作用，加载于 MTA 根尖倒充填的牙齿，扫描电镜观察材料边缘的连续性破坏，边缘连续的百分比由 99.2% 降至 98.9%，仍保持较高的水平，由于 MTA 含有 5% 疏水硫酸钙，使其在固化时有膨胀的可能，因而增加了边缘封闭性。

MTA 作为一种生物材料具有良好的生物相容性，能够促进软硬组织的再生。在根尖病变愈合中起重要作用的成骨细胞在 MTA 表面可良好的附着、扩展和增殖。直接接种于小鼠和几内亚猪骨内的 MTA 周围组织无炎症反应，并在 80 天后可见 MTA 与骨的直接结合。MTA 用于直接盖髓的试验中，接触 MTA 的犬牙牙髓与 MTA 间形成结晶状均质的带状结构，有骨样硬组织沉积，修复性牙本质形成，无或较少有炎症反应。Aerinehehi 等选取人即将拔除的下颌第三磨牙，人为造成露髓后使用 MTA 直接盖髓，2 个月后观察到牙本质桥的形成，最后可达 0.28 mm，邻近牙本质桥可见成层的成牙本质细胞和轻微的慢性炎症。采用活髓切断后 MTA 盖髓，预防性治疗下颌第二前磨牙畸形中央尖，6 个月后见成层的牙本质桥形成，无牙髓炎症。MTA 用于根管侧穿和髓室底穿孔修补时同样可促进软硬组织的形成。未成熟的恒牙伴有敞开的根尖孔是牙科治疗中的棘手问题，使用 MTA 做根尖封闭剂进行根尖成形术，可以避免使用传统 $Ca(OH)_2$ 造成的治疗时间和封闭效果的不确定及后续治疗打通钙化桥的困难，效果明显。观察 MTA 作为根尖封闭剂时的试验显示，狗根尖组织对 MTA 无炎症反应，根尖孔全部封闭。

三、患牙的术前准备

对手术所涉及的患牙及其邻牙进行仔细检查，注意是否存在龋损和修复体的破损，还要测试牙髓活力情况，通过叩诊，透照、染色等方法检查有无牙齿隐裂。探查术区牙齿，包括患牙的牙周袋，记录探诊深度。根据检查结果，确定是否需要在根尖手术的同时进行牙周刮治的治疗计划。

对于牙龈需评估边缘龈的状态和完整性，记录组织的软硬、颜色、退缩、肿胀、是否有牙龈裂、探诊出血。若牙周情况不良，应先给患者行牙周治疗，然后再考虑进行根尖手术。对附着龈应作颜色、质地和纵向宽度的评估，尤其应注意其纵向宽度。附着龈窄会导致较大的黏膜区域缺乏血供，限制进入根方的深度，翻瓣困难，瓣易回缩，最终造成肿胀、术中严重出血，并增加淤血倾向。反之，前庭深可增加瓣设计的选择性，手术涉及的结缔组织较少，易于切开、翻瓣和控制处理，还能提供更好的视野，将瓣翻起后，操作方便。

应仔细触摸是否存在骨尖、骨嵴并评估其外形是否尖锐，避免手术中撕裂。可用手指直接按压切口位置时，组织很容易变白，说明这部分组织切开后不容易缝合，应避免在这样的组织上做切口。可将切口设计在牙根间黏膜较厚的区域。

瘘管或窦道是其下方病变组织长期引流、破坏了黏膜组织的完整性而产生的上皮化或瘢痕性通道。在对这样的组织用力翻瓣时，瘘管或窦道处会被撕裂，导致难以闭合的穿孔，影响愈合。因此，对于患牙同时伴有瘘管的情况，在手术中须谨慎处理。

为了确定患牙牙根的长度、角度和位置，病损的范围，异物的位置，以及明确根尖与重要解剖结构的关系，最好从不同水平的角度拍摄至少 2 张根尖片，以及曲面断层片，有条件的可以拍摄牙 CT。牙根短时手术入路较为容易，手术切口设计龈沟内瓣，牙根短还不易累及重要解剖结构，考虑到保持牙齿适当的冠根比，截根时应予保守处理。牙根长时手术中需要翻瓣的面积较大，考虑切口设计和翻瓣方式的不同，手术的并发症可能有大面积肿胀、淤血和感觉异常等病损。手术前，应该向患者阐明术前和术后保持良好口腔卫生的重要性。

第五节 手 术 过 程

一、麻醉的选择

有效的麻醉保证根尖外科手术的顺利实施，合适的麻醉药物和麻醉方法可同时获得有效的麻醉和良好的止血。麻醉的失败可引起患者不必要的疼痛和焦虑，延长手术过程，增加术后并发症的发生概率。

（一）麻醉的种类

口腔局部麻醉的种类有表面麻醉、浸润麻醉和阻滞麻醉。

1. 表面麻醉（superficial anesthesia）

亦称涂布麻醉（topical anesthesia），是将麻醉剂涂布或喷射于手术区表面，麻醉剂被吸收而使末梢神经麻痹，以达到镇痛的效果。该麻醉方法主要用于表浅的黏膜下脓肿切开引流，松动的乳牙或恒牙拔除，舌根、软腭或咽部检查，以及气管内插管前的黏膜表面麻醉。一般可用 1% 丁卡因或 2% ~4% 利多卡因做表面麻醉。由于表面麻醉药能迅速被组织吸收，有时可出现毒性反应，如与局部注射麻醉药物合用时毒性更大。

2. 浸润麻醉（infiltration anesthesia）

将局部麻醉药物注射于组织内，以阻断用药部位神经末梢的传导，产生镇痛的麻醉效果。浸润麻醉适用于口腔颌面部软组织范围内的手术以及牙、牙槽突的手术。一般采用 5 号注射针头和 5 mL 注射器。常用药物为 1% ~2% 利多卡因，麻醉方法有：① 皮丘注射法。② 骨膜上浸润法。③ 牙周膜注射法。

（1）皮丘注射法：在皮下或黏膜下注射少量药液，形成皮丘，然后再分层注射，此法除有麻醉神经末梢的作用外，由于药液的水压力，使组织内张力增大，毛细血管出血减少，手术野清晰，分离组织容易。

（2）骨膜上浸润法：在上、下颌牙槽突的前份，唇颊侧或舌腭侧牙龈，距龈缘约 1 cm，相当于根尖部进针，针头与黏膜成 45° 角，进入黏膜下、骨膜上，注射药物 0.5~2 mL。注意不要刺入骨膜下，以免引起术后疼痛和局部反应。由于上、下颌牙槽突前份的骨质疏松、多孔，药物可通过骨膜，经骨面的小孔渗透至需手术的牙根尖的神经丛，产生麻醉效果。

（3）牙周膜注射法：用短而细的注射针头，金属注射器或牙周膜注射器，从牙的近中或远中直接刺入牙周膜，深达 0.2~0.5 cm，注射药物 0.2~0.4 mL。此法适用于对疼痛耐受力较强、有出血倾向或牙周膜有炎症、单纯用骨膜上浸润麻醉或阻滞麻醉效果不佳的患者。

3. 阻滞麻醉（block anesthesia）

将局部麻醉药物注射于神经干或主要分支周围，以阻断神经末梢传入的刺激，使该神经分布区域产生麻醉效果。此法能麻醉比较广泛的区域，可以避免多次注射带来的疼痛。使用药物剂量少，麻醉效果完全，麻醉作用深，维持时间长。由于可以远离病变部位进行注射，对整形手术和感染病例尤为适用。

进行阻滞麻醉要熟悉口腔颌面部的局部解剖，特别是三叉神经的行程与分布，以及神经走行的骨孔位置，严格按照无菌操作，针头避免接触未消毒的口腔组织器官，如舌、唇、颊、牙及牙龈等，以免将污染带入深层组织引起感染，注射时应在颌面部找一个支点，推注药物之前，应回吸检查有无回血，如有回血应改变注射针的方向，直到回吸无血，方可注射局部麻醉药物。

（1）上牙槽后神经阻滞麻醉（block anesthesia of posterior superior alveolarnerve）：将麻醉药液注射于上颌结节，以麻醉上牙槽后神经，故又称为上颌结节注射法（tuberosity injection）。上牙槽后神经阻滞麻醉分为口外与口内注射法，临床上以口内注射法较为常用。

口内注射法的进针点为上颌第二磨牙远中颊侧根部的口腔前庭沟处。如第二磨牙尚未萌出，进针点则在第一磨牙远中颊侧根部的口腔前庭沟处. 如上颌磨牙缺失，则以颧牙槽嵴的前庭沟为进针点。

注射时患者取坐位，头稍后仰，半张口，上颌牙颌平面与地平而成 45° 角。术者用口镜将口颊向后上方牵开，显露注射点。注射针头与上颌牙颌平面成 45° 角，向后上方刺入，同时将注射器向同侧口角方向移动，使针头沿上颌结节外后面的弧形骨表面滑动，向后、上、内方向进针，深约 2 cm，回吸无血，推注药物 2 mL。注射针尖刺入不宜过深，以免刺破上颌结节后方的翼静脉丛，引起深部血肿。

此法可以麻醉除上颌第一磨牙颊侧近中根外的同侧上颌磨牙、牙槽突及颊侧的牙周膜、骨膜龈黏膜。由于上颌第一磨牙近中颊根由上牙槽中神经支配，拔除上颌第一磨牙时，应补充颊侧浸润麻醉。

（2）腭前神经阻滞麻醉（block anesthesia of anterior palatine nerve）：将局部麻醉药液注射入腭大孔或其附近，以麻醉腭前神经，故又称为腭大孔注射法（greater palatine foramen injection)。进针点为上颌第三或第二磨牙腭侧龈缘至腭中线连线的中外 1/3 的交界处，软硬腭交界前约 0.5 cm。如上颌第三磨牙未萌出，则在上颌第二磨牙的腭侧，口内黏膜表面可见一个小凹陷。

注射时患者取坐位，头后仰，大张口，上颌牙颌平面与地平面成 60° 角。注射针从对侧下颌尖牙与第一磨牙之间，向后、上、外方向进针，刺入腭黏膜，直达骨面，稍回抽 0.1 cm，然后注射药物 0.5 mL，此时可见局部腭黏膜变白。一般在注射点稍前方注射，如注射点过于向后，注射剂量过多，可引起恶心、呕吐反应。此法可麻醉同侧上颌磨牙、前磨牙的腭侧牙龈、黏骨膜和骨组织。

(3) 鼻腭神经阻滞麻醉(block anesthesia of nasopalatine nerve)：将麻醉药物注入腭前孔(切牙孔)，以麻醉鼻腭神经，故又称腭前孔注射法(anterior palatine foramen injection)。进针点为上颌中切牙的腭侧，左右尖牙连线与腭中缝的交点；若上颌前牙缺失者，以唇系带为准，向后越过牙槽嵴 0.5 cm，表面有菱形的腭乳头。

注射时患者取坐位，头后仰，大张口，针头从侧面刺入腭乳头的基底部。然后将注射器摆到中线，使注射器与牙长轴平行，注射针进入切牙孔，深度达 0.5 cm，推注药物 0.3~0.5 mL。由于该处组织致密，注射药物时，需较大压力。此时应注意避免因用力过大而造成针头脱落。一旦针头脱落，立即让患者低头，从口内小心取出，防止针头滑入气管或食管，造成严重后果。

此法可麻醉两侧尖牙连线前方的腭侧牙龈、黏骨膜和牙槽突。由于在尖牙的腭侧远中有腭前神经交叉，所以在尖牙腭侧牙龈手术应补充麻醉，如尖牙腭侧的局部浸润麻醉或腭前神经阻滞麻醉。

(4) 眶下神经阻滞麻醉(block anesthesia of infraorbital nerve)：将麻醉药物注入眶下孔或眶下管，故又称为眶下孔或眶下管注射法(infraorbital foramen or canal injection)。眶下神经阻滞麻醉是将局部麻醉药物注射到眶下孔或眶下管内，麻醉出孔的眶下神经，又称眶下孔或眶下管注射法。此法分口外注射和口内注射两种方法。

眶下孔的表面标志是在眶下缘中点下方 0.5~1 cm 处，患者两眼正视前方，其瞳孔下方为眶下缘的中点，上颌第二前磨牙和颏孔的连线通过眶下孔。

注射时患者取坐位，头稍后仰，上下颌牙闭合。

1) 口外注射法：术者左手示指扪及眶下缘，在眶下孔处指压有明显的痛感。由于眶下孔和眶下管的方向是向前、下、内，所以进针点位于眶下孔内下方 1 cm，鼻翼外侧约 1 cm 处。注射针与皮肤成 45° 角，斜向上、后、外直接刺入眶下孔。如针尖抵眶下孔周围的骨面，可先注射药物 1 mL，再寻找眶下孔，进入眶下孔有突破感。进针深度在 0.5 cm

左右，不可进入太深，以免损伤眼球。注意回吸无血时，方可推注药物 1~2 mL。

2）口内注射法：用口镜牵开上唇，在上颌侧切牙根尖口腔前庭沟处为进针点，注射器与上颌中线成 45° 角，沿骨面向上、后、外方向进针约 2 cm，针尖抵眶下孔周围骨面，注射药物 1 mL。然后用示指压在眶下缘中点的下方，寻找眶下孔，进入眶下孔后注射药物 1 mL。口内注射法不易进入眶下管。

眶下神经阻滞麻醉的范围包括同侧下睑、鼻、眶下部、上唇以及上颌前牙和前磨牙的唇颊侧龈黏膜、骨膜和牙槽骨。

（5）下牙槽神经阻滞麻醉（block anesthesia of inferior alveolar nerve）：将麻醉药物注射于翼下颌间隙内，故亦称翼下颌注射法（pterygomandibular injection）。麻药扩散后麻醉下牙槽神经。该注射分口内和口外两种注射法，临床上常用口内注射法。

口内注射法的进针点为颊脂垫尖，翼下颌皱襞中点外侧 0.3~0.4 cm，下颌磨牙颌平面上 1 cm。无牙颌患者上、下牙槽嵴连线中点外侧 0.3~0.4 cm 处。

注射时患者取坐位，大张口，下颌牙颌平面与地平面平行。注射器在对侧下颌前磨牙区，注射针与中线成 45° 角向后外方刺入进针点。深达 2~2.5 cm，针尖触及下牙槽神经后缘的骨面，即下颌神经沟处。如针尖触及骨面时深度不足 2 cm，说明部位过于靠前，如深度超过 2.5 cm 还未触及骨面，说明过于靠后，需调整方向，再次进针，回吸无血，推注药物 2~3 mL。

此法可麻醉同侧下颌骨、下颌牙、牙周膜、前磨牙至中切牙的唇颊侧牙龈、黏骨膜和下唇。

（6）舌神经阻滞麻醉（block anesthesia of lingual nerve）：将局部麻醉药物注射到舌神经周围，麻醉该神经。舌神经在下牙槽神经的前内侧，从翼外肌深面穿出，进入翼下颌间隙。在相当于下颌神经沟水平，舌神经位于下牙槽神经前内 1 cm 处。

注射时患者体位与下牙槽神经阻滞麻醉相同。在进行下牙槽神经阻滞口内法注射后，注射针退出 1 cm，再注射麻醉药物 1 mL，或边推边注射麻醉药物，可麻醉舌神经。

麻醉范围包括同侧舌侧牙龈、黏骨膜、口底黏膜以及舌前 2/3 黏膜。下牙槽神经阻滞麻醉和舌神经阻滞麻醉后，注射侧的下唇及舌尖可出现麻木、肿胀和变肥厚的感觉。

（7）颊神经阻滞麻醉（block anesthesia of buccal nerve）：将局部麻醉药物注射于颊神经周围，麻醉该神经。颊神经在翼外肌两头之间向外走行，在翼外肌下头时转向下，在翼外肌与颞肌之间紧贴颞筋膜。在下颌支前缘的内侧，相当于下颌磨牙的平面，颊神经离开颞筋膜进入颊部及下颌磨牙颊侧牙龈和骨膜。

注射时患者体位与下牙槽神经阻滞麻醉相同。当进行下牙槽神经和舌神经阻滞麻醉后，针尖退至肌层、黏膜下，推注药物 1 mL，也可在拔除的下颌磨牙颊侧龈沟处直接做局部浸润麻醉。

麻醉范围包括下颌磨牙颊侧牙龈、黏骨膜、颊部黏膜、肌肉和皮肤。

（二）麻药的种类

常用的口腔局部麻醉药物为利多卡因和阿替卡因。

局部麻醉的优点是抑制疼痛感觉传递，使其不能传递到中枢神经系统，使患者避免了全身麻醉的风险。

临床上常用的麻醉药为含 1∶100 000 肾上腺素的 4% 阿替卡因、2% 利多卡因和 0.5%~0.75% 盐酸丁哌卡因。含肾上腺素的麻醉药物可确保手术获得彻底的麻醉和良好的止血效果，未加入足够剂量的肾上腺素的麻药将导致麻醉不够彻底且手术过程中止血不充分，未充分麻醉使患者手术过程不适、焦虑，甚至疼痛，而不充分的止血将导致手术时间的拖延和手术难度的增加。

严重的心血管系统紊乱患者，不恰当运用含有肾上腺素的麻醉剂可能引起严重并发症，应请内科医师会诊，提出解决方案，减少患者并发症。必须注意的是只有当患者条件允许使用含有肾上腺素的麻药的情况下才可以进行手术，确保患者不会由于不明的健康状况而出现没有预料到的复杂情况。

1. 利多卡因

又名赛洛卡因，为酰胺类药物，它的血管活性致使外周血管扩张，限制了局部麻醉作用的维持时间，因此在使用时需添加血管收缩药物，起效迅速，半衰期 60 min 以上，在软组织中可维持 5 h，同时具有抗惊厥作用，用于消除或减轻痉挛作用。由于其穿透性和扩散性较强，因此不仅可用于浸润麻醉和阻滞麻醉，也常用于表面麻醉。临床用药质量浓度一般为 1%~2%，过敏反应发生率较低，目前是临床上应用最多的麻醉药，但其毒性较大，故每次用量不超过 0.4 g。利多卡因还有迅速而安全的抗室性心律失常作用，因而对心律失常患者常作为首选局部麻醉药。

2. 阿替卡因

一般为盐酸阿替卡因，每支 1.7 mL，内含 4% 盐酸阿替卡因和 1/100 000 肾上腺素（每支 0.017 mg）。分子式由杂环及五环中间链和胺基团构成，而其他麻醉剂仅有苯环结构，所以它比其他麻醉剂在体内更容易降解，有效浓度更接近组织液，故更易穿透神经细胞膜产生去极化，阻断痛觉的传递。它与蛋白质的结合力较利多卡因强，因而麻醉持续时间可长达 2~3 h。其吸收入血后和血浆蛋白质结合率高达 70%~95%，且绝大部分在血循环中失去活性。不含依地酸及防腐剂，亚硫酸盐含量也很低，因此其麻醉剂纯度高，麻醉效能也高，产生变态反应的可能性极小。其代谢产物很快经肾排出，比利多卡因快 4 倍，短时间内重复注射是安全的，发生蓄积作用的危险较小。由于穿透力强，采用黏膜浸润麻醉即可达到较为完善的局麻效果，能完成拔髓治疗、拔牙、牙周手术、活髓备牙等治疗。从而减少了由于传导麻醉可能出现的血肿、感染、神经损伤等麻醉并发症。适合儿童、老人使用。

阿替卡因对心血管系统的影响研究显示，其不会引起血压、心率的明显变化，高血压患者在注射阿替卡因前后，血压波动在 0.667 kPa 以下，脉搏并无明显变化。局部注射阿替卡因后的不良反应，可能会出现咽喉痒、呕吐、胸闷等症状，持续时间几分钟不等，症状能很快缓解。也有局部注射后出现轻度复视，以及术区有麻木感等报道，症状也均能缓解。对 4 岁以下儿童和有严重肝功能不全、卟啉症、胆碱酯酶缺乏症、阵发性心搏过速、高频率心率失常、窄角性青光眼、甲亢的患者，禁止使用。对患有高血压、糖尿病及用单胺氧化酶抑制剂的患者应谨慎使用。

阿替卡因采用国际上通用的卡局芯剂型和配套注射器、一次性针头，针头直径细小仅 0.3~0.5 mm，注射过程中创伤轻微，患者几乎无痛。每次 0.5~1.7 mL，局部黏膜下浸润注射。阿替卡因临床使用成人最大用量每次 $<$ 7 mg/kg，儿童最大用量每次 $<$ 5 mg/kg。

阿替卡因局部麻醉的效果，通过黏膜下浸润麻醉，上颌后牙麻醉有效率 96%~100%，下颌后牙麻醉有效率 85.7%~92%，95% 以上的上下颌后牙可拔除。麻醉效果明显优于利多卡因局部浸润麻醉。

阿替卡因局部浸润麻醉条件下，牙髓炎行开髓治疗，前牙的无痛率接近 100%，前磨牙的无痛率为 95.2%，上颌磨牙的无痛率为 87.5%，下颌磨牙的无痛率 46.3%。活髓摘除术的无痛率为 80%~89%，效果也明显优于利多卡因。

阿替卡因内含肾上腺素，有局部收缩血管的作用。美国纽约心脏病学会建议，心脏病患者每次用量 $<$ 0.04 mg，临床上对高血压患者需慎用阿替卡因，但不是禁用。相反，由于阿替卡因良好的麻醉镇痛效果，易消除患者的紧张、恐惧，从而避免意外事件的发生。对 60 岁以上患高血压的患者用阿替卡因局部浸润麻醉，无痛率与利多卡因局部浸润麻醉效果相比较达到有非常显著性差异。

牙髓治疗过程中产生的疼痛是造成患者紧张、甚至引起牙科焦虑恐惧症的心理病因，特别是心血管病患者，可因疼痛、精神紧张、恐惧等原因发生心绞痛、心肌梗死、心室颤动等严重并发症。对深龋近髓的活髓牙做洞型制备及去腐质时极易引起疼痛，若患者无法忍受疼痛就不得不放弃治疗或改用失活的方法。深龋近髓的活髓牙做洞型制备时用阿替卡因局部浸润麻醉，麻醉完全率为97.9%~99.1%，利多卡因的麻醉完全率为75.5%~82.8%。

在上颌牙槽骨整形术中，采用阿替卡因局部骨膜下浸润麻醉，几乎完全无痛，下颌牙槽骨整形术中96%完全无痛。而采用利多卡因局部骨膜下浸润麻醉，在上颌牙槽骨整形术中76%完全无痛，下颌牙槽骨整形术中60%完全无痛，两组比较有显著性差异。阿替卡因的用量小，创伤轻，起效快、麻醉效果理想。

（三）麻醉的注意要点

1. 无痛治疗理念

麻醉时须时时贯彻口腔无痛治疗理念，即患者在接受治疗自始至终的过程中不会感到疼痛。“全程口腔无痛治疗”帮助患者在治疗过程中消除紧张情绪，更好地配合医师完成治疗，同时使医师的操作更加从容、精细、彻底，以达到最佳的治疗效果。

目前，计算机控制下口腔麻醉传输系统，能够实现均匀缓慢安全、舒适的麻醉注射，为儿童、老年人麻醉的安全选择，能更准确、有效的麻醉注射。

同时，麻醉时选择可获得满意麻醉效果的最低剂量的麻醉剂，选择的麻醉剂应适合预期的牙科治疗（深度麻醉的有效时间），通常选择的麻醉剂应含有血管收缩剂，除非患者身体禁忌。加肾上腺素可降低局麻药经血管吸收的速度，减少心脏毒性的发生，使更多的局麻药分子到达神经膜，提高麻醉深度和持续时间，并可作为局麻药误注入血管内的标志。

麻醉注射前需询问患者病史，进行医疗评估，注射速度缓慢，安全注射即缓慢注射，缓慢注射的国际标准为0.5 mL/min。注射前必须抽回血，可以降低麻醉给药速度，防止大量麻醉药注入心血管系统。

妊娠期的患者由于激素水平的改变增加了对局麻药的敏感性，使局麻药的效能有所提高，因此妊娠期患者的局麻药量应适当减量。

患者对局部麻醉操作的心理反应，最常见、令人担心的并不是药物本身产生的，而是患者对医师行局部麻醉操作的恐惧心理反应。恐惧的心理反应通常具有潜在的危害，因此需重视麻醉注射前的心理安慰，减少不良反应。

2. 局部麻醉的并发症

局部麻醉的并发症包括全身和局部并发症。全身并发症有晕厥、过敏反应、中毒等，局部并发症有注射区疼痛、水肿或血肿、感染、注射针折断、暂时性面瘫、暂时性牙关紧闭、暂时性复视或失明等。

（1）晕厥（syncope）：是由于一时性中枢缺血导致突发性、暂时性的意识丧失。一般可由患者精神紧张、恐惧、疲劳、饥饿、体质差以及疼痛等因素诱发。

发作的前驱症状是患者感到头晕、胸闷、恶心等。临床检查可见面色苍白、全身冷汗、呼吸短促、早期脉搏缓慢，继而脉搏快而弱。进一步发展可出现血压下降、呼吸困难以及短暂的意识丧失。

防治：术前检查患者的全身及局部情况，如果患者身体虚弱、饥饿、疲劳或局部疼痛明显应暂缓手术，并给予相应的治疗。在进行局部麻醉前需作耐心解释，清除患者的紧张情绪。在局部麻醉操作过程中，一旦发现患者有晕厥发作的前驱症状，应立即停止注射，放平椅位，使患者仰卧头低、脚高，松解衣领，保证呼吸通畅。情况严重者可针刺或指压人中，吸氧，静脉推注高渗葡萄糖。

（2）过敏反应（allergic reaction）：是指患者曾使用过某种麻醉药物，无不良反应，当再次使用该药时，却出现了不同程度的症状，有即刻反应和延迟反应两种类型。

即刻反应是用极少量药物后，立即发生严重的类似中毒的症状，轻者表现为烦躁不安、胸闷、寒战、恶心、呕吐等;严重者出现惊厥、神志不清、血压下降、昏迷甚至呼吸、心跳停搏而死亡。延迟反应主要表现为血管神经性水肿，偶见荨麻疹、药疹等。

防治:术前仔细询问有无麻药过敏史，酯类麻药如普鲁卡因、丁卡因可出现过敏反应。目前常用的酰胺类利多卡因，一般无过敏反应。对怀疑有过敏史的患者，应先做皮内过敏试验。进行局部麻醉时，推注药物速度要慢，注意观察。如出现过敏症状，应立即停止注射，放平椅位，反应轻者给予脱敏药物如钙剂、异丙嗪、可的松类激素肌内注射或静脉推注，吸氧。严重者应立即抢救。给予静脉推注地西泮 10~20 mg、吸氧、解痉、升血压等对症处理。对延迟反应，可给予抗过敏药物。

（3）中毒（toxicosis）：是指单位时间内血液中麻醉药物的浓度超过了机体的耐受力，引起各种程度的毒性反应。中毒反应的轻重取决于总的用药剂量或单位时间内注入药物剂量的多少和浓度的大小、注射速度以及是否直接快速注入血管内有关。

症状轻者表现为烦躁不安、多话、恶心、呕吐、嗜睡等，严重者可出现发绀、惊厥、神志不清、呼吸循环衰竭而死亡，临床表现可分为兴奋型和抑制型两种类型。

防治:术者应熟悉麻醉药物的毒性、一次最大剂量，单位时间内推注药物的速度要慢。推注药物要回抽，观察是否进入到血管内。一旦发生中毒反应，应立即停止注射。症状轻者的处理与晕厥处理相同，症状严重者应立即采取吸氧、输液、升血压、抗惊厥、应用激素等抢救措施。

（4）注射区疼痛和水肿（pain and edema）：常见的原因是局部麻醉药物变质，有杂质或溶液不等渗；注射针头钝、弯曲或有倒钩；注射针头刺入到骨膜下，造成骨膜撕裂；未严格按无菌操作，使细菌带入深部组织感染；患者对疼痛敏感等。

防治：注射前认真检查麻醉药物和注射针头，严格按无菌要求操作，注射针斜面正对骨面，在骨膜上滑行。一旦发生疼痛、水肿，可给予局部热敷、理疗、封闭，并给予消炎止痛的药物。

（5）血肿（hematoma）：是在注射过程中刺破血管，导致组织内出血。多见于上牙槽后神经阻滞麻醉时刺破翼静脉丛。偶见眶下神经阻滞麻醉，刺入眶下管，刺破眶下动、静脉或局部浸润麻醉时，刺破小血管。血肿的临床表现开始为局部迅速肿胀，无疼痛，皮肤或黏膜出现紫红色瘀斑，数天后转变为黄绿色，最后吸收消失。

防治：应正确掌握穿刺点、进针方向、角度以及深度，避免反复穿刺，针尖应无倒钩，注射针不弯曲。如发现注射区突然肿胀，应立即压迫止血，24 h 内冷敷，必要时给予止血和抗感染药物。

（6）感染（infection）：发生的主要原因是注射部位和麻醉药物消毒不严，注射针被污染以及注射针穿过感染灶等，引起颌面深部间隙感染。一般在注射后 1~5 天局部出现红、肿、热、痛，甚至张口受限或吞咽困难等症状。有的患者会出现菌血症和脓毒血症，表现为白细胞计数增加、畏寒、发热等症状。

防治：注射前检查麻醉药物、注射器以及注射区消毒情况，严格遵守无菌操作原则，注射针避免接触未消毒的口腔以及避免在感染灶注射。如发生感染，按抗感染原则处理。

（7）注射针折断（needle breakage）：临床上出现的病例较少见。造成注射针折断的原因有：注射针质量差，缺乏弹性；术者操作不当，注射针进入骨孔、骨管或韧带；突然改变用力方向；注射中患者突然摆动头位等。

防治：术前仔细检查注射针，有问题的注射针应废弃；注射前向患者解释清楚，得到患者的配合；操作要轻柔，针尖刺入组织后，不要用力改变方向；注射针要有 1 cm 留在组织外。如发生注射针折断，嘱患者勿动，立即夹住针头外露部分并将其拔出。如折断部分完全留在组织内，应拍摄 X 线片定位后手术取出。

（8）暂时性面瘫（transient facial nerve paralysis）：一般见于下牙槽神经经口内阻滞麻醉时，由于注射部位过深，超过下颌支后缘或下颌切迹，将麻醉药物注入腮腺内，麻醉面神经，导致暂时性面瘫。注射后数分钟，患者感觉面部活动异常，注射侧眼睑不能闭合，口角下垂。

防治：术者注意进针点的部位、进针方向、深度和麻醉药物的剂量。如出现暂时性面瘫，待药物作用消失后可自行恢复。如刺伤面神经，则需给予营养神经的药物。

（9）其他并发症（another complications）：包括暂时性牙关紧闭、暂时性复视或失明等。发生此类并发症时要耐心给患者作解释，一般在短时间内，待药物作用消失后，即可恢复正常，不需作特殊治疗。

二、手术的切口设计和选择

1. 半月形瓣

半月形瓣由牙槽黏膜及附着龈一曲线切口形成，切口由牙槽黏膜开始延伸至附着龈，再转回牙槽黏膜，半月形瓣不利于充分暴露手术区，并且愈合后留下可察觉的瘢痕（图8–5）。

2. 扇形瓣

扇形瓣的水平切口位于唇颊侧附着龈，水平切口与龈缘外形一致，类似扇形，附着龈上水平扇形切口距龈沟底 2 mm 以上，水平切口与垂直切口的交汇处要圆钝，以便更好更快地愈合。

主要优点是不涉及边缘及牙间牙龈，顶部的牙槽骨没有暴露，保持附着龈的完整性；主要缺点是水平切口切断了血管，导致出血多，瓣膜可能收缩、愈合延迟及瘢痕形成。选择此种瓣膜时，必须记住水平扇形切口必须位于实质骨上，瓣膜复位需在实质骨，需仔细评估唇颊侧牙周袋深度（图 8–6）。

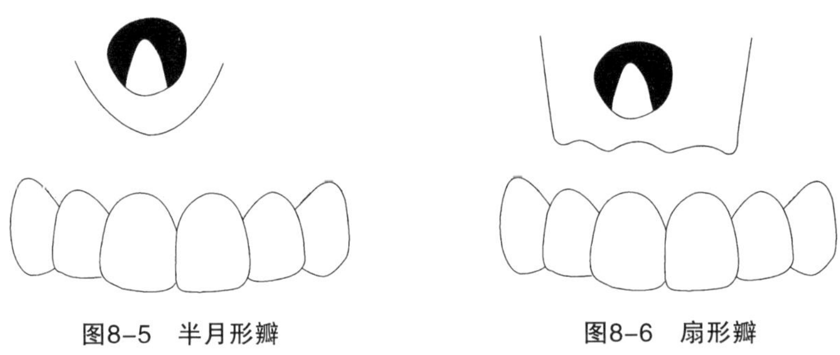

图8–5　半月形瓣

图8–6　扇形瓣

3. 全厚黏骨膜瓣

全厚黏骨膜瓣与扇形瓣很类似，只是水平切口置于龈沟内。这种瓣膜可检查牙根颈部是否存在裂痕，这是其他切口设计所不能提供的。手术时应注意尽可能避免累及牙间龈乳头以减少龈乳头的萎缩或形成瘢痕。全厚黏骨膜瓣的主要缺点是手术后出现的牙龈退缩，有时会导致美观问题。有研究发现在动物研究中这种瓣膜可导致最多 0.5 mm 的牙龈退缩；加快手术过程并配以合适的缝合技巧可有助于减少牙龈退缩的程度。如果治疗计划中包括手术后的烤瓷冠，最好建议患者先接受临时冠，待手术后 3~6 个月才进行取模，这样不仅可达到较好的美观效果，而且也有助于在放置修复体前评估根尖周的愈合情况。采用全厚黏骨膜瓣进行根尖部的探查手术，这种瓣膜可对用其他方法不易诊断的垂直根裂进行仔细检查（图 8–7）。

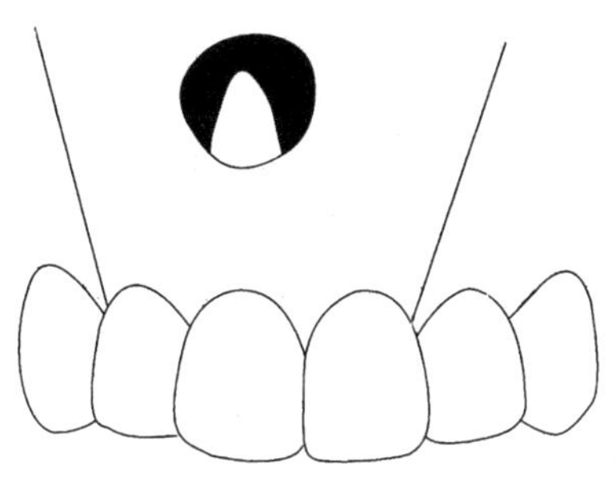

图8–7　全厚黏骨膜瓣

三、手术的翻瓣

翻瓣就是将软组织（牙龈、黏膜和骨膜）从牙槽骨表面分离的过程，获得进入骨面的入路。翻瓣从垂直切口中部开始，通过分离全厚黏骨膜瓣，包括黏膜、结缔组织、骨膜，注意须将其从附着于下方的硬组织上一并翻起，骨膜应作为完整组织瓣的一部分被一并翻离。

同时注意牵拉器的安放位置，牵拉器应放在骨缺损区根方的实质性骨面上，边缘龈和龈乳头在牵开过程中不能被挤压或折叠，如果龈乳头被挤压或折叠，牙龈或肿胀、变色，将影响瓣膜复位、缝合和愈合。

四、骨组织的去除

去除足量的骨组织以清楚地识别患根并暴露根尖或根面缺损，为去除病变组织提供充足的入路（图 8–8）。

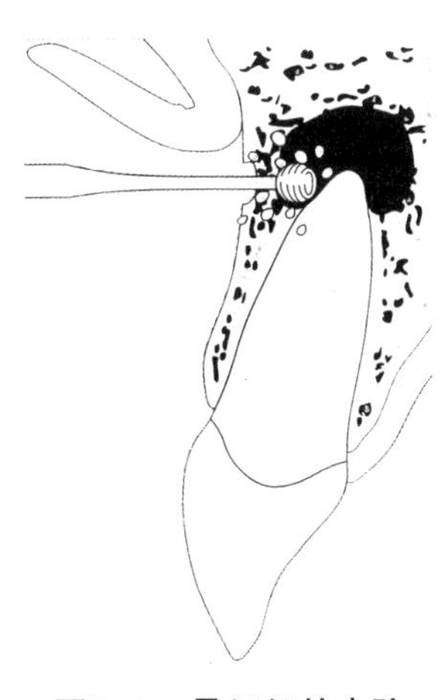

图8–8　骨组织的去除

病损区上方覆盖的骨组织通常会受到累及破坏，有时是部分受累，有时是全部受累。这给术中定位去骨提供了目标。在术中，可选择长柄圆钻慢速旋转去除覆盖病损的软化骨质，开凿出一个骨窗，其大小应足以提供到达病损区及其周围骨壁的入路。如果覆盖的骨面正常，可用一支大号圆钻在冷水喷淋伴随下低速钻磨去骨，这一方法通常是安全、有效和可控的。术中高速切磨要谨慎，用压缩气动 45° 角手机或美式特型气动 45° 角外科手机，操作时要伴有大量水或生理盐水的喷淋。当钻磨到骨腔深部时，视野较差，应经常检查手术操作的进展情况。

覆盖于病损上方的骨组织通常很薄，用挖匙一刮就可暴露出病损。一旦穿通病损，应开大骨窗以暴露患根。当覆盖于病损区表面的骨质致密而完整时，确定患牙根尖和病损区的位置会有一定的困难。在穿通患区表面的骨质进入深层时，盲目地钻磨可能会损伤患根和邻牙牙根。因此，在去骨操作之前，推荐以下方法来确定骨面的钻磨进入部位：从合格的平行投照片上测量估计牙根的长度；用根管锉测量的工作长度数据来校正牙根长度和角度；由数字牙片计算牙根的长度；将消毒的小段牙胶尖或从 X 线片包装袋上取下的小片铅箔放在根尖区域钻磨出的小洞中，拍摄 X 线片后参照比较根尖的位置。一旦进入病变区的方位确定后就可以准确地朝着患根的方向穿通骨壁。

五、根尖刮治和根尖切除步骤及其注意事项

1. 根尖刮治的目的

根尖刮治的目的是去除根尖周围区域的所有病变组织、异物、牙根残片和牙槽骨碎屑。

2. 根尖刮治的器械和方法

根尖刮治使用的器械为挖匙，形状像一把勺子。选用合适的挖匙，先凹面朝向骨壁，器械锐利的边缘可从骨窗边界处楔入骨壁与病损区软组织之间，挖匙一直贴骨腔壁推进进入骨腔中。把附着在骨壁上的病变软组织剥离下来。在正常情况下，从骨壁上剥离病变软组织较为容易，几乎不会遇到阻力。一旦病损组织从骨壁上分离，将挖匙翻转凸面朝向骨腔，从骨腔中挖除病变组织。搔刮后的骨腔壁光滑、无组织碎片，取出的样本应立即放入准备好的小瓶中送病理检查，以进行组织学评估。

牙根舌面附着的肉芽组织，如在去除病损组织时遇到阻力，就意味着肉芽组织坚固附着于牙根的舌面。此时，最好是加宽去骨开窗口，使入路通畅无阻。不要在入路受限的情况下，无效地耗时搔刮组织碎片。修整后的入路可使牙周刮治器和各种型号及角度的挖匙能够伸到牙根舌侧进行操作。入路扩宽后，就可将挖匙伸入病损深处去分离附着于舌侧的病变组织，再用根面平整的手法刮掉病变组织和残存的牙周膜，最后将其从骨腔中取出并送病理检查。

当去除牙根颊侧的附着组织后，选用大小、角度均合适的牙周刮治器插入牙根的舌侧，用根面平整的手法从牙根面和骨腔内分离、去除少许附着组织后，就能用挖匙较容易地将病损组织从其基底处刮除。如在骨腔深处遇到更大的阻力，一般是在提示舌侧骨板已被穿通，病变组织通过骨壁穿孔与舌侧黏膜组织粘连在一起。此时可以用手指抵在与病损部位相对应的舌侧黏膜上，感觉骨腔内搔刮时的触碰感，验证舌侧骨壁是否穿孔。

为避免穿破黏膜，最深部的病变组织碎片需要仔细地加以分离。用小组织镊夹紧病损组织，以轻柔的力量将其向外拽出，当看到组织下方的附着处，用解剖刀可轻易地将其分离并从基底部切除粘连的组织。如果仍有阻力，牙周平整和刮治操作仍不能分离去除病损，应先截除 2~3 mm 的根尖，并刮除根尖碎片和粘连的病变组织，同时要送病理检查。这种处理方法对去除病损非常奏效，因为根尖切除术也要截除根尖，所以对于患牙并无损害。截除根尖部分并将根尖和病变组织一并取出是最有效的方法。

3. 根尖切除的角度和器械

多数患牙均需要在根尖刮治的基础上进行根尖切除，根尖切除的角度除在个别情况下，如根尖周病损较大骨质破坏多时，有足够的手术视野进行根尖的水平切除。在通常情况下，为了获得良好的手术视野和入路，需行斜向切除。由于斜切会带来诸如牙本质小管暴露增加、锐利末端导致应力集中，以及舌腭侧切除牙根不足等缺点，所以斜切角度应该尽可能的小。近年来，随着牙科器械的发展，改变了传统观念。许多学者提出了显微根管外科的概念，即在手术显微镜和显微器械的辅助下，可以更精确地完成根尖外科，还可以最大限度地保存牙体和牙周组织。当使用专门的超声根尖预备器械时，由于器械足够精细而可以平行于牙齿长轴进行根尖预备，所以切除根尖时不必制备斜面，可垂直牙齿长轴做水平切除（图 8–9）。

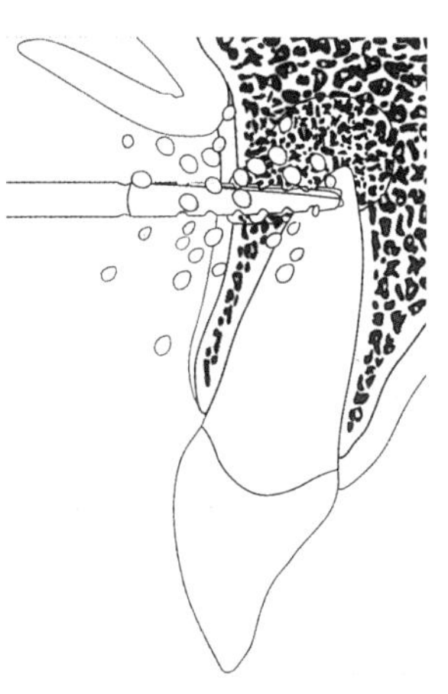

图8–9　根尖切除

需要根尖切除的患牙，直接用裂钻或金刚砂车针将根尖切断或磨除。关于切除根尖的长度，要视牙根的病变情况而定，如炎症、侧支根管和旁穿位置等。为了使牙齿稳固，至少要保留牙根的 2/3。一般情况下，切除 3 mm 即可。总之，切除牙根要尽量少，而且要尽可能保留牙骨质，因为感染消除后牙骨质可以再生。另外，为获得良好的手术视野和入路而需行斜向根尖切除时，斜切角度也应尽可能的小。

4. 根尖倒预备

根尖倒预备应在高倍镜下，用 CX–1 显微探针检查根面。在中倍放大条件下，用超声工作尖进行根尖倒预备。根尖预备要与牙根长轴平行，预备深度约 3 mm。在低倍镜下不断地定位工作尖与牙根长轴的关系。在高倍镜下，用显微口镜检查根面。应仔细检查倒预备窝洞的唇侧壁，看是否取净了牙胶或其他充填材料。需测量窝洞唇侧壁处的深度不少于 3 mm，由于该部位测量困难，常致使预备深度不足进而导致手术失败。在显微外科口镜下评价窝洞预备的整体情况和清洁状况是非常重要的（图 8–10）。

5. 根尖倒充填

根尖倒充填，在中倍放大条件下，用合适的输送器放置材料。建议使用勺形挖匙的平滑面来放置 SuperEBA 或 IRM，用 MTA 输送枪来放置三氧化矿物盐聚合物（MTA）。在中倍放大条件下，用垂直加压器压实倒充填材料。在中倍放大条件下，对材料和牙根表面进行磨光。可用湿棉球来清除根尖端多余的 MTA。在高倍镜下，用 CX-1 显微探针检查倒充填的边缘适合性和完整性（图 8-11）。

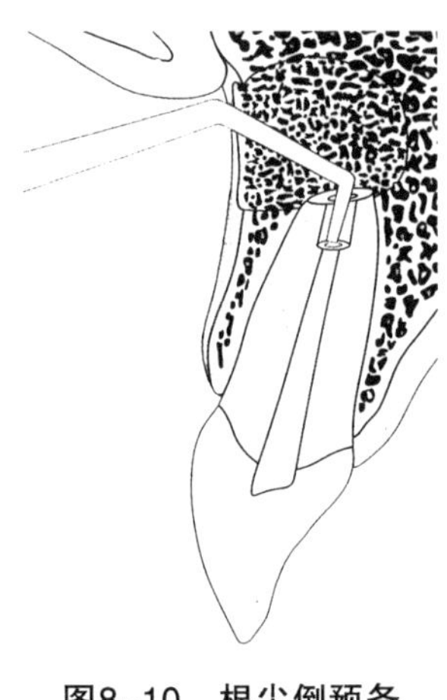

图8-10　根尖倒预备

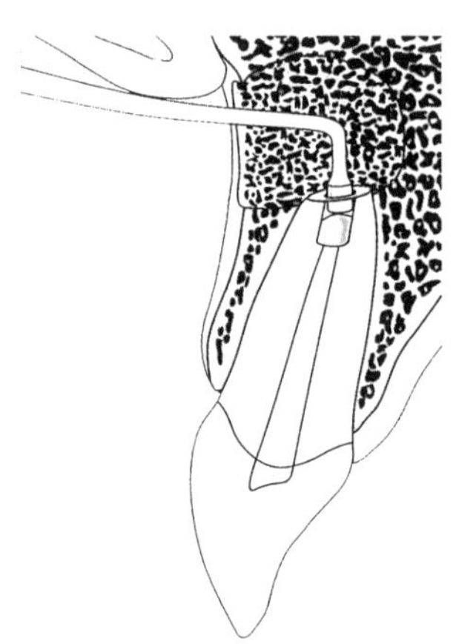

图8-11　倒充填

六、手术区域的复位及缝合

用生理盐水冲洗术区后，用刮匙轻轻搔刮骨腔壁，使新鲜血液充满骨腔，将瓣膜复位，然后用湿纱布在唇颊面由根方滑向冠方挤压数分钟，使瓣与骨面紧密贴合 5~10 min，以控制小的出血，有效阻止组织瓣下方破裂的血管出血，促使血凝块形成。

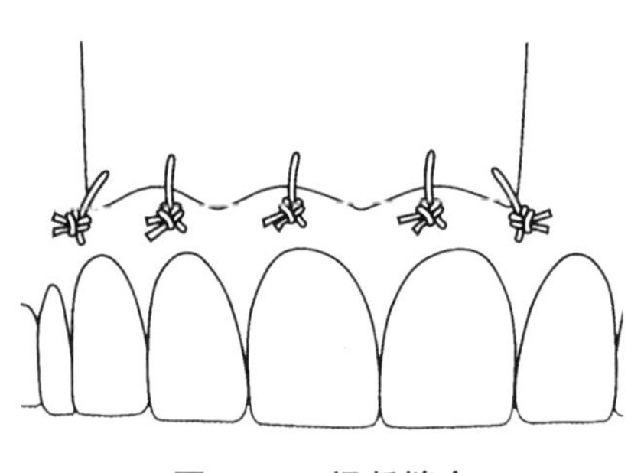

图8-12　间断缝合

如为弧形切口，则先缝合最凸处，然后缝合两侧；如为矩形切口，先缝合两侧牙间乳头，再缝合两侧松弛切口。注意必须将瓣膜对好，缝合要贴紧，不能打褶，更不要松弛。常用的缝合方法有间断缝合、连续悬吊缝合法（图 8-12）。

七、术后护理及注意事项

1. 术后注意事项

渗血是术后几小时内常见的并发症。这可能是因为止血剂的压力形成了反弹效应，增快的血流进入破裂或阻塞的血管导致渗血。应告知患者渗血是正常的反应，可不必过于关注。因为在睡眠期间手术部位有可能会出现渗血，所以应该提前告知患者。建议用软毛巾包裹一次性的冰袋，指导患者将其紧敷于邻近手术部位的面部组织上。迅速降低面部的温度和压力可使局部的血流减慢，刺激血管内凝血。冰袋还可以降低外周神经末梢的敏感性，起到有效的止痛作用。

术后几小时内手术部位的渗血是正常反应。说话及用力漱口均会导致出血，在术后的最初几天应加以限制。如果出血不止或者变成大量出血，可在轻轻漱口后，对着镜子试着查找确切的出血部位。一旦确定了出血部位，可拿一块纱布、毛巾或茶袋压在该处组织和骨上，用中等压力压 10 min，手指不能移开出血部位，保持坐位。如果出血严重，应给手术医师诊所或家里打电话联系。

术后术区的肿胀是正常的。肿胀可能会持续数小时到数天。术后即刻在术区相应的面部以冰袋直接冷敷，冰袋需在局部放置 15~20 min，并间隔 15~20 min，间隔冰敷持续 6~8 h，手术 24 h 后，可采用湿热热敷。

术后疼痛为正常反应。推荐使用非镇静的非类固醇抗炎药作为术后镇痛药，并使用冰袋可有助于减轻疼痛。

2. 术后护理及随访

让患者了解手术后可能出现的并发症，包括肿胀、疼痛和出血的可能性。术后使用冰袋在口外进行冷敷，可帮助减少水肿程度；止痛药通常可有效地控制疼痛，但是必须注意患者是否存在使用此类药物的禁忌证。应避免饮酒、吸烟及在术后至少 24 h 内避免进食烫热的食物。如果有少量出血发生，可用一块洁净纱布置于唇颊沟内在手术区域加压止血（图 8–13）。

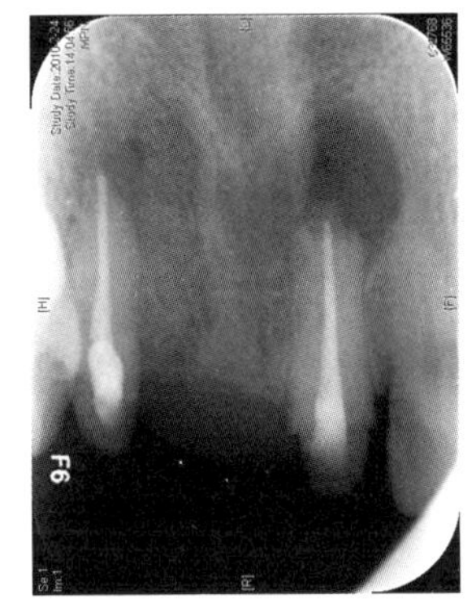

图8–13　慢性根尖周囊肿

认真刷牙能促进伤口愈合。牙刷的刷毛不要碰触手术部位，只刷牙齿，尽量避免刷到牙龈。手术 48 h 后，可以开始用漱口液漱口。如氯可定含漱液。术后感染较为罕见，当出现疼痛加剧、肿胀和牙齿触痛加重、体温升高、发热等症状时，及时就诊（图 8–14）。

复位良好的瓣膜可促进一期愈合，减少瘢痕形成；术后 4~7 天可进行拆线，拆线时只使用表面麻醉或无需麻醉。拆线后，应摄平行投照的根尖片作为基线，根尖片可在术后 3~6 个月、1 年及 2 年随访复诊时进行拍摄，并与基线的根尖片进行比较。X 线片上的愈合迹象为根尖周组织钙化程度的提高，即根尖周区域的阻射性增强，这可能需要几个月的时间，有时根尖部的完全愈合需要 1~2 年的时间（图 8–15）。

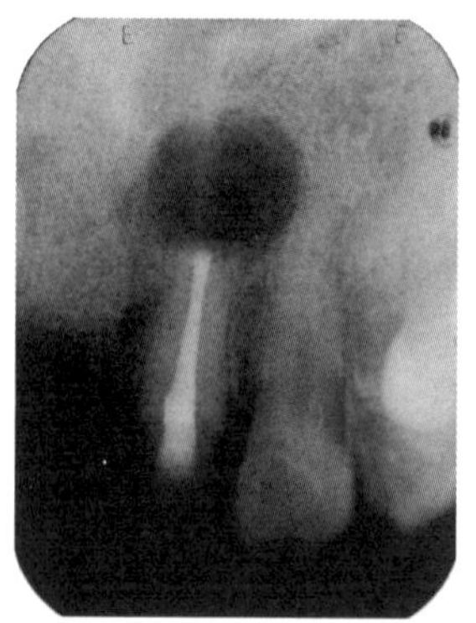

图8-14　根切手术后

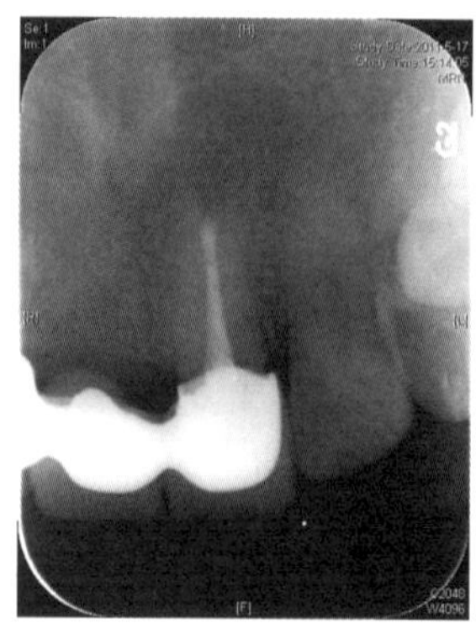

图8-15　根切手术后1年

（孙　喆）

参考文献

[1] Gagliani MM, Gorni PG, Strohmenger L. Periapical resurgery versus periapical surgery: a 5-year longitudinal comparison [J]. Int Endod J, 2005, 38 (5) : 320 – 327.

[2] Maddalone M, Gagliani M. Periapical endodentic surgery: a 3-year follow-up study[J]. Int Endod J, 2003, 36 (3): 193 -198.

[3] Torabinejad M, Corr R, Handysides R, et al. Outcomes of nonsurgical retreatment and endodontic surgery: a systematic review[J]. J Endod, 2009, 35(7) : 930– 937.

[4] Gilheany PA, Figdor D, Tyas M J. Apical dentin permeability and microleakage associated with root end resection and retrograde filling[J]. J Endod, 1994, 20(1): 22– 26.

[5] OberliK, Bornstein M, Von Arx T. Periapical surgery and the maxillary sinus: radiographic parameter for clinical outcome[J]. Oral Surg Oral Med Oral Pathol Oral Radiol Endod,2007,103(6) : 848 – 853.

[6] 高阳，余承军，苏凌云，等. 传统根尖外科手术与显微根尖外科手术的效果评价 [J]. 口腔医学研究，2009, 29(4) : 459– 461.

[7] de Lange J, Putters T, Baas EM, et al.Ultrasonic root-end preparation in apical surgery: a prospective randomized study[J]. Oral Surg Oral Med Oral Pathol Oral Radiol Endod, 2007, 104: 841 – 845.

[8] de Faria-Junior NB, Tanoymaru-Filho M, Guerreiro-Tanomaru JM, et al. Evaluation of ultrasonic and ErCr: YSGG laser retrograde cavity preparat ion [J] .J Endod, 2009, 35(5) : 741 –744.

[9] Mehlhaff DS, Marshall JG, Baumgartner JC. Comparison of ultrasonic and high speed bur root end preparations using bilaterally matched teeth [J]. J Endod, 1997, 23 (7) : 448– 451.

[10] Brent PD, Morgan LA, Marshall JG, et al. Evaluat ion of diamond- coated ultrasonic instruments for root-end preparation [J]. J Endod, 1999, 25 (10) : 672– 674.

[11] Deller-Quinn M, Perinpanayagam H. Osteoblast expression of cytokinesis altered on MTA surfaces [J] .Oral Surg Oral Med Oral Pathol Oral Radiol Endod, 2009, 108(2) : 302– 307.

[12] Lindeboom JA, Frenken JW, Kroon FH, van den Akker HP. A comparative prospective randomized clinical study of MTA and IMR as root-end filling material single-rooted teeth in endodontic surgery [J]. Oral Surg Oral Med Oral Pathol Oral Radiol Endod, 2005, 100(4) : 495– 500.

[13] 韦曦，古丽莎，凌均棨，等. 显微根尖手术治疗 39 例慢性根尖周炎病例的临床疗效 [J]. 中华口腔医学研究杂志，2008,2(6) : 590– 596.

第九章

显微根管治疗的发展和应用

手术显微镜是利用光学放大，使用显微器材，对细小组织进行精细手术的操作。它是一种专门的外科技术，现已广泛地应用于手术学科的各个专业，如骨科、手外科、整形外科、神经外科、妇科、泌尿外科、耳鼻喉科和眼科，成为多学科的交叉和边缘学科。

第一节　手术显微镜的发展

1921 年，奈恩（Nyhen）首次使用手术显微镜为耳硬化的患者进行内耳手术，1950 年佩罗特（Perritt）将手术显微镜应用于角膜缝合，使显微外科手术由单纯扩大视野进入了缝合操作。1960 年雅各布森（Jacobson）在手术显微镜下对直径 1.6~3.2 mm 的小血管进行吻合获得了较高的通畅率。继 1963 年我国在世界上首次报道断肢再植成功，1965 年又取得断指再植成功，使再植外科得到了突破性进展。1966 年杨东岳应用显微外科技术成功地进行了世界首例第二足趾移植再造拇指，使显微外科进入了重建外科的阶段。特别是 1972 年以来，吻合血管的游离皮瓣、肌肉、骨或骨膜和神经移植相继成功，使吻合血管的组织移植迅速得到全面发展。随着显微外科解剖学研究的进展，各种组织移植的供区不断发现，显微外科技术的临床应用范围日趋扩大。

牙科手术显微镜的历史可追溯到 20 余年前。1978 年，美国的 Apotheker 博士和 Jako 博士设计了牙科手术显微镜的雏形，在此基础上，hayes–Virginia 公司于 1981 年推出了第一部牙科手术显微镜 Dentiscope，并在翌年与 Apotheker 博士和 Jako 博士联手，在哈佛牙学院举办了牙科手术显微镜的临床操作课程。1993 年，在宾夕法尼亚大学牙学院举办了首次显微牙髓外科的研讨会。1995 年，使用牙科手术显微镜进行临床治疗的牙髓专科医师显著增加。1997 年 1 月，显微牙髓治疗成为美国牙髓专科医师培训和资格考试的必需内容。牙科手术显微镜在牙髓治疗中的应用主要包括遗漏根管、根管内金属堵塞物、根管台阶、根尖偏移、髓腔穿孔等的非手术治疗和根尖外科的手术治疗。

第二节　手术显微镜的特点

手术显微镜由于其光学放大与照明的作用特点，已经从根本上改变了根管治疗的操作方式，医者已能够完全清晰地在有限的操作视野下完全掌控器械，并对术区的解剖环境有着直观的了解，这些都直接影响到了牙髓根尖周病治疗的预后。

一、放大

手术显微镜提供放大和照明，藉此已从根本上改变了牙髓手术的方式。在明亮的聚焦灯下，手术区域放大 4~31 倍，手术医师能够了解根尖结构的每一个方面，并能更为精确地施行手术。另一个好处是，放大后手术去除的骨组织更少。更少地破坏健康骨组织获得达到根尖的手术通路，患者的术后反应更小，骨组织和软组织的愈合更快。

手术显微镜是在低到中度放大倍数时，比较容易使用。最有用的放大范围是 3~30 倍。低倍放大（3~8 倍）产生较大的视野和高焦点深度；中等程度的移动，也将会保持焦点部位的清晰。因而这个范围对手术部位的定位和器械尖端的调准是非常有用的。中倍放大（10~16 倍）提供重度焦点深度。在牙髓治疗中，这是“工作”放大倍数；这个倍数为所有的显微手术治疗和中等深度的术区提供了理想的放大，轻微的移动也能保持焦点区域的清晰。高倍放大（20~30 倍）只用于观察细微结构，如根切面。在这种放大倍数下，焦点深度是浅的，轻微的移动，视野就会移出焦点以外。

二、照明

手术显微镜配备纤维光学照明系统，在良好照明和放大的条件下根切，容易揭示解剖结构的详情，如峡部，根管的鳍部，微裂，侧支根管等。结合显微镜，应用超声波器械进行保守性的轴向的根尖倒预备，并进行精确地倒充填，这些操作均与牙髓手术的机械和生物学原理相适应。

手术显微镜的照明系统分为内照明和外照明。内照明的照明光的照明光束由手术显微镜本体内射出，由安置在手术显微镜横臂内的冷光源、光缆及部分光学件组成，适合小孔手术的深部照明。外照明常用于某些特殊的需要或进行辅助照明，它的照明系统安装在手术显微镜本体上，照明光束倾斜照向手术部位。为了使物体面具有足够的照明度，光源大多采用卤素灯或将光导纤维引入显微镜中，并通过物镜射向术野。许多高级手术显微镜常同时配备内、外照明 2 套系统。

手术显微镜采用冷光源，这种光源有足够大的物面照度，且光中没有红外成分，因此热量小，对手术区域影响小，故称为冷光源。为了减轻照明系统的重量，冷光源常安装在手术显微镜的立柱或横臂内，由光导纤维将光线引至物镜处。

第三节　与传统根管治疗结合的优势

现代手术显微镜引入到根管治疗的操作过程中，极大地方便了对牙髓根尖周病的治疗，只有充分了解显微镜下操作在治疗中的优势并充分利用之，才能与传统根管治疗相结合而互相取长补短，获得最佳治疗结果。

一、寻找根管口

根管治疗失败的原因是多方面的，遗漏根管是一个重要因素。造成根管遗漏的主要原因有根管上段钙化，根管口异位或髓腔入口过小。临床上最常发生遗漏的是上颌磨牙的 MB2 或 MB3 根管，上颌双尖牙的近颊或远颊根管，下颌切牙舌根管，下颌双尖牙第二或第三根管，下颌磨牙的第三近中根管以及第二或第三远中根管。对遗漏根管的处理，首选非手术根管再处理，因为非手术方法能对整个根管系统进行彻底的清理、成形和充填。

在遗漏根管的处理中，常用的显微治疗器械有长颈球钻、压电超声工作尖、牙髓探针（DG-16）和显微 K 型根管锉（micro-opener）。采用的方法有以下几种。

1. 透照法

光导纤维透照法是寻找遗漏根管的常用方法。使用透照法时，宜将手术显微镜的光源关闭，然后用光导纤维从不同角度照射患牙，通过颜色和透光度的细微差别在显微镜下辨认根管。

2. 染色法

亚甲基蓝等染色剂的使用有助于显微镜下遗漏根管的寻找。操作时先用染色剂冲洗患牙，再用水冲洗髓腔以去除染色剂，干燥后在显微镜下检查有无着色的部位。在多数情况下，根管口、管间峡区等结构会着色。

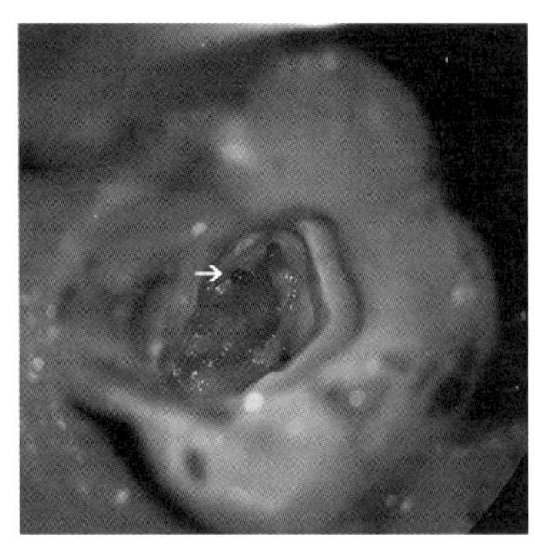

图9-1　寻找上颌磨牙近颊第二根管口（箭头）

3. 沟槽法

沟槽法常用于寻找上颌磨牙近颊第二根管口（second mesiobuccal canal，MB2）。选择一支大小合适的压电超声工作尖，自 MB 根管向腭侧略偏近中的方向切割髓室底制备一条浅沟，然后用三用枪向术区吹气，显微镜下沟底的牙髓组织将呈白色，这条白线可引导操作者寻找 MB2 根管。MB2 还常被近中壁牙本质悬突阻碍，采用超声工作尖去除牙本质悬突，不仅能制备直的髓腔入口，还有利于 MB2 的定位。磨牙髓室底的发育沟也与根管口位置密切相关，开髓时应尽量保留髓室底的自然形态（图 9-1）。

4. 发泡试验

次氯酸钠与牙髓组织接触后会产生气泡，对诊断遗漏和隐蔽根管有一定帮助。将 1 滴次氯酸钠滴在根管遗漏的可疑区域，显微镜置于高倍放大，观察气泡初起的位置，以确定根管口。

根管口的定位主要根据髓室底形态、钙化组织与正常牙本质颜色的细微差别、钙化根管内可能残留少量牙髓组织等特点进行判断，这些特点，尤其是牙本质颜色的变化在肉眼下往往难以辨别，而手术显微镜能提供充足的光源和良好的放大效果，使术者能准确地观察牙本质颜色的改变，判断是否存在髓石、牙本质碎屑等。对于髓室有钙化的患牙，采用超声器械去除钙化物后，借助超声水流去除牙本质碎屑，有利于根管口的定位。

二、钙化、堵塞根管

根管钙化不通是牙髓根尖周病临床治疗中的难题，常因根管难以疏通而无法治疗。这类病例通常采用超声器械处理，但超声器械在疏通钙化组织时因根管方向难以判断易造成侧穿等并发症，导致治疗失败。牙科手术显微镜可提供良好的光源及放大效果，使术者能准确判断钙化组织及根管走向，提高治疗的成功率。

常规开髓、揭髓室顶，制备直的髓腔入口，尽量保留髓室底的自然形态，2.5%次氯酸钠溶液冲洗髓腔，在手术显微镜下根据髓室底形态、牙本质色泽的差异等判断根管口位置。

1. 根管口及上段钙化患牙的治疗

（1）显微镜下采用超声工作尖沿牙体长轴方向去除根管口处或根管上段钙化组织。

（2）超声工作尖在操作中交替使用无水和有水模式。

（3）8 号或 10 号 K 型锉配合 EDTA 使用，探查并判断根管走向，逐步深入至根管全长。

2. 根管下段钙化患牙的治疗

（1）8 号或 10 号 K 型锉探查根管，确定钙化位置。

（2）将钙化部位以上的根管采用超声根管锉扩大，操作中避免向根尖方面加压以免形成台阶。

（3）对于根管内颜色较深的牙体组织或残髓组织，采用小号 K 锉探查；若根管锉无法进入，以超声锉逐步清除钙化组织，并沿根管方向轻轻上下移动，幅度约 1mm，逐渐向根方深入到中段。

（4）在手术显微镜下观察根管内牙体组织的颜色变化，手用 K 型锉配合 EDTA 探查，反复疏通直至根尖。必要时插针拍摄 X 线片判断根管走向和长度。

出现下述情况时停止治疗：① 手术显微镜下无法区分根管壁与钙化组织的差异，继续用超声器械可能偏离根管走向。② 器械未达到根尖部时出现根管内渗血、探痛，插针拍摄 X 线片显示发生了根管壁侧穿。发生侧穿及根管再通失败的患牙，如果能控制感染，无临床症状，向患者说明预后，患者同意后继续完成已疏通部位的根管预备和充填；若出现难以控制的根周或根尖感染，另行根尖手术或拔除患牙。

钙化堵塞根管是根管治疗的难点，多见于老年患者、外伤、磨耗或大面积龋坏未及时治疗的患牙，与增龄性变化及长期外界刺激使继发性或修复性牙本质产生等因素有关。既往曾行塑化治疗或根管治疗的患牙，因可能存在原充填材料堵塞根管、根管内台阶等因素，与根管自身钙化不易区分。钙化堵塞根管的处理常采用超声器械疏通根管，超声技术比手动器械处理省时、省力，多数情况下较为有效，但存在一定的局限性，即在没有使用手术显微镜的情况下，如果凭经验和手感进行处理，根管走向不易判断，在打通根管时易偏离根管走向，尤其是在弯曲根管中，易造成根管偏移、侧穿等并发症，导致治疗失败，根管弯曲度越大，越容易产生并发症。几乎所有的根管都具有一定的弯曲度，临床 X 线片只能看到近远中向的弯曲，当根管向颊舌向或其他方向弯曲时，X 线片无法完全显示。因而，应用超声技术处理看似 X 线片中直的根管时，可能会造成不良后果。

前牙成功率高与前牙根管解剖简单、操作视野好等有关，后牙根管系统复杂，且操作难度较大，成功率低于前牙。根管口及上段再通成功率高于根管下段，也与操作视野好等因素有关。

在熟悉髓腔及根管解剖形态的基础上，制备直的髓腔入口，可提供良好的视野和操作空间。确定根管口位置后，视钙化程度及部位采取相应措施：若钙化位于根管口，可用超声器械去除根管口钙化物、髓石等；若钙化位于根管上段，先根据X线片和插入的小号锉判断根管方向，再用超声器械沿根管方向小心疏通上段，逐渐向根方深入，并随时插针判断根管走向；在根管弯曲处或下段，由于光线的减弱，常无法区分正常牙本质和钙化组织，根管走向不易判断，而根管弯曲多位于根尖1/3，因此对根管下段钙化的患牙，不宜用超声器械强行打通，否则极易发生根管侧穿等并发症。另外，采用超声器械疏通根管时，结合无水模式和有水模式，无水时视野较好，但产热量大，易发生器械分离；有水时，水流严重妨碍视线，需反复吹干或吸干根管，操作较为繁琐，但流水可迅速冷却器械，不易发生断裂，结合两种方法可优势互补。

在处理钙化根管的过程中，需结合小号手用根管锉和EDTA的使用，超声器械虽然可以有效去除钙化物，但无法确定是否找到根管的原有通路，小号手用锉可以随时探查根管走向，确定是否能进入根管深部，配合阳离子螯合剂EDTA，有利于钙化根管的定位及扩大。尤其在视野较差的根管下段，往往需要采用小号锉结合EDTA反复探查并逐步疏通根管。钙化根管在用小号锉疏通后仍十分狭窄，若直接以机用器械预备则较困难，易将锉尖卡在狭窄的根管内造成器械扭曲分离，因此在钙化根管疏通成功后，先采用手用锉将根管扩大到15号，再应用其他根管预备器械疏通、清理根管，能有效减少器械分离等并发症的发生（图9-2）。

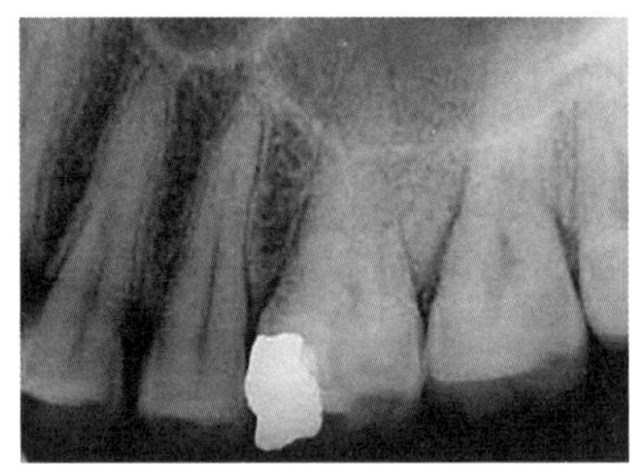

图9-2　根管钙化

采用牙科手术显微镜配合超声技术处理钙化堵塞根管时，前牙及上段钙化的根管成功率较高，而在根管弯曲处及下段不推荐使用，以避免发生侧穿等并发症（图9-3、图9-4）。

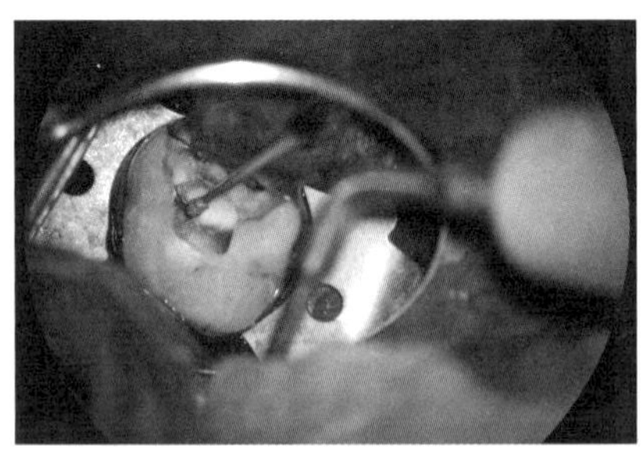

图9-3　超声工作尖去除钙化组织

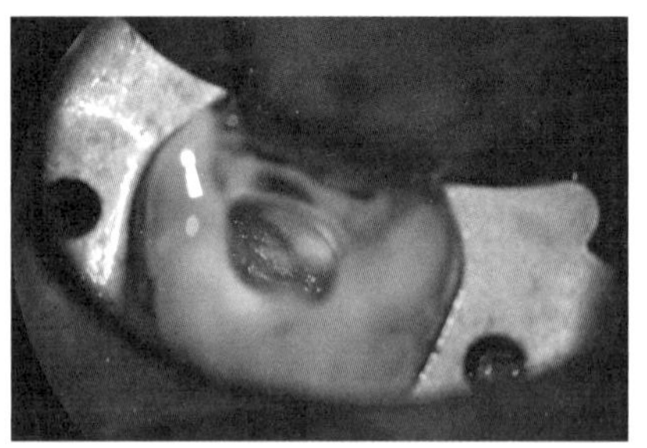

图9-4　疏通钙化根管后

三、器械分离

根管预备过程中器械分离的发生率为 2.09% ~2.61%，分离器械的类型包括根管锉、糊剂输送器、G 形钻、拔髓针、光滑髓针、冲洗针头。传统的处理方法预见性较低，发生根管侧穿的概率高。随着显微镜、超声器械和显微套管技术的出现，分离器械取出的成功率大大提高，显微超声技术已成为处理根管内分离器械的主要方法。

1. 治疗前准备

在开始治疗前，仔细阅读术前 X 线片，了解根管形态、根管壁厚度、器械在根管内分离的位置、断针的长度，以及牙根表面有无凹陷及其深度。结合治疗病史了解分离器械的类型，如 K 型锉、H 型锉、镍钛根管锉等。

2. 显微超声技术

（1）暴露器械断端：手术显微镜下清理髓腔和分离器械冠方的根管，适当扩大冠方根管，形成由根管口至分离器械的近直线入口。

（2）制备平台（staging platform）：超声工作尖围绕分离器械顶端磨除少许牙本质，形成与断针顶端大致平齐的平台；也可将 G 型钻的导向尖端连同部分刃部磨去，切削根管上中段直达分离器械的顶端，制备平台。G 型钻的选择以其刃部的最大直径略大于分离物顶端为宜。

（3）游离分离器械上部：选择一支合适的超声尖，环绕分离物以逆时针的方式（反螺纹设计的分离器械除外）逐步去除四周的牙本质直至分离器械上部的数毫米游离。

（4）松动和取出分离器械：超声尖在暴露分离器械的同时，分离物受超声震动，多会逐渐松动，并自根管内弹出。若分离器械松动但滞留于根管内，可用超声锉结合超声冲洗将其从根管内去除。

3. 显微套管技术

对于显微超声技术不能成功取出的根管内分离器械，可尝试显微套管技术。由于镍钛断针受超声器械的作用易在根管内发生再次断裂，所以较适用于显微套管技术。IRS 系统由大小不同的显微套管（micro tube）和内芯（insert wedge）组成，显微套管的末端呈 45° 斜面且有一开窗（cut-out window），适用于去除位于根管深处的断针。

在使用 IRS 之前，先要建立分离器械的直线入口，暴露分离物的顶端，然后用超声工作尖游离断针上部 2~3 mm 或暴露断针全长的 1/3，选择大小适宜的显微套管，将内芯插入套管内接触到分离物后，按逆时针方向拧紧，由于受到内芯的挤压，断针的顶端向套管开窗处移位，内芯与断针紧密结合在一起，将套管和内芯一起自根管内抽出或沿断针螺纹的反方向转动，就能取出分离器械。

器械分离的位置是影响治疗成功率和治疗时间的显著因素。无论何种类型的分离器械，位于弯曲根方的取出成功率明显低于位于根管弯曲冠方和根管弯曲处的分离器械，且耗时增加；就器械取出后根管形态的改变而言，根管弯曲根方的分离物取出后造成的牙本质切削和根管偏移显著高于其他两种情况。器械分离的部位与其在根管显微镜下的可视度密切相关。能否充分暴露分离器械、使操作者清晰观察整个治疗进程是显微根管治疗成功的先决条件。原则上只要分离器械全长的 1/3 能充分暴露，就能取出分离物。因此分离于根管弯曲冠方的器械取出的成功率较高；位于根管弯曲处的分离器械，若能建立直达分离物顶端的直线入口，也有可能将分离物取出；如果分离器械完全位于根管弯曲的根方、难以安全建立直达器械顶端的直线入口，则难以通过非手术方法去除分离物，这些患牙如有临床症状或异常体征，应进行手术治疗（图 9–5）。

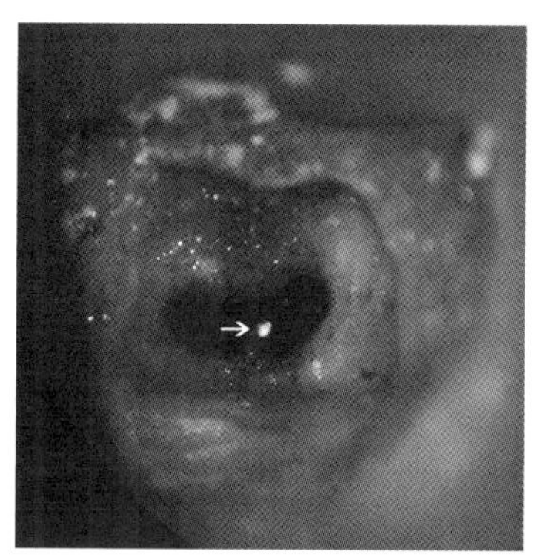

图9–5　器械分离（箭头），超声工作尖已松动分离的器械

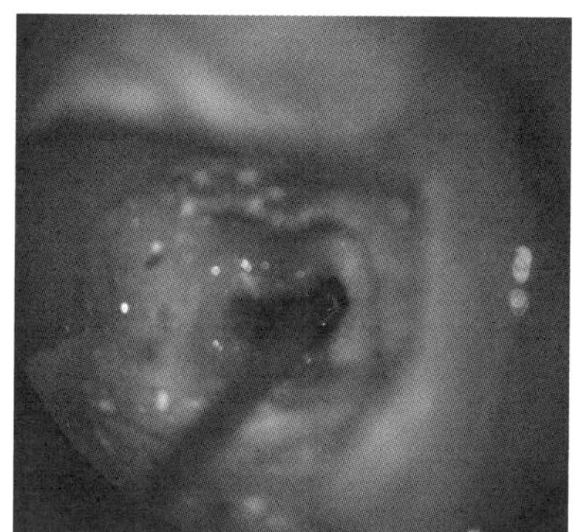

图9–6　应用IRS夹持分离的器械

根管内分离器械的材料是影响治疗成功率的又一重要因素。显微超声技术处理分离镍钛机动根管锉的成功率为 66.67%，而不锈钢根管锉取出的成功率为 87.5%（图 9–6）。与不锈钢分离器械相比，镍钛机动器械的锥度大，器械断端与根管壁接触面积大，断针紧嵌于根管壁中，游离分离器械上段需要切削更多的牙本质，导致治疗难度增大。此外，在超声处理的过程中镍钛分离器械易发生再次断裂，使分离物不能一次完整取出，遗留在根尖深处的断端常因视野不清或可能导致牙体组织过度切削而放弃取出。影响根管内分离器械取出的其他因素还包括根管的直径、长度和弯曲度、牙根形态、根管壁的厚度等。因此，了解器械进入根管的旋转方向（顺时针或逆时针）对分离器械的取出也有一定帮助（图 9–7、图 9–8）。

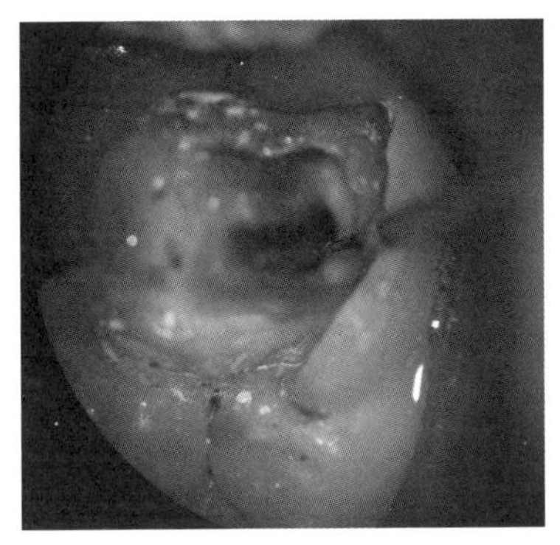

图9-7　取出分离的器械

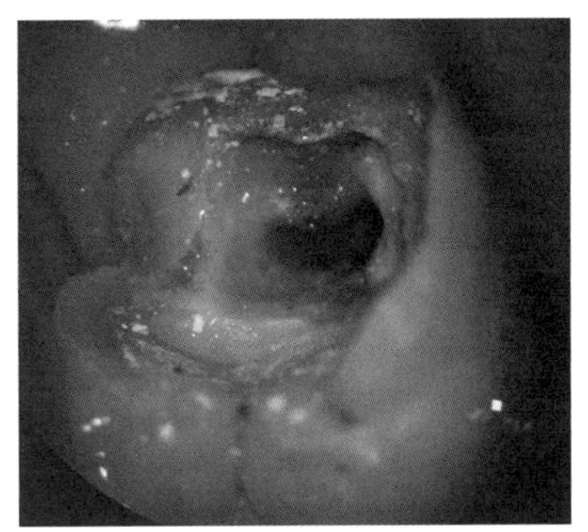

图9-8　分离器械取出后

四、穿孔修复

穿孔是一种严重的并发症。绝大多数穿孔是医源性的，少数情况下因牙内吸收或外吸收所致。穿孔造成髓腔和根管系统与根周组织间的异常交通，对牙周组织的破坏性极大，尤其是牙槽嵴水平或下方的穿孔。

修补穿孔最关键的步骤是控制局部出血和放置修补材料。屏障材料既能起到止血剂的作用，又可为修补材料的放置和加压提供支撑。屏障材料总体上分为可吸收性和不可吸收性两类，常用的屏障材料有胶原、硫酸钙和 MTA，其选择主要视修复材料而定。胶原屏障常与银汞合金、SuperEBA 以及其他非黏结性的修复材料合用。硫酸钙硬固时间较短，固化后可对局部进行冲洗和表面处理，创造适于湿性黏结修复的根管内环境。MTA 的生物相容性好，操作敏感性低，在穿孔修补中，既可作为根管充填材料，对穿孔及其邻近根管一并进行充填；亦可用 MTA 作为屏障，硬固后在其上充填其他材料。

修复材料的选择对穿孔修补的成功率影响极大。常用的穿孔修复材料有 SuperEBA，复合黏结材料，磷酸钙，MTA 和银汞合金。其中 MTA 的使用日益广泛，而银汞合金的使用则有减少趋势。临床操作中，具体选择何种修复材料，主要根据术区入口、根管能否干燥以及美观需求而定。

修补方法如下：

1. 对根管上 1/3、髓室底和根分叉穿孔的修补

新鲜的机械性穿孔，局部尚未受到污染，如果能控制出血，可即刻进行修补。如果是慢性穿孔，修补前先在显微镜下，用超声工作尖对局部进行清洁和预备，再用硫酸钙作为屏障，复合黏结材料或 MTA 进行修补。如果局部出血或渗出少，可直接用 MTA 修补。

2. 对根管中 1/3 穿孔的修补

根管中 1/3 的医源性穿孔多为椭圆形，缺损面积较大。在多根牙，如果穿孔发生于

根分叉侧，则称为带状侧穿。处理这类穿孔，术区的可视度非常重要，因此操作者要尽量建立穿孔冠方的直线入口。根管过度预备造成的穿孔往往未受到污染，可直接进行修补；而长期的穿孔则需用超声器械清理和修整穿孔后再行修补。根中 1/3 的小穿孔，如果能控制出血并保持根管的干燥，仅三维根管充填即可。如果穿孔较大且渗出较多，或者根管不能干燥，应将根管适度扩大，然后用止血剂或屏障材料控制局部的出血或渗出后，修补穿孔，最后完成根管充填。对于入口较差、视野欠佳并且难以干燥的根管，可在根管扩大后用 MTA 充填根管（图 9–9）。

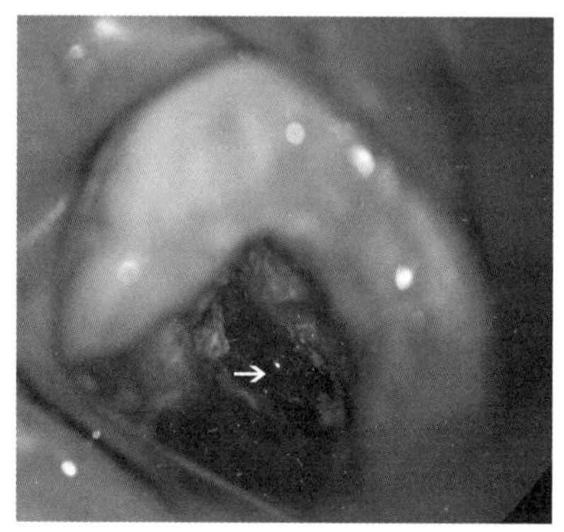
图9–9　髓室底穿孔（箭头），已行根管充填

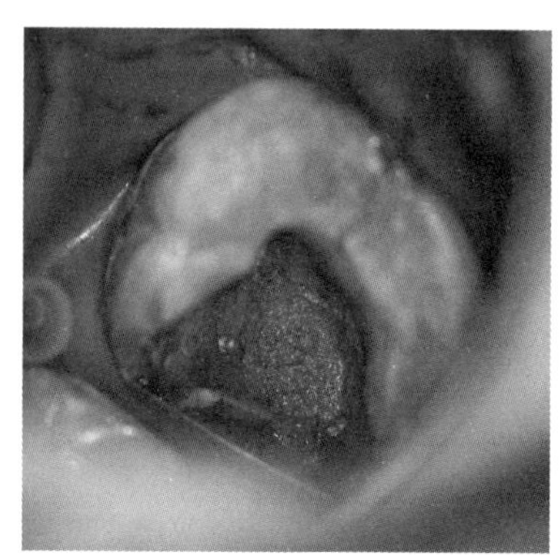
图9–10　MTA修复髓室底

3. 对根尖 1/3 穿孔的修补

根尖 1/3 的穿孔多由于根管清理和成形的操作不当所致，因此根尖穿孔的患牙常伴有根管堵塞和台阶，使根管再处理的难度增加。临床治疗中非手术修补是主要的处理方法，MTA 是最佳的修补材料。处理这类患牙，首先尝试通畅根管的根尖部分并适当扩大，然后用 MTA 充填根管。当 MTA 初步硬固后，拍摄 X 线片检查 MTA 修补的情况（图 9–10）。

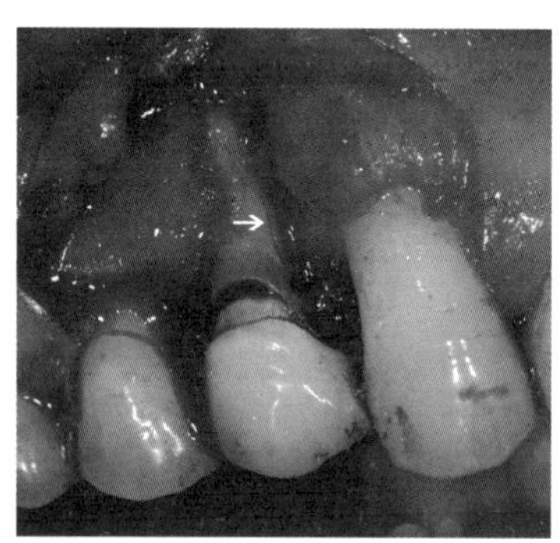
图9–11　术中显示14根面纵向裂纹（箭头）

由于材料、器械和技术的发展，尤其是近年来牙科手术显微镜、压电超声工作尖、专用显微器械以及 MTA 在非手术牙髓治疗中的应用，根管治疗和根管再处理的可预见性大大增强。某些曾经需要手术治疗的患牙也可通过显微根管再处理而得到妥善治疗。

五、探查裂纹

尽管对 X 线片仔细评估，完整的临床检查以及仔细地询问患者，有时候做出确切的诊断还是较为困难。通常，手术探查能对做出确切的诊断提供一些缺失的信息，手术医师通过手术探查的方式，对一些问题采取合理的“猜测”。手术探查前，手术医师应该针对可能出现的情况，做出适当的预案，当翻瓣后，手术医师应该根据实际情况，准备好应对任何一种需要解决的问题。如当术中出现牙根裂纹时，手术医师应该决定该牙施行牙根切除、半切，或者拔除牙齿。

为保证患者能够理解和接受治疗，在手术探查前，病例的复杂性和治疗的选择应该完全与患者解释和讨论清楚。通过画患牙的示意图或患者的 X 线片来沟通相对简单的，一旦患者能够完全理解方案，通常手术探查能够得到同意，即使必要的话，术中拔除牙齿也能逐渐被患者所接受。

六、根尖手术

1. 器械比较

在放大的手术区域操作要求不同的手术器械（图 9–12）。标准常用的牙髓手术器械对于显微手术显得太大。除了把手，其他部位均要减少尺寸。超声波工作尖、根管充填器、充填器、刮治器和口镜的尺寸要减小，能够适合在不大于 5 mm 的骨腔中使用，并能到达根管区域。形成明显对比的是，传统的标准口腔，需要 10 mm 甚至更多地去骨后才能到达根尖。而有了这些技术的支撑，目前手术医师能够精确地、有信心施行根尖手术。整个的手术区域可见，能够进入，没有需要盲探的部分（图 9–13、图 9–14）。

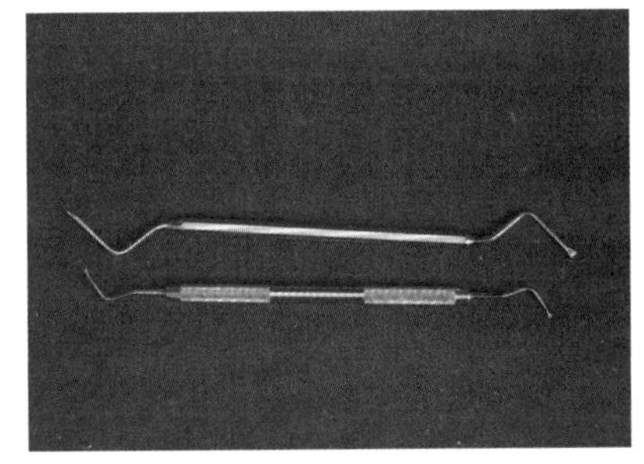

图9–12　传统挖匙与显微挖匙

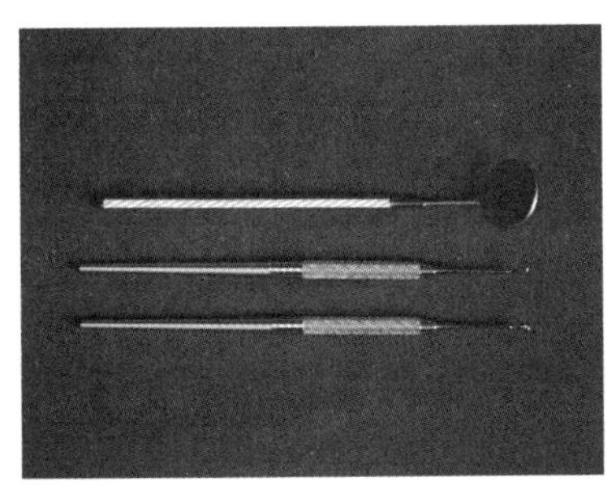

图9–13　传统口镜与显微口镜

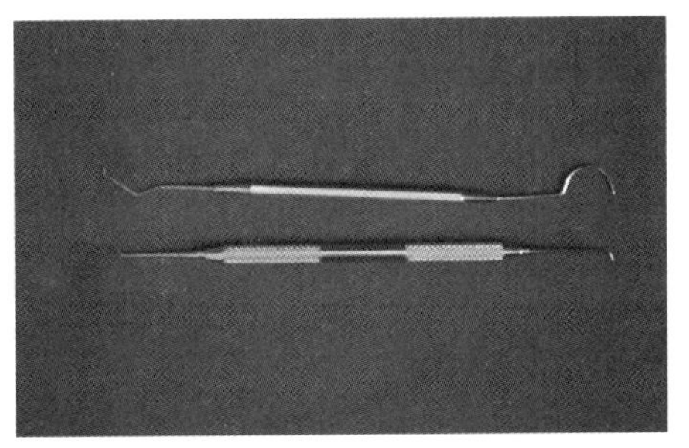

图9–14　传统探针与根尖探针

2. 传统手术与显微手术的比较

根尖外科是对根管治疗术难以解决的病例采用外科手术进一步治疗根尖周炎的一种方法。据文献报道，根尖外科治疗的成功率在 71.8%~94%，极大提高了难治性慢性根尖周炎患牙的保存率。

根尖外科治疗的目的是刮除根尖周病变组织，切除感染的根尖并倒充填封闭根尖孔，以期彻底消除难治性慢性感染，促进根尖周病变愈合。近年来随基础和临床研究的进展，对根尖外科治疗在理念上正不断发生改变。

首先通过对根尖生物膜的研究发现：在慢性根尖周炎患牙根尖表面，均能观察到细菌生物膜的存在。根尖细菌生物膜具有较强的耐药性，且能抵抗机体防御作用和液体冲刷作用，这些特性增强了细菌毒力和致病性，从而导致慢性根尖周炎疗效欠佳和经久不愈。因此，根尖手术不仅要刮除骨腔肉芽组织，而且还要去除根尖表面的细菌生物膜，才能更彻底控制慢性根尖周炎，提高手术的成功率。

有人系统回顾了 6 年的手术和非手术治疗的病例，发现手术治疗后 2~4 年成功率为 77.8%，非手术治疗为 70.9%；而 4~6 年后手术治疗的成功率为 71.8%，非手术治疗成功率为 83.0%。这一结果提示：选择根尖手术时应权衡利弊，根管治疗术能够解决的病例就尽量不做根尖外科手术，应严格防止根尖手术范围扩大的趋势。传统的根尖手术主要是以刮除肉芽组织为目的，现在更注重的是对骨组织的诱导再生；过去对根尖倒充材料更多是观察其封闭性，现在还必须强调其生物相容性。此外，改进手术设计是根尖外科治疗理念转变另一体现。随着医学模式和科技的进步，微创技术具有精确定位、创伤小、美观性好等优点，其正在渐渐地取代传统的根尖手术设计，是一种更人性化的手术方式。

手术技术的改进突出表现在根尖切除的角度上，传统方法是斜行切除患牙根尖，以便检查和处理根管，然而形成的牙根斜面增加了暴露的牙本质小管数量，不利于根尖周病变的愈合，原则上牙根切除要尽量垂直于牙体长轴。随着手术显微镜和专用手术显微器械，如超声和微型口镜等被引入根管外科，手术入路受限的问题迎刃而解，大多数患牙根尖的切除都能与牙根长轴垂直。仅在某些病例，如下颌磨牙的近中舌根，由于手术入路的制约，根尖切除时不能完全垂直于牙根长轴，这些部位可采用 10° 左右的切除角度。

对于患牙颌骨骨皮质完整的病例，目前提倡采用完整骨板开窗，即：使用直径不等的环钻在对应根尖的皮质骨表面钻下并撬起骨板，浸泡于生理盐水中，待手术结束时，将骨板复位。该手术方法术后并发症较少，但术前需拍摄三维 CT 确定根尖部骨质的厚度，操作中要谨防环钻损伤骨板下方的牙根，以免引起牙根炎性吸收。

原根尖外科手术的影像信息资料仅能通过普通 X 线片得到，有人认为传统根尖片的二维影像不能精确分析腔窦形态，不能预测根尖手术时口腔与上颌窦意外穿通的危险性，对上颌牙根尖病变距上颌窦底较近者，必须采用三维影像进行精确判断。与普通 X 线相比，螺旋 CT 三维图像重建数据更加可靠真实，能在手术前判断根尖骨质破坏的范围大小，对解剖部位精确定位，测量病变与重要解剖部位距离，提供最好的入口方案，并估计手术的难度和风险。Velvart 等比较普通放射学方法与 CT 技术用于 50 个患者根尖损害影像的研究，一共有 80 个病损，CT 能检查所有的病损，而根尖片仅仅显示 61 个病损。

另外，随着 Micro-CT 分辨率、图像分析软件不断改进，还能详尽精确地观察牙齿形态，并能提供三维重现数据，使得定性、定量研究根尖周病变，以及术后根尖骨腔的修复成为可能。Nevins 等选取 4 例患有单根牙根周骨内缺损的患者进行生物性骨胶原植入，利用 Micro-CT 对植入区进行扫描，前后对照显示，牙周袋深度平均减少 5.75 mm，临床附着水平平均增加 5.25 mm；组织学观察表明新附着的形成，未发生根的吸收。以上研究表明，三维 CT 影像技术在术前方案制订、术中操作和术后评价中都具有重要的参照价值。

牙科显微镜（dental operating microscope，DOM）的应用使许多曾被认为无法挽救的牙齿得以保留，美国牙体牙髓专业协会临床调查表明：在临床工作中约有 50% 以上的美国牙体牙髓专科医师常规使用显微镜。DOM 具有良好的放大、照明效果，能使术者清晰观察根尖周病变范围，准确清除病灶，了解根尖切除断面细小解剖结构，并能借助显微器械对根管侧支等结构进行精确定位、便于根管倒预备和倒充填，以获得良好的根尖封闭效果，提高根尖外科治疗的成功率。DOM 还具有自由浮动磁系统和成角度的光学器件设计，确保术者能在最适体位下全面观察术区，有效避免操作疲劳；显微镜的手柄和脚控调节功能，使术者易于调节并获取清晰的术中图像，有利于资料的保存。在根尖手术过程中，DOM 可发现肉眼不易发现的根尖纵向微裂，以便及时处理；可检测到倒充填材料与根管壁间的密闭情况，最大程度减少微渗漏的发生。近年许多学者利用 DOM 进行显微根尖手术并获得较好的效果，高阳等对 76 例患者行根尖手术并随访 1 年，显微根尖外科手术术后疗效明显高于传统根尖外科手术。

超声根尖倒预备技术是利用超声的高频震荡活化根管内的冲洗液，产生空化效应、化学效应，与冲洗液的杀菌和机械冲洗力相互协同而有效清除细菌。在根尖外科治疗中具有以下优点：超声预备尖有特殊设计和不同的弯曲，与根管长轴相匹配，能减少根切斜度；能有效防止根尖壁受到过度切削，以保存更多根尖硬组织；减少窝洞壁碎屑和玷污层，获得更清洁的窝洞；降低预备后根尖微裂的发生；超声预备的边缘质量优于传统慢速手机；避免器械过多接触根尖牙骨质，减少再感染概率。deFaria-Junior 等最近在比较超声和 ErCr：YSGG 激光倒预备根尖的实验中发现，超声的倒预备效果优于 ErCr：YSGG 激光。梅哈弗（Mehlhaff）等研究表明，使用超声技术的根尖倒预备的效果明显优于高速涡轮机。布伦特(Brent)等研究发现,超声预备的窝洞壁碎屑和玷污层明显少于慢速手机，从而获得更清洁的窝洞，而非金刚砂超声器械进行倒预备的根管内壁最为光滑。

引导骨质再生技术（Guides Tissue Regeneration，GBR）是源于牙周学领域的引导组织再生技术，生物膜在牙龈软组织与骨组织之间竖起一道生物屏障，确保成骨过程在无纤维细胞干扰的前提下实现缺损区完全的骨修复。GBR 技术不仅能引导骨再生，而且还能使骨量增加，增加牙槽嵴的高度和宽度。GBR 技术的应用使以前有牙周和根尖联合破坏的患牙得以保存，引导膜使用微钛钉固位，避免了膜的移动，同时扩大了膜的使用范围。钛加强膜改善其强度，具有一定的弹性，易于操作，可根据缺损区的情况任意调整其形状,使手术简洁,又不会影响软组织瓣的愈合。GBR 技术主要问题是膜的暴露和污染，这对临床医师术中无菌操作、膜的精确定位、组织瓣的严密缝合以及患者的术后护理提出了更高的要求。EnriqueM、Merino 在根尖周刮治后将 GBR 引导膜和自体骨或人工骨联合使用有利于患牙的稳固；促进骨缺损的修复并缩短治疗时间；特别对大范围骨缺损的治疗有一定优势;能使患牙的生存率提高。计算机辅助设计和制造膜材料将进一步进入临床，根据每位患者的特殊情况，进行量体裁衣，制成的膜更符合牙体解剖生理学特点，更加实用。

根尖倒充填的目的是严密封闭根管末端，防止根管系统内的微生物及其代谢产物进入尖周组织，促进根尖周病变的愈合。近年来，许多学者致力于新型材料的研究和开发，其中最具发展潜力的是三氧化矿物凝聚体（mineral trioxide aggregate，MTA）。

MTA 可用于直接盖髓、活髓切断、根尖诱导成形、髓室底穿孔、根管侧穿修补、根管倒充填等多个领域。体外和体内试验证实：MTA 具有良好的生物相容性，可有效促进硬组织的再生，且具有一定的抗菌和抑菌性，对组织无毒，能在潮湿的环境中硬固，X 线阻射，微渗漏低于银汞合金和丁香油氧化锌材料。MTA 可通过调节细胞因子的分泌，激活细胞外信号调节性激酶活性和促进骨钙素的表达等途径，影响骨的吸收和改建，进而促进病变的愈合。lindeboom 等研究发现，在单根管牙的随机分类临床研究中作为根尖倒充材料，MTA 优于 IRM（Intermediate restorative materia，IRM），MTA 组完全愈合率为 64%，不完全愈合率 28%；IRM 组完全愈合率为 50%，不完全愈合率为 36%。韦曦等对 39 例慢性根尖周炎病例采用显微根尖手术治疗并用 MTA 倒充填，1 年后随访治疗成功率为 94.9%，其中治愈病例为 82.1%，好转病例为 12.8%。MTA 是一种极有价值的生物材料，但是否趋于理想需要更多的学者深入的研究。

影响根尖手术术后美观的因素主要有牙龈退缩，组织缺损和瘢痕形成，这些问题的发生贯穿整个手术过程。为了保证根尖手术的成功和术后达到美观的要求，从治疗计划的制订到术后完成，每一步都需要按照医学美学的原则进行精心设计和实施。

瓣膜的设计方法有半月瓣、梯形瓣、扇形瓣等。Velvart 建议改良传统的设计方法，提出了龈乳头基部切口（papilla base incision，PBI）。PBI 切口的水平切口由龈乳头基部切口和沟内切口相连组成。目的是不移动龈乳头，保持其完整性，以减小牙龈退缩和组织缺损。Velvart、von Arx 等都对 PBI 切口和沟内切口术后龈乳头高度及其他牙周指数的变化情况进行了短期和长期观察比较，结果发现前者在各项指标上均优于后者，并提出垂直切口应设在龈乳头近远中，以减少牙龈萎缩。另外，术中应保持软组织的湿润，防止组织瓣收缩,以利于复位缝合。最好采用显微技术使用 3/8 圆针和 6-0 至 8-0 丝线缝合，以减小对软组织的损伤，同时还要精确对位，大大促进了组织的愈合，又能保持龈乳头的形态和高度，减少组织缺损和瘢痕。

（孙　喆）

参考文献

[1] Gagliani MM, Gorni PG, Strohmenger L. Periapical resurgery versus periapical surgery: a 5-year longitudinal comparison [J] . Int Endod J, 2005, 38 (5) : 320 – 327.

[2] Maddalone M, Gagliani M. Periapical endodentic surgery: a 3-year follow-up study[J] . Int Endod J, 2003, 36 (3): 193 –198.

[3] OberliK, Bornstein M, Von Arx T. Periapical surgery and the maxillary sinus: radiographic parameter for clinical outcome[J] . Oral Surg Oral Med Oral Pathol Oral Radiol Endod,2007,103(6) : 848 – 853.

[4] Velart P, Hecker H,Tillinger G. Detection of the apical lesion and the mandibular canal in convencional radiography and computed tomography [J].Oral Surg Oral Pathol Oral Med Oral Radiol Endod, 2001, 92(1) : 682-688.

[5] Nevins ML, Camelo M, Rebaudi A, et al. Three-dimensional micro-computed tomographic evaluation of periodontal regeneration: a human report of intrabony defects treated with Bio-Oss collagen[J] . Int J Periodonties Restorative Dent, 2005, 25 (4): 365-373.

[6] Mines P, Loushine RJ, West LA, et al. Use of the microscope in endodontics: a report based on a questionnaire[J] . J Endod, 1999, 25(11): 755 – 758.

[7] Rubinstein R. Magnification and illumination in apical surgery [J] . Endodontics Topic, 2005, 7(11) : 56-77.

[8] 高阳，余承军，苏凌云，等．传统根尖外科手术与显微根尖外科手术的效果评价 [J]．口腔医学研究，2009, 29(4) : 459-461.

[9] 韦曦，古丽莎，凌均棨，等．显微根尖手术治疗 39 例慢性根尖周炎病例的临床疗效 [J]．中华口腔医学研究杂志，2008,2(6) : 590-596.

第十章

年轻恒牙的根管治疗

正在生长发育中的恒牙，由于其独特的解剖生理学特点，一旦发生牙髓病和根尖周病，由于其牙根及髓腔解剖生理学特点，治疗方案与发育完成恒牙的根管治疗有明显的区别，但年轻恒牙的治疗仍然必须遵循保存活髓和保存患牙的根管治疗基本原则。

第一节　概　述

在临床上，需根据年轻恒牙牙髓病和根尖周病的病损情况，控制感染，采用根尖成形术或根尖诱导成形术，尽可能地保存根尖部残存的根髓或根尖周组织的活力，待牙根继续发育完成或根尖孔封闭后，再行根管充填以完成根管治疗。

一、年轻恒牙的定义、特点

年轻恒牙是指根尖孔尚未完全发育形成的正在生长发育中的恒牙。年轻恒牙虽已萌出，但是尚未到达牙合平面，还在不断的萌出过程中，临床上牙冠位置显得很低，在形态和结构上均未完全形成。

正常情况下，刚萌出的恒牙其牙根形成大约为2/3，根尖孔呈喇叭状，髓腔整体宽大，根管壁很薄，萌出后牙根继续发育，于萌出后2~3年才能完全形成牙根，3~5年后才能完成发育。因为年轻恒牙刚萌出后不久，磨耗少牙表面发育结节及边缘线较为突出，沟裂也明显，较深，形态复杂；釉质表面可见生长线所形成的细沟，呈线条状的波纹状结构，是釉面横纹。在刚萌出的年轻恒牙的釉质表面，还有薄薄的称为釉小皮的有机质膜覆盖，牙萌出后经过咬船、咀嚼、刷牙等磨耗后消除。

二、年轻恒牙根管解剖生理和组织结构

刚萌出的年轻恒牙与发育完成后的恒牙相比，在釉质、牙本质以及牙髓组织和根尖周组织都存在明显的区别，主要表现在以下几个方面。

年轻恒牙的釉质发育已经完成，釉柱、釉柱鞘及柱间质等大体结构和形态特征与发育完成的恒牙并无不同，但是年轻恒牙釉质表面的矿化度较低，溶解度高，渗透性强，易脱矿，所以，一旦发生龋病，进展迅速，能很快影响牙髓。在恒牙萌出后，釉质的羟磷灰石结晶较小，结晶间有间隙。结晶的化学性质也不稳定，暴露在口腔环境中的釉质从周围吸收钙、磷、氟等离子，这些离子在合适的条件下，可以与釉质原来的组织结合而使釉质的矿化程度提高。因而，临床局部涂氟防龋有较好的防龋效果。

继发性牙本质是在牙齿萌出后，牙根发育完成后形成的牙本质。年轻恒牙的牙根及牙根尖尚处于未发育完成的阶段，所以，年轻恒牙的牙本质的特点是缺乏继发性牙本质层，正常的年轻恒牙也没有修复性牙本质层。年轻恒牙的牙本质小管比成熟恒牙的牙本质小管粗大，小管周围及小管间质的矿化程度也比成熟恒牙低。一般来说，靠近牙髓的前期牙本质在形成后可连续地进行矿化，并可因周围环境的刺激加速矿化，年轻恒牙的牙本质壁比成熟恒牙的薄很多，因此在进行临床备洞或切削牙本质的操作时，较为敏感，要注意避免对牙髓组织的损伤。

年轻恒牙的髓腔大、髓角高，根管管腔粗大、根尖孔呈开放的喇叭口状，髓腔及根管中牙髓组织较多，牙髓组织比成熟恒牙的牙髓组织疏松，未分化的间叶细胞较多，纤维成分较少，成纤维细胞较多，血管多，血运丰富，这样既能使牙髓内的炎症代谢产物被很快运送出去，又使牙髓具有较强的修复能力。另外，牙髓组织在根尖部呈乳头状与其下方的牙周组织相移行，与根周丰富的血运循环相通，所以年轻恒牙牙髓组织对炎症有较强的防御能力，这也为年轻恒牙尽量保存活髓提供了生物学基础，但也由于牙髓抵抗力强，炎症也容易被局限呈慢性过程，又因为血运丰富，组织疏松，感染也容易扩散，所以应及时治疗。

年轻恒牙在萌出后 3~5 年其牙根才能发育完成，在此之前，保存活髓，尤其是保存活的牙乳头是牙根继续发育的关键所在。

第二节　年轻恒牙根管治疗方法

年轻恒牙根管治疗方法包括根尖成形术和根尖诱导成形术。其中根尖成形术主要包括盖髓术和活髓切断术；盖髓术是保留全部活髓，活髓切断术是保全部分生活根髓，以使牙髓内的成牙本质细胞继续形成牙本质，完成年轻恒牙到成熟恒牙的发育过程。根尖诱导成形术则是去除全部的感染牙髓，控制感染以使根尖周组织继续牙根的发育，最终封闭根尖孔以达到保存患牙的目的。

一、根尖成形术

根尖成形术是指牙根未形成之前因外伤、畸形或龋病等引起牙髓炎症的年轻恒牙，采用活髓保存术保存全部或部分活髓，使牙根继续发育并使根尖形成的治疗方法，主要指的是保存全部活髓的盖髓术和保存部分活髓的活髓切断术。

1. 盖髓术（pulp capping）

是使用促使修复性牙本质形成的药物或生物相容性材料保护即将暴露或已经暴露的牙髓，以保存牙髓活力、修复牙髓病变的一种保存全部活髓的治疗方法。盖髓术又分为直接盖髓术和间接盖髓术；前者是用于即将暴露牙髓的患牙，后者是用于已经暴露牙髓的患牙。

盖髓剂是指用于覆盖近髓点或穿髓点处，用于促使修复性牙本质形成和牙髓病变修复的生物药物制剂。盖髓剂应具备以下特性：能够促进牙髓组织修复再生；与牙髓具有良好的生物相容性；有较强的杀菌和抑菌作用；有较强的渗透作用；有消炎作用；药效稳定、持久；便于操作。

常用的盖髓剂：氢氧化钙制剂、氧化锌丁香油黏固剂、抗生素及糖皮质激素。其中目前临床上使用最多的盖髓剂是氢氧化钙制剂如 Dycal 等，直接盖髓和间接盖髓时都可使用；氢氧化钙具有强碱性，pH 为 9~12，这种碱性物质可以中和炎症所产生的酸性物质，有利于消除炎症和减轻疼痛，氢氧化钙的碱性可以刺激成牙本质细胞中的碱性磷酸酶的活性，激活碱性磷酸酶而促进硬组织的形成，在盖髓处形成牙本质桥，氢氧化钙在牙本质桥中的作用是一种刺激物或诱导剂。此外，氢氧化钙还具有一定的抗菌作用。

氧化锌丁香油黏固剂也是常用的盖髓剂，但其刺激性较大，一般不用于直接盖髓，多用于间接盖髓；丁香酚具有镇定安抚的作用，氧化锌丁香油黏固剂在硬固前是酸性的，能够抑制细菌生长，并且能够与牙本质紧密结合，提供良好的边缘封闭性能。抗生素及糖皮质激素因其抗菌、消炎和缓解疼痛作用而被用作盖髓剂，但在已证实其抗炎和刺激牙本质形成方面作用较少，目前已较少运用。

（1）原理：牙髓组织具有形成功能和防御功能；牙本质－牙髓复合体是作为一个整体对外界刺激发生反应的，如对于龋病最常见的反应是牙本质硬化，硬化层中牙本质小管部分或全部地被磷灰石或白磷灰石晶体等矿物质阻塞，减少了牙本质通透性进而保护了牙髓；一定量的外界刺激也可以诱发牙髓组织形成修复性牙本质；如果意外穿髓或龋坏等损伤造成牙髓暴露范围较小时（穿髓孔直径不超过 0.5 mm），损伤区域下方或其邻近的成牙本质细胞（或由牙髓储备细胞和年轻成纤维细胞分化而来的成牙本质细胞），可以代替被损伤的成牙本质细胞，在受损区形成修复性牙本质，以保护牙髓免遭进一步的损害。

直接盖髓术的预后取决于以下因素：① 年龄：年轻恒牙的直接盖髓预后较好，而成熟恒牙的牙髓组织细胞成分较少、牙髓血供较差，使成牙本质细胞修复能力减弱，直接盖髓后预后较差。② 牙髓暴露的原因：机械性或外伤性引起的牙髓暴露直接盖髓术的预后较好，龋源性的较差。③ 牙髓暴露的范围、位置、时间：牙髓暴露范围越小，预后越好，原则上成熟恒牙牙髓暴露直径超过 0.5 mm，年轻恒牙超过 1.0 mm 不宜再行直接盖髓术；如果牙髓暴露在牙颈部，直接盖髓术后形成的钙化桥可能影响牙髓冠部的血供，引起冠部牙髓的炎症和坏死，预后较差，应行活髓切断术；短时间内暴露的牙髓对于口腔中的细菌等微生物有一定的抵抗力，随着时间的延长，则细菌感染引起牙髓炎的可能性加大，所以牙髓暴露时间越短，预后越好。④ 修复体的边缘密合性：边缘渗漏是影响盖髓术预后的重要因素，如果修复体边缘渗漏，微量的细菌及其代谢产物可持续进入，牙髓炎症将可能长期存在，修复性牙本质的形成也受到影响，最终可导致牙髓坏死。⑤ 全身因素：有些全身系统性疾病如糖尿病、肝病、血液病等会影响牙髓的修复。

直接盖髓术后的转归有两种情况：① 直接盖髓后，露髓孔处形成血凝块，其下方的牙髓组织充血，成牙本质细胞形成修复性牙本质，封闭穿髓孔，牙髓炎症恢复正常，整个过程一般在 2 个月左右完成，此种结果较为理想，一般出现在年轻恒牙外伤意外露髓范围较小，而牙髓抵抗力较强，处置较为及时得当时。② 有些深龋露髓患牙经直接盖髓后，牙髓组织内残留的毒性物质可以引起慢性炎症反应，使患者出现疼痛症状，或因为循环障碍导致牙髓退行性变如纤维性变、钙化等，甚至牙内吸收。

间接盖髓术的预后与转归：在间接盖髓治疗中，大部分的感染物质被去除，保留了硬化层和修复性牙本质，盖髓剂隔绝了外界的刺激，同时本身有一定的抗菌作用，是一种温和的刺激物和诱导剂，有利于成牙本质样细胞的分化，形成修复性牙本质；间接盖髓术已经被证明是一种非常成功的治疗方法。

（2）适应证：间接盖髓术适用于：① 深龋或其他的牙体损伤引起的可复性牙髓炎。② 患者否认有自发性痛，除腐质后未见穿髓而难以判断牙髓状况时，可作为诊断性治疗。③ 牙体硬组织意外伤害近髓者，即便无可复性牙髓炎症状也应行间接盖髓处理以保护牙髓。④ 牙体预备后，近髓或极敏感的窝洞髓壁也应做间接盖髓处理。

直接盖髓术适用于：① 意外穿髓、穿髓孔直径不超过 1 mm 者（成熟恒牙为不超过 0.5 mm）。② 年轻恒牙外伤，冠折露髓。③ 年轻恒牙牙根尚未完全发育成熟的急性牙髓炎，在及时地引流安抚后。

直接盖髓术的操作步骤及相应的注意事项：① 局麻下预备窝洞，清洁窝洞。② 严格隔湿，牙面消毒用 75% 的乙醇，冲洗窝洞用等渗盐水。③ 除净穿髓孔周围腐质，冲洗、棉球干燥窝洞，操作过程避免刺激牙髓组织。④ 调制盖髓剂，涂敷盖髓剂于穿髓区，盖髓剂应覆盖面要超过整个穿髓区，厚度约 0.5 mm，但要避免糊剂黏在洞壁，以免影响窝洞的封闭。⑤ 暂封窝洞，动作要轻巧，避免暂封剂封闭窝洞时压力过大压迫牙髓组织。⑥ 2 周后复诊，无症状者垫底后永久充填，如复诊时出现牙髓炎症状则改做活髓切断术治疗（图 10–1a，b）。

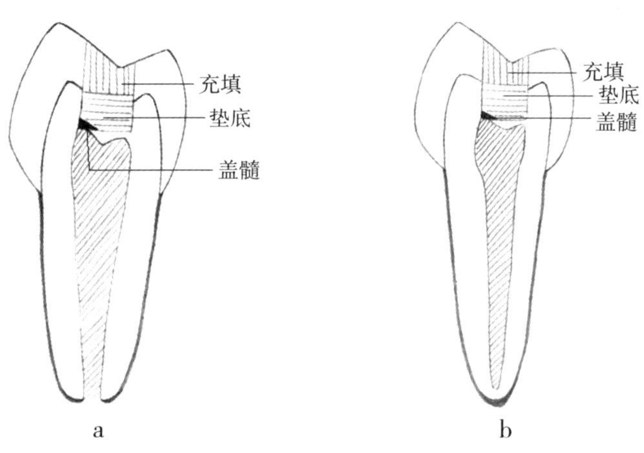

图10–1　直接盖髓术

a. 直接盖髓术；b. 直接盖髓术牙根完全形成

间接盖髓术的操作步骤及相应的注意事项：① 去净龋坏组织，预备窝洞，清洁窝洞，但对于年轻恒牙急性龋坏时，近髓区无着色的软化牙本质可分次去净，以提高保存活髓的成功率。② 隔湿并干燥窝洞，注意用接近体温的温水冲洗，以免刺激牙髓引起疼痛或损伤，在局麻下可用冷水冲洗。③ 涂敷盖髓剂于近髓区，覆盖范围应超出近髓区，厚约 0.5 mm，同时避免盖髓剂黏在洞壁。④ 用暂封材料暂封窝洞，做诊断性治疗时，必须给患者明确的医嘱。⑤ 2 周后复诊，无症状者垫底后永久充填；如果患者诊断明确，无可复性牙髓炎存在，也可做间接盖髓、垫底、一次性永久充填处理（图 10–2a，b）。

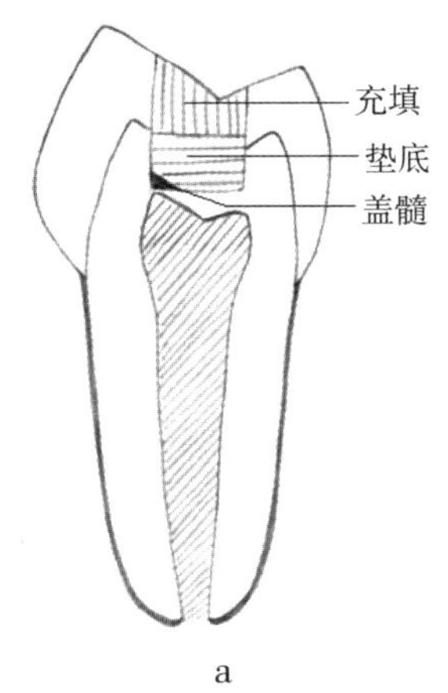

a

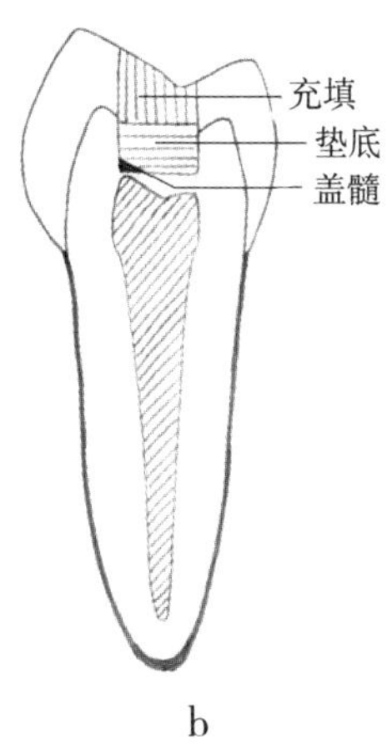

b

图10-2　间接盖髓术

a. 间接盖髓术；b. 间接盖髓术牙根完全形成

2. 活髓切断术（pulpotomy）

活髓切断术是指切断髓室中的炎症牙髓组织，以盖髓剂覆盖于牙髓断面，保留根髓内生活牙髓的治疗方法。一般根据盖髓剂的不同，有两种方法：氢氧化钙活髓切断术和甲醛甲酚活髓切断术；其中甲醛甲酚活髓切断术常用于乳牙，对于年轻恒牙，临床上最常用的还是氢氧化钙活髓切断术；但随着材料的发展，现在有研究表明 MTA 也可用于活髓切断术。

（1）原理：彻底切除髓室内的有炎症的牙髓，将盖髓剂覆盖于健康牙髓断面上，封闭断端，隔绝对根髓的刺激，使根髓保持正常的状态和功能。牙髓切断后，断面处出现急性炎症表现或表层坏死；随着时间的延长，可能出现 3 种组织变化：最理想的状态是断面出现牙本质桥，断髓面有排列整齐的成牙本质细胞样细胞形成规则的牙本质，将断面完全封闭，根髓保持正常活力；第二种情况是断面形成不规则的牙本质或钙化物，根髓有一定活力；第三种是断面虽有部分牙本质桥形成，但根髓出现慢性炎症，甚至发生根内吸收。

（2）适应证：根尖尚未完全发育完成的年轻恒牙，在龋病治疗时意外露髓、外伤露髓、急性牙髓炎早期炎症局限在冠髓等各种情况，均可行活髓切断术保存根部活髓，直至牙根发育完成。

需要注意的是，活髓切断术成功的患者，还需随访观察牙根的发育状况，因为目前多数学者认为，牙髓切断术后，通常根管内会出现进行性钙化；建议在牙根完全发育成熟后行牙髓摘除术和根管充填。另外，对于成熟恒牙，一般不主张行活髓切断术，而直接采用活髓摘除术。

牙髓切断治疗术的目的就是使年轻恒牙的牙根继续发育完成，如果牙髓切断术失败，可以进行根尖诱导成形术或根尖手术保存牙根。

活髓切断术的操作步骤及相应的注意事项：① 局麻下预备窝洞，清洁窝洞。② 严格隔湿，牙面消毒用75%的乙醇，冲洗窝洞用等渗盐水。③ 除净穿髓孔周围腐质，冲洗、棉球干燥窝洞，操作过程避免刺激牙髓组织。④ 切冠髓：采用锐利的挖匙或球钻将冠髓从根管口处切断，使牙髓在根管口处形成整齐的断面，用生理盐水冲洗组织断面，去除所有组织碎屑，如果出血较多，可用小棉球蘸取少许生理盐水或0.1%肾上腺素，置根管口轻压断面帮助止血，必要时可更换小棉球，或在肾上腺素或生理盐水小棉球上置换干棉球以吸取较多量的渗血，但不能直接将干棉球置于牙髓断面，以防棉纤维与牙髓黏结，影响断面愈合；一般出血在几分钟内可以止住，如果不行，需再仔细检查牙髓断面是否不整齐，是否有残留的冠髓需要重新去除，要充分止血。⑤ 调制盖髓剂，涂敷盖髓剂于牙髓断面，盖髓剂应覆盖整个断面，厚度约0.5 mm，但要避免糊剂黏在洞壁，以免影响窝洞的封闭；切忌加压盖髓剂。⑥ 建议用速硬材料严密垫底充填修复（图10-3a，b，c）。

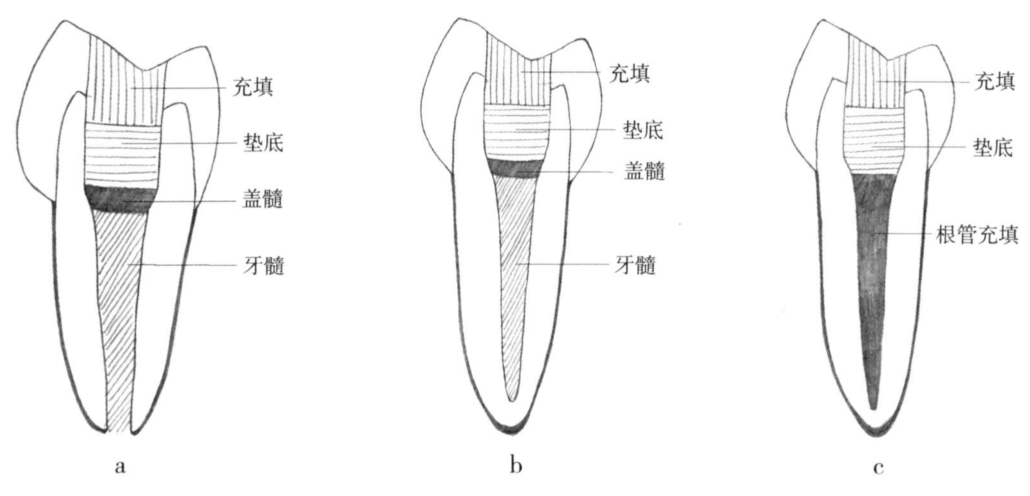

图10-3　活髓切断术

a. 活髓切断术；b. 活髓切断术后牙根完全形成；c. 永久根管充填

二、根尖诱导成形术

根尖诱导成形术（apexification）是在牙根未形成之前发生牙髓严重病变或根尖周炎症的恒牙，在控制炎症的基础上，用药物及手术的方法保存根尖部的牙髓或根尖周组织，以沉积硬组织，促使牙根继续发育和根尖形成的治疗方法。根尖诱导成形术和根尖成形术 apexogenesis 的概念是不同的。

1. 原理

恒牙萌出时，牙根发育 1/2~2/3，牙齿萌出后，牙根的继续发育还需依赖于根管中的牙髓、根尖部的牙乳头和尖周组织中的上皮根鞘；萌出不久的年轻恒牙如果因为龋病、外伤或畸形等原因牙髓发生严重病变或根尖周的炎症，牙根的继续发育就会停止。牙根未发育完全的年轻恒牙的解剖形态其共同特点是：髓腔大、牙根短、根管粗、管壁薄、根尖敞开或根尖孔宽大；其根端形态主要有 3 种：喇叭口状、管壁平行状、管壁内聚状（图 10–4a，b，c）。治疗时的根端形态主要取决于牙髓及根尖周发生炎症坏死时牙根停止发育时的状态，如牙根停止发育早，则根端呈喇叭口的可能性就大。反之，牙根停止发育晚，则管壁呈内聚状的可能性大。

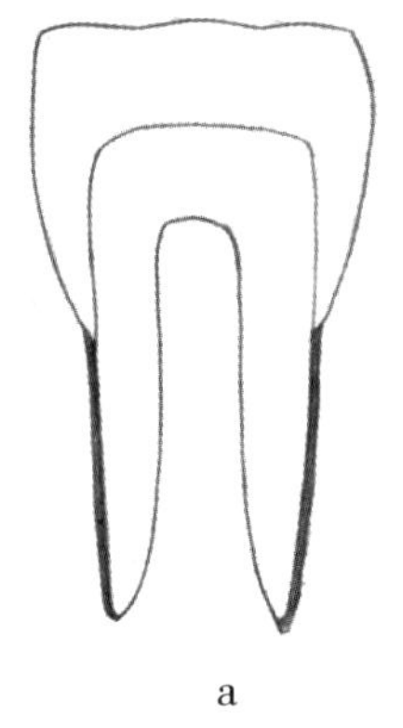
a

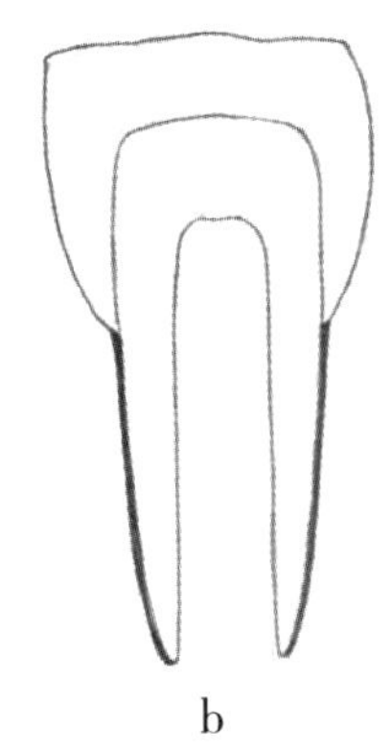
b

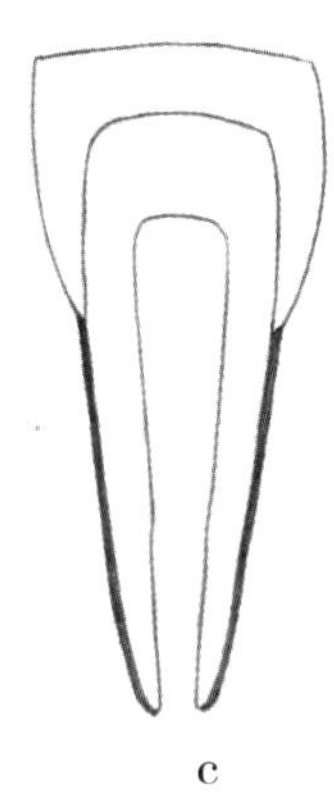
c

图10–4　年轻恒牙的根端形态

a. 根端呈喇叭口状；b. 根端呈管壁平行状；c. 根端呈管壁内聚状

当年轻恒牙发生牙髓、尖周病变后，诱导根尖形成所依赖的组织有：① 根尖部残留的生活牙髓：可分化为成牙本质细胞，沉积牙本质，继续发育牙根，所形成的牙根近似于正常牙根。② 根尖端的牙乳头：牙髓被破坏后，根尖端全部或大部分保留存活的牙乳头，也可分化为成牙本质细胞，使牙根继续发育形成。③ 尖周组织中的上皮根鞘：牙髓坏死并发尖周炎症后，当感染得到控制，炎症消除后，幸存的上皮根鞘功能恢复，也可以在根尖处沉积硬组织，使根端闭合。

经根尖诱导成形术治疗，愈合后的牙根形态与炎症的程度、根尖组织的破坏程度、个体的差异、治疗措施等多种因素有关，主要有以下 4 种形式（图 10–5a，b，c，d）：

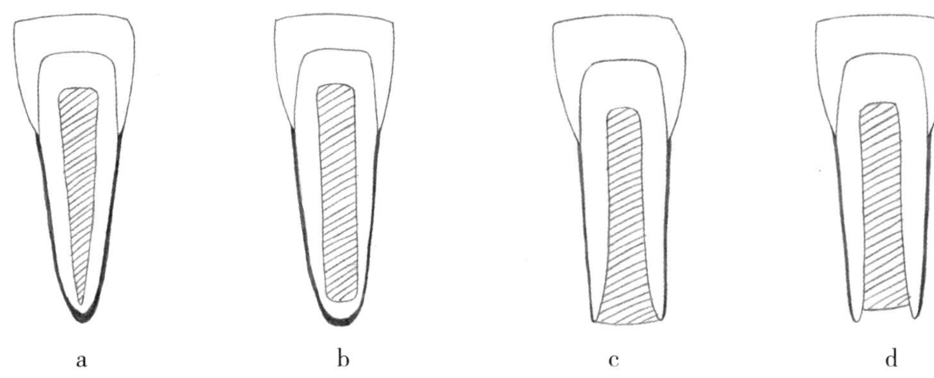

图10-5　根尖诱导成形术后的愈合形式

a. 根尖继续发育管腔缩小，根尖封闭，同正常牙根形态；b. 根管管腔无变化，根尖封闭；c. X线片上未显示牙根的发育状态，但根管内探查有阻力，说明根尖处有钙化屏障；d. X线片上见钙化屏障在根端1/3处形成

① 根尖继续发育，管腔缩小，根尖封闭，同正常牙根形态。② 根管管腔无变化，根尖封闭。③ X 线片上未显示牙根的发育状态，但根管内探查有阻力，说明根尖处有钙化屏障。④ X 线片上见钙化屏障在根端 1/3 处形成。

很多临床病例也证明：牙根未发育完全的年轻恒牙，其根尖部的细胞是具有潜在能力的，在炎症消除后，能进行细胞分化，不仅继续形成根尖的牙齿组织，而且可使根尖周组织重建。

2. 适应证

（1）炎症波及根髓而不能保留根髓的年轻恒牙。

（2）牙髓全部坏死或并发根尖周炎症的年轻恒牙。

值得注意的是，年轻恒牙并不是专指青少年牙根还未发育完全的牙齿，只要是牙根未发育完全的恒牙，不论患者本身是成人还是青少年，都应该是年轻恒牙。

3. 根尖诱导成形术的治疗操作步骤和注意事项

根尖诱导成形术在遵循根管治疗术基本原则的同时，特别强调通过根管消毒以控制感染，并且增加了药物诱导环节；因而整个治疗周期较长，主要分为 3 个阶段：第一阶段为控制感染消除炎症；第二阶段为诱导根尖形成阶段，费时最长，视牙根继续发育所需的时间不等，约为 6 个月到 2 年；第三阶段为根管永久充填及修复。

具体治疗步骤如下：

（1）常规备洞开髓：开髓制洞的位置和大小应尽可能使根管器械循直线方向进入根管。

（2）根管预备：去除感染组织，生理盐水冲洗根管，必要时可以采用 0.5%~1% 次氯酸钠和 3% 过氧化氢交替冲洗；因为年轻恒牙根管粗大、根尖孔喇叭口，冲洗液极易进入根管深部，高浓度的次氯酸钠（国外常用 5.25% 或 2% 浓度）对根尖部生活牙髓和根尖周组织的刺激性太大，所以在根尖诱导成形术中不主张采用。为减少对根尖周组织的刺激，最后还需以生理盐水冲洗；同时，为了避免预备和封药损伤尖周组织，尽力保存根尖部的生活组织，根管器械进入根管的深度需比 X 线片显示的根尖短 1~2 mm。

（3）根管消毒：吸干根管，封消毒力强、刺激性小的药物于根管内，如木榴油、樟脑酚、碘仿糊剂、抗生素制剂，每周更换一次，至无渗出、无症状为止。根尖周有病变的患牙、可封抗生素糊剂，每 1~3 个月更换一次，直至炎症消除为止。

（4）药物诱导：先取出根管内封药，放入可诱导根尖成形的药物，如氢氧化钙制剂，逐层填入，填满根管，使其接触根尖组织。因需治疗的牙齿根管粗大，所以在具体操作时要注意动作轻柔，可用小镊子夹取细小酒精棉球蘸取制剂轻压使其慢慢进入根尖处。如根尖端残留生活牙髓，需使氢氧化钙制剂与残髓断面紧密接触，才能使之很好地发挥作用。建议采用 X 射线阻射的氢氧化钙制剂，以便填入后摄 X 射线可确证氢氧化钙制剂已与残髓断面紧密接触。

（5）暂时充填窝洞，随访观察：治疗后每 3~6 个月复查一次，复查时注意有无临床症状，如有无疼痛、肿胀、瘘管、牙松动度及能否行使功能等，还应拍摄 X 线片检查根尖情况和根尖形成状态，至根尖形成或根端闭合为止，时间大约为 6 个月到 2 年。在此阶段因观察时间较长，应注意暂时充填材料的封闭性能，必须确保冠部的封闭，防止冠部微渗漏，临床上不乏因冠渗漏致根管再感染而使治疗失败的病例，建议必要时采用永久性的充填材料做暂时充填。定期观察时还应注意：由于根尖区的渗出液可能溶解根管内的氢氧化钙，或者发生炎症性吸收，所以一旦 X 线发现根管内的氢氧化钙（尤指根尖端）不致密，应重新处理后再次充填入氢氧化钙糊剂。

（6）根管充填：X 线片检查显示根尖延长或有钙化组织沉积、根端闭合或根管内器械探及根尖端硬组织封闭，即可行根管充填。由于年轻恒牙行根尖诱导成形术后，绝大多数根管的管腔形态与正常的从冠方到根尖的圆锥形不同，是互相平行的、有时甚至是根尖方大于冠方的不规则形态，所以用传统的冷侧压充填法无法真正使根充密合；建议采用热牙胶充填法进行根管充填，如采用热侧压充填时，酌情可将牙胶尖倒置进入根管进行加压，使根充更易密合。

病例资料一：

女，11 岁，上前牙外伤后 18 个月，冠折，左上中切牙露髓，摄片示根尖喇叭口状，根尖阴影；采用氢氧化钙根尖诱导成形术，治疗过程如下（图 10-6a，b，c，d）：（病例资料来源：Colour Atlas of Endodontics，J.J.Messing，C.J.R.Stock，1988）

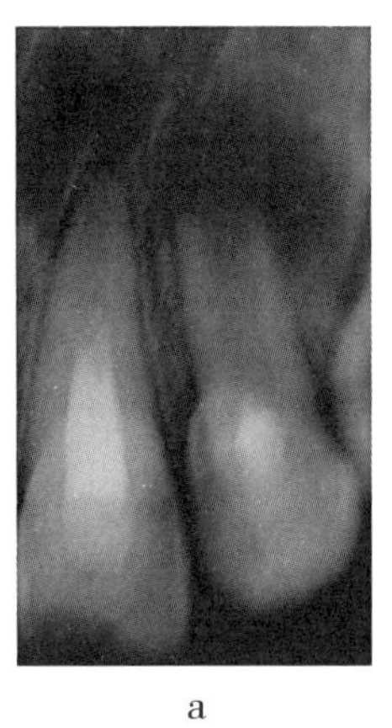
a

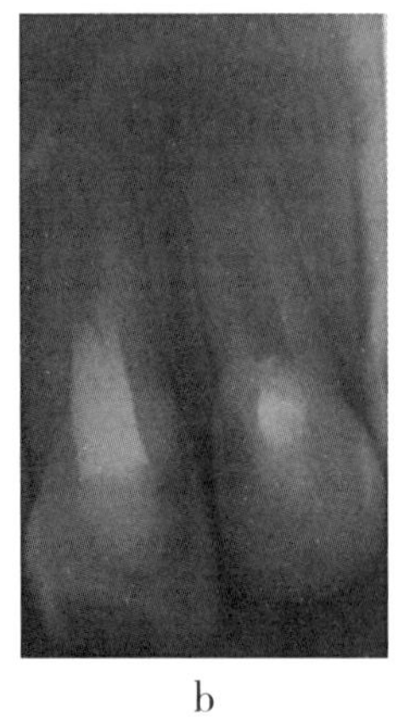
b

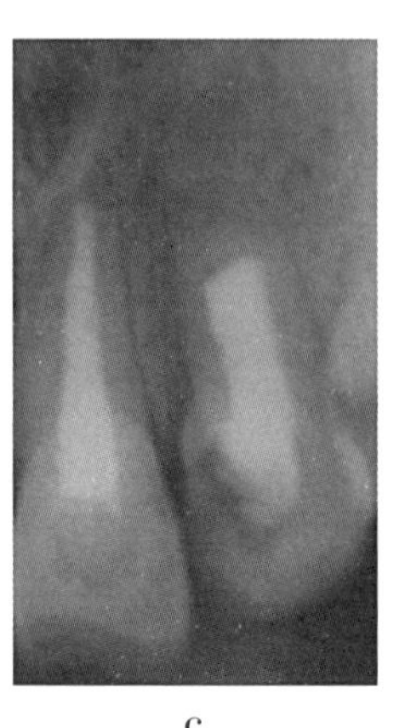
c

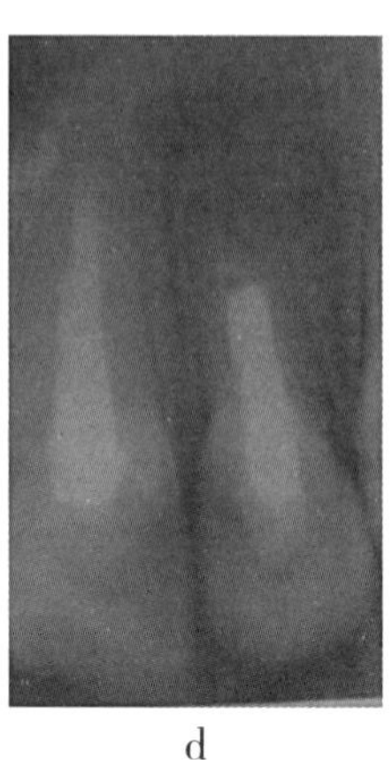
d

图10-6　根尖诱导成形术治疗过程（病例1）

a. 根尖喇叭口状，根尖阴影图；b. 治疗后18个月，根尖止点形成；c. 治疗后4年，根尖组织愈合；d. 治疗后6年，疗效稳定

病例资料二：

女，9岁，1年前摔倒致左上前牙外伤，曾于外院治疗，牙龈反复肿胀溢脓来本院就诊。检查：左上中切牙变色，唇侧牙龈可见2个瘘管口，溢脓；松动Ⅰ度，叩诊不适。X线见根管粗大，根尖周不规则骨吸收影像，根尖孔未形成。处理：清理根管，大量氯胺T和过氧化氢交替冲洗根管，瘘管通过，生理盐水冲洗根管，吸干，消毒，置氢氧化钙糊剂于根管中，玻璃离子暂封；灼烧瘘管口封闭瘘管。1个月后复查，唇侧瘘管口平伏，瘢痕形成（图10-7a，b）。

6个月后复查，根尖氢氧化钙诱导剂被吸收，根尖周炎症消失，根尖牙槽骨和牙骨质沉积影像。重置根管内氢氧化钙糊剂（图10-7c）。

12个月后，根尖已经完全封闭，此时将氢氧化钙诱导剂取出，预备清理根管，行完善的根管治疗（图10-7d，e）。

18个月后复查，牙根周围牙周膜连续，形成明显的根尖形态（图10-7f）。

24个月后复查，较半年前无明显变化，牙根形态趋于稳定（图10-7g）。

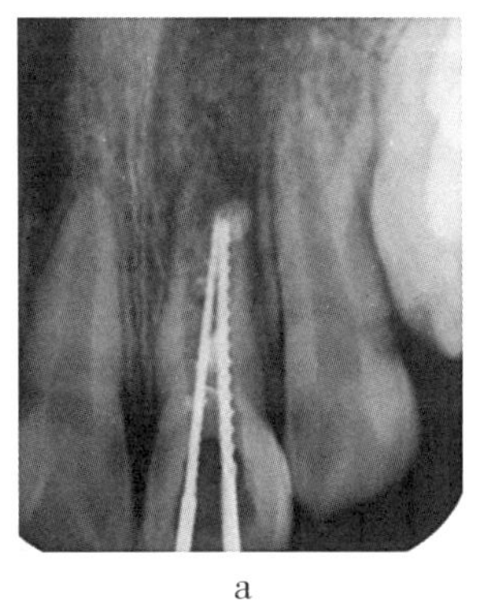
a

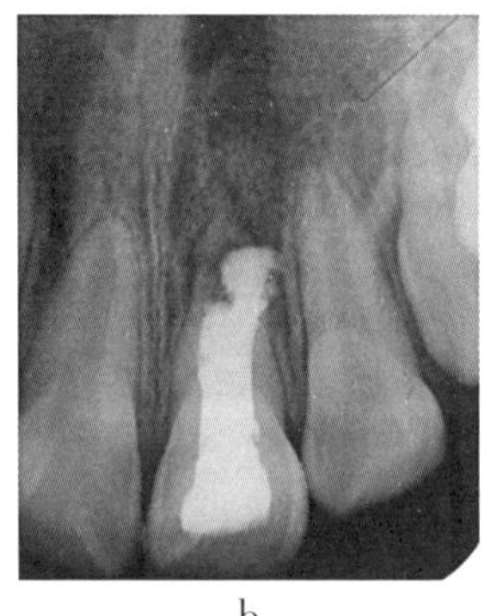
b

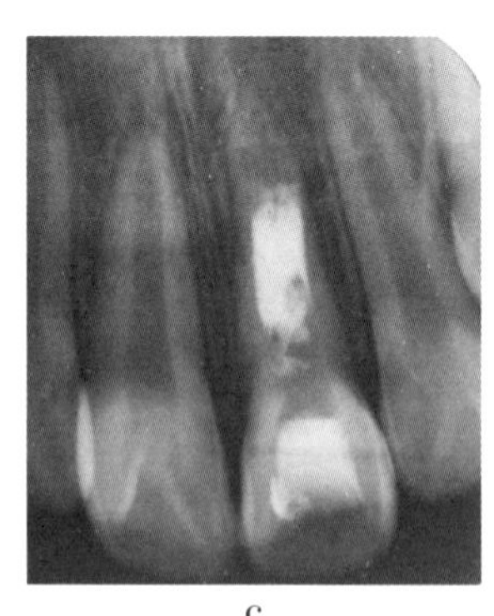
c

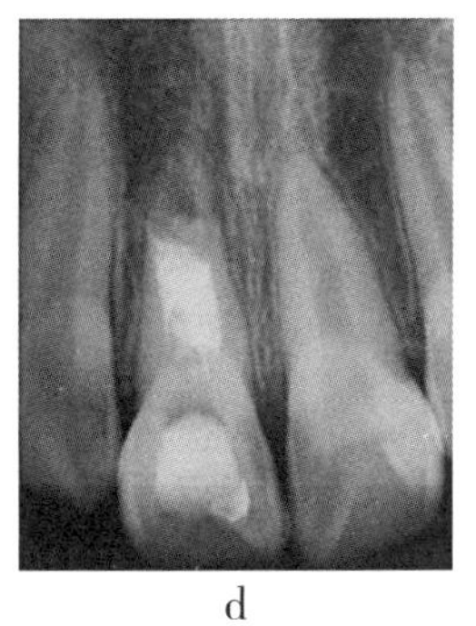
d
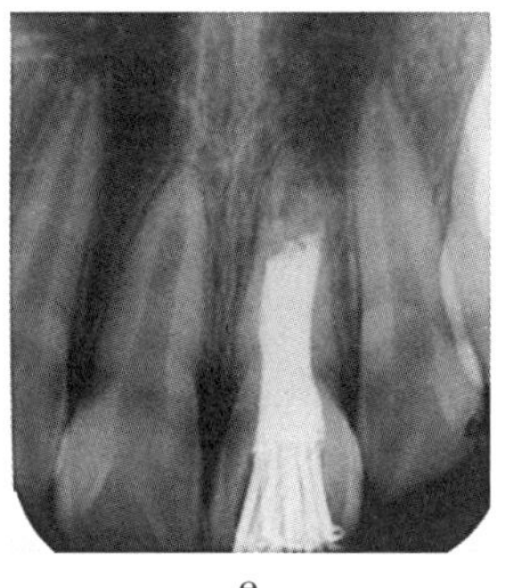
e
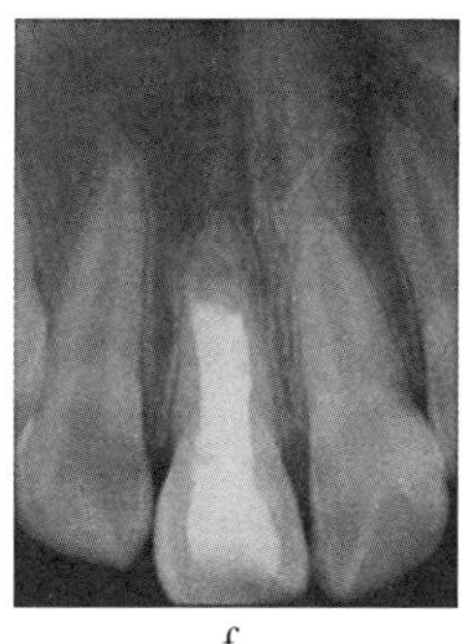
f
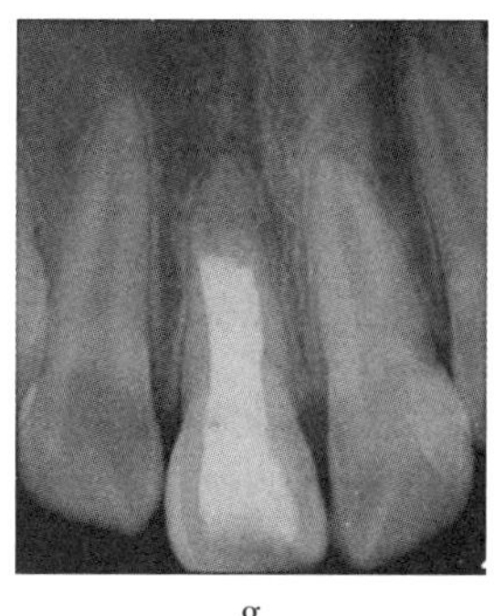
g

图10-7　根尖诱导成形术治疗过程（病例2）

a. 插针定位；b. 氢氧化钙糊剂根管充填后；c. 氢氧化钙糊剂充填后6个月；d. 氢氧化钙糊剂充填后12个月；e. 12个月后行永久根管充填；f. 根尖诱导成形术后18个月；g. 根尖诱导成形术后24个月

4. 操作注意事项

① 彻底清除感染物质。② 测量根管长度，避免将感染物质推出根尖孔或刺伤根尖组织。③ 掌握根充时机。

第三节　年轻恒牙根管治疗中使用的药物

年轻恒牙由于其独特的解剖生理特点，必须通过各种具有生物活性的药物才能引导根尖的继续发育，直至形成完整的根尖。

一、氢氧化钙制剂

氢氧化钙是一种白色粉末，微溶于水，并有少量离解成钙离子和氢氧根离子。氢氧化钙制剂具有强碱性，pH 一般在 9~12（平均为 11），可抑制细菌的生长及中和炎症所产生的酸性物质，并可促进碱性磷酸酶的活性和根尖周结缔组织细胞的分化，所以能诱导根尖周组织产生类牙骨质和类骨质以延长牙根，封闭根尖孔；若根尖端尚存生活牙髓，氢氧化钙还可诱导骨样牙本质、管样牙本质的沉积，使继续发育的牙根结构更加完善；同时还发现，钙离子可以增加局部毛细血管的通透性，对细胞的分裂有诱导的作用，由于膜结合钙通道的去极化或活化，使钙离子可以通过细胞膜，因而在修复中起了重要的作用。由于氢氧化钙的生物学特性，氢氧化钙制剂既是控制根管感染的药物，又可以是牙根继续发育的诱导剂，是目前诱导根尖形成的首选药物。

氢氧化钙处方种类繁多，均由氢氧化钙、赋形剂和其他添加剂组成。赋形剂决定离子解离速度，直接影响氢氧化钙的药理作用。理想的赋形剂应具备以下优点：缓慢释放钙离子和羟基离子、能允许氢氧化钙在组织内缓慢释放、对氢氧化钙的药理作用没有影响。赋形剂大致可分为三类：水性如生理盐水、蒸馏水、林格液；黏性如甘油、聚乙二醇、丙二醇；油性如樟脑对氯酚、醋酸间甲酚酯。添加剂则主要是碘仿、抗生素、激素、硫酸钡等一些加强抗感染和显影等辅助作用的成分。氢氧化钙的各种商品制剂很多，如 Vitapex、Dycal、Calxyl、Calvital、Pulpdent 等。但是，在临床上运用时有一定的困难，主要是既难以充填至根尖也难以充填密合，而如果不能很好地与组织断面紧密接触，就不能很好地发挥作用。另外，氢氧化钙是容易被吸收的制剂，若尖周炎症未能控制，吸收后炎症结缔组织进入根管，反而可影响根尖的正常修复。所以氢氧化钙制剂在根尖诱导成形术中的运用尚有一定的局限性。

二、MTA（mineral trioxide aggregate）无机三氧化聚合物

1993 年李首先报道用于修复根管侧穿。其主要成分为硅酸钙、氧化三钙和氧化硅等，赋形剂为细小的亲水颗粒，有较好的生物相容性，即使超充，其表面仍可形成完整的钙化带；充填后极少产生微渗漏，封闭性能良好；亲水性好，与无菌水按比例调和，可在潮湿环境中硬固；有较明显的 X 线阻射性。另外，最近的研究的表明，虽然 MTA 组分中没有氢氧化钙成分，但它的氧化钙成分可以和组织渗出液反应生成氢氧化钙，从而发挥其作用。由于 MTA 的这些特性，对于成年人曾接受根尖诱导成形术而无根尖屏障者或经不规范的牙髓治疗而未获疗效者均可采用此术，尤其对于牙髓已坏死的病例，疗效优于采用氢氧化钙的根尖诱导成形术。

MTA 根尖诱导成形术步骤：根管预备完成后，用氢氧化钙糊剂封闭消毒 1 周，将 MTA 置入根尖区 3~4 mm，严密充填，于 MTA 表面放置湿棉球暂封 1 周后，根管上部即可用牙胶行永久性根充及冠部严密充填或冠修复。国内外均有学者报道认为由于 MTA 的运用，提高了根尖诱导成形术的成功率，并且大大地缩短了疗程。

三、抗生素制剂

在根尖诱导成形术中，感染的控制是至关重要的，有报道认为只要控制了感染，不需要根尖诱导药物，也可以使根尖继续发育并且达到根端闭合的目的。作为根尖诱导药物的抗生素制剂的种类也很多，各家报道不一，配方一般是抗菌药物如四环素、甲硝唑等，加上激素类药如地塞米松以及甲氧苄啶组成，采用氧化锌和木榴油调制，以增加抗菌、消炎作用而有效地控制根管内感染。

抗生素制剂的根尖诱导作用可能主要在于控制了根管内感染，继而消除了根尖周的炎症，恢复了根尖周结缔组织细胞的活力和上皮根鞘的功能，从而使牙根继续发育或沉积类牙骨质和牙骨质封闭根尖孔。

最近国内也有报道采用中药抗菌制剂进行根尖诱导术，成功率较高。如中药黄连具有抗菌、消炎作用，有研究表明它可能还具有诱导细胞分化的功能，将黄连与其他药剂配制成复方糊剂应用于年轻恒牙的根尖诱导成形研究中。动物实验结果已表明：该糊剂有诱导修复性牙本质形成的作用，其抗菌、消炎效果优于氢氧化钙。当然，长期的临床观察结果还有待进一步证实。

四、其他

磷酸钙生物陶瓷：目前生物相容性最好的人工合成材料，其基本成分与人牙本质和牙骨质的无机成分相似，无成骨性，但可提供骨组织沉积的生理基质，引导骨组织长入，具有骨引导性，但由于生物陶瓷本身没有抗菌消炎控制根管内感染的作用，所以在临床的使用要配合其他药物的使用，才能达到满意的治疗效果，国内外均有相关报道，但在临床上未能广泛使用。

骨形成蛋白 BMP（bone morphogenetic proteins）：骨形成蛋白是一系列调控骨组织和软骨组织生长的蛋白质，早先的研究已经发现其中的骨形成蛋白 - 7 与牙齿及周围的骨组织生长有关，目前与齿科相关的研究报道主要集中于种植牙及牙周骨组织的形成，虽未见与根尖诱导成形术相关的报道，但其能诱导骨形成的特性，值得作为以后的发展方向之一。

（夏文薇）

参考文献

[1] Hafez A A, Murray P E, Windsor L J, et al. Pulp Capping and Repair Activities Responsible for Dentin Bridge Formation[C]//JOURNAL OF DENTAL RESEARCH. 1619 DUKE ST, ALEXANDRIA, VA 22314-3406 USA: INT AMER ASSOC DENTAL RESEARCHI ADR/AADR, 2002, 81: A237-A237.

[2] Bimstein E. The Success of Pulp Therapy in Vital Primary Molars may Differ Depending on Type of Treatment[J]. Journal of Evidence Based Dental Practice, 2011, 11(1): 33-34.

[3] Trope M. Treatment of the immature tooth with a non-vital pulp and apical periodontitis[J]. Dental Clinics of North America, 2010, 54(2): 313-324.

[4] Keleş A, Çakıcı F. Endodontic treatment of a maxillary lateral incisor with vital pulp, periradicular lesion and type III dens invaginatus: a case report[J]. International Endodontic Journal, 2010, 43(7): 608-614.

[5] Camp J H. Diagnosis dilemmas in vital pulp therapy: treatment for the toothache is changing, especially in young, immature teeth[J]. Pediatric dentistry, 2008, 30(3): 197-205.

[6] Law A S, Beaumont R H. Resolution of furcation bone loss associated with vital pulp tissue after nonsurgical root canal treatment of three-rooted mandibular molars: A case report of identical twins[J]. Journal of endodontics, 2004, 30(6): 444–447.

[7] Kratchman S I. Perforation repair and one-step apexification procedures[J]. Dental Clinics of North America, 2004, 48(1): 291–307.

[8] Tsanova S T. Early clinical results from the use of 5% potassium nitrate in polycarboxylate cement for biological treatment of reversible pulpitis[J]. Folia medica, 2003, 45(4): 36.

[9] Ishizaki N T, Matsumoto K, Kimura Y, et al. Histopathological study of dental pulp tissue capped with enamel matrix derivative[J]. Journal of endodontics, 2003, 29(3): 176–179.

[10] Hörsted-Bindslev P, Vilkinis V, Sidlauskas A. Direct capping of human pulps with a dentin bonding system or with calcium hydroxide cement[J]. Oral Surgery, Oral Medicine, Oral Pathology, Oral Radiology, and Endodontology, 2003, 96(5): 591–600.

[11] Andelin W E, Shabahang S, Wright K, et al. Identification of hard tissue after experimental pulp capping using dentin sialoprotein (DSP) as a marker[J]. Journal of Endodontics, 2003, 29(10): 646–650.

[12] Al-Zayer M A, Straffon L H, Feigal R J, et al. Indirect pulp treatment of primary posterior teeth: a retrospective study[J]. Pediatric dentistry, 2003, 25(1): 29–36.

第十一章

根管治疗难度系数及其疗效评估

对根管治疗的难度系数和疗效的评估，有助于发现治疗中可能存在的问题和缺陷，有利于我们找到有效的针对性解决方案，进一步提高根管治疗成功率。

第一节　根管治疗的难度系数

在根管治疗中，由于牙齿解剖结构和根管系统的复杂性、变异性、个体多样性，根管治疗操作难度大，技术要求高。所以建立根管治疗难度评估系统，在治疗前对患牙进行难度评估和效果预测是提高疗效的关键之一。作为牙体牙髓专科医师必须具有扎实的医学基础和口腔医学专业知识，充分考虑患者的全身状况及医患合作性等因素，而且掌握根管治疗的技术规范，判断根管治疗的难度，预测治疗效果，才能最大限度地提高根管治疗的成功率，也是作为专科医师所必需的条件。

一、根管治疗难度系数的内容

由于根管治疗是在人体中进行，因此在考虑根管治疗的难度及成功的把握，不仅需要考虑被治疗牙齿的局部状况，而且需要考虑患者的全身状况，治疗牙齿与周围牙齿、牙周、上下颌以及整个牙弓、咬殆关系等方面，这样才能对患者及患牙有全面的了解，从而做出准确、全面的判断及治疗计划。

1. 全身状况

虽然根管治疗并无绝对的禁忌，但是有着全身系统疾病的患者往往难以经受长时间和复杂的治疗过程，所以应视具体情况决定是否可行根管治疗，而且全身系统的疾病也会影响根管治疗的效果，所以牙体牙髓科医师在根管治疗前应详细询问患者有无全身性疾病，评估其严重程度，判断对根管治疗造成的难度影响。尤其要注意以下的疾病。

（1）心血管疾病：一般心脏病患者可以接受牙髓治疗，严重的心脏病患者行根管治疗前，必须经心血管专家会诊后进行，对于风湿性心脏病、先天性心脏病、心瓣膜病或心瓣膜病术后，应注意避免因根管治疗引起感染性内膜炎，并应用抗生素预防。近 6 个月内患有心肌梗死的患者不适于做牙髓治疗。高血压患者术前血压应降至 23.9~13.3 kPa 以下，否则应先接受全身治疗。对此患者进行根管治疗时一定注意缓解其紧张情绪，控制疼痛，缩短就诊时间，减少其焦虑情绪。

（2）出血性疾病：出血性疾病患者做根管治疗前应做血液检验，并请内科医师会诊，不要急于进行处理。当此患者可以进行根管治疗时，牙体牙髓科医师一定要做好操作时控制出血的准备。

（3）糖尿病：对糖尿病患者的治疗应在控制血糖的前提下，常规全身给抗生素配合治疗。对于严重的糖尿病患者，应注意预防发生胰岛素性休克或糖尿病性昏迷。牙体牙髓科医师进行根管治疗时要避免操作时间过长，从而影响到患者的胰岛素治疗和用餐时间。

（4）癌症：癌症的患者要详细询问病史，了解病情决定做何种治疗，要尽可能地选择简单地治疗使患者的症状得到缓解，咀嚼能力得到提高，改善其生活质量。

（5）怀孕患者：一般在怀孕期间不宜进行根管治疗，因为牵涉到 X 线摄片，而且根管治疗的步骤较多，相对比较复杂，对此患者可以先采取治疗措施缓解其症状，控制疼痛和感染，待分娩后再进行完善的根管治疗。

（6）艾滋病：艾滋病的患者不是绝对不可以行根管治疗，在对艾滋病的患者进行治疗时，一定要严格控制感染措施，医师要注意保护好自己，避免出现车针，注射针头，以及拔髓针，K 型锉等锐利器械划伤，防止医患交叉感染。要做好每人一套治疗器械，用后专门消毒，杜绝艾滋病的传播。

（7）过敏：对高度过敏的患者要注意在治疗之前要服用抗过敏的药物，防止根管治疗中出现过敏反应。病情严重者应先进行全身疾病的治疗，以后再行根管治疗。

临床上一般将患者按其全身状况对治疗的承受能力分为 4 级：

1 级：患者无系统性疾病，可耐受根管治疗。

2 级：患者患有某种系统性疾病，但程度较轻并已得到较好的控制。

3 级：患者患有严重的系统性疾病，使其活动受限，但可自主行动。

4 级：患者患有严重的系统性疾病，不能自主行动，有时有生命危险。

根管治疗的难度系数相应根据患者的承受能力依次分为轻度（1 级承受能力）；中度（2 级承受能力）；重度（3~4 级承受能力）。

2. 麻醉史

在给患者行使根管治疗之前，一定要详细询问患者是否使用过麻醉药，使用的何种麻醉药，麻醉的效果如何，是否出现过不良反应如麻药过敏、血压突然升高等，从而可以评估根管治疗在行无痛治疗时是否使用麻药以及使用麻药的种类、剂量和给药方式。

3. 药物过敏史

详细询问患者是否有使用过药物过敏的历史，哪种药物过敏，评估根管治疗中用药的禁忌。

4. 过去治疗史

在给患牙进行治疗前，应了解患牙以前做过何种治疗，考虑到该牙在既往的治疗中可能治疗不完善而造成炎症状态需再处理，并给再次处理增加难度，在和患者沟通时要给予说明和解释。

5. 口腔情况

患者张口度、咽反射、唾液分泌量、牙齿的排列、咬合关系、患牙情况、诊断是否明确、是否有其他口腔疾病或是否有牙科恐惧症，这些均会给根管治疗带来不同的难度。

6. 患牙状态

在进行根管治疗之前，必须了解患牙的状态，判断治疗难度。X 线牙片检查是了解根管系统的重要方法。在设计治疗方案之前，必须先进行 X 线诊断，了解患牙的位置、病变的损害程度、牙根的数量和位置、髓腔形态、根管的数量和形态、钙化程度、患牙与相邻组织结构的解剖关系、是否有牙根内吸收、牙根外吸收以及根尖吸收。正确评估患牙根管治疗的难度，才能正确选择合适的治疗方案。

患牙根管系统十分复杂，不同人种、不同形状、不同年龄的牙齿，根管系统明显不同。即使是同名牙齿，随着年龄的增加，继发性牙本质、牙骨质的形成，以及牙齿的严重磨耗，都可导致根管系统的变异。这为临床根管治疗增添了巨大的困难。

（1）牙齿位置：牙齿所处的解剖部位，直接关系到治疗方案的选择、医师的操作难度、器械到达度和患者配合度。前牙暴露充分，器械容易到达，难度低；后牙受张口度及视野的影响，难度增大。根据其错位萌出的位置和方向，治疗难度系数分为 3 级。1 级：萌出位置正常；2 级：颊舌侧错位萌出；3 级：旋转错位，颊舌向、近远中向倾斜错位。

（2）牙齿长度：牙齿长度确定根管治疗器械和材料的操作长度。由于根管治疗器械是以正常牙长度作为参考标准，因此牙齿过长或过短都会增加根管治疗的难度。正常恒牙的长度，前牙为 19~25 mm，后牙为 18~20 mm，牙齿长度超过 25 mm，为过长牙；< 15 mm，为过短牙。治疗难度系数分为 3 级。1 级：牙长度在正常范围；2 级：过长或

发育性过短牙；3 级：因牙根尖吸收而致的过短牙。

牙齿长度的增加，牙齿会出现生理性磨损，咬殆关系异常也可造成病理性磨耗，两者都可使牙齿长度减少。因此，确定牙齿长度时必须考虑患者的年龄因素和其他口腔疾病。

（3）根管数目：通常情况下一个牙根根管数目越少，根管管径越大，操作越容易；根管数目越多，根管管径越小，根管走向变化多，操作越难。根据一个牙根的根管数，将其治疗难度分为 3 级。1 级：单根管；2 级：单根双根管；3 级：单根多根管、额外根管、变异根管。

（4）根管弯曲度：根管弯曲度判断主要依据 X 线牙片或临床根管预备器械。根管弯曲度为 0~5° 时，为直根管；5° ~10° 为 1 级弯曲根管；10° ~25° 为 2 级弯曲根管；> 25°，为 3 级弯曲根管。根管弯曲系数越大，治疗难度系数越大。根据根管弯曲度将其治疗难度系数分为 3 级。1 级：直根管或 1 级弯曲根管；2 级：2 级弯曲根管；3 级：3 级弯曲根管。

（5）根管钙化度：年龄变化或牙髓牙周疾病都可使根管出现生理性或病理性的钙化，髓石或弥散型髓腔钙化都会阻挡根管治疗器械进入根管，造成治疗上的困难。根管钙化度主要通过 X 线牙片，结合根管预备器械探查评估，将其分为 3 级。根据根管钙化度将其治疗难度系数也分为 3 级，1 级：X 射线牙片髓腔、根管内未见明显钙化影像，形态清晰，K 型锉临床检查可通畅到达生理根尖孔；2 级：髓腔及根管内有散在的钙化影像，10 号 K 型锉临床检查，需采取一定的措施才能到达生理根尖孔；3 级：髓腔及根管内出现明显的钙化影像，形态模糊不清，临床检查根管口无法定位，10 号 K 型锉不能伸入。

（6）根尖孔直径：根尖孔的大小影响根管操作。根尖孔未发育完成的恒牙，根管粗大，根管内感染物难于彻底去除，根管器械易超出根尖孔，损伤根尖周组织，有时可造成根管充填材料超出根尖孔，增加治疗难度。临床上选用根管锉探查根尖孔，根据其大小，将治疗难度系数分为 3 级。1 级：用 K 型锉探查，初尖锉 < 30 号，常用器械能完成根管治疗，为正常范围；2 级：初尖锉 > 30 号 < 40 号，常规根管治疗器械能完成治疗，但有一定难度；3 级：初尖锉 > 40 号，常规根管治疗器械不能完成治疗，难度大。

慢性根尖周炎患牙有时伴有严重根尖吸收，生理根尖孔被破坏，根管缩窄处消失，治疗难度增加，评价标准同根尖孔未发育完成的恒牙。

（7）其他情况：① 与牙齿修复之间的关系：判断难度时还应注意患牙牙冠的情况，根管治疗后可否进行牙体修复和冠修复；已行牙体修复或冠修复后如烤瓷冠、金属全冠、铸造金属冠、桩与桩核修复等能否进行根管再治疗。如果患牙因为龋损严重或牙外伤折断，余下的牙体结构不足以保留及继续修复，则无做牙髓治疗的必要。② 与牙周之间的关系：由于牙髓根管系统与牙周组织特殊的解剖关系和紧密联系，确定治疗方案时，必须了解牙周情况，是否存在牙周出血、牙齿松动、牙槽骨吸收、牙周组织附着丧失、根分叉病变等牙周组织病变。其治疗的预后与牙周病密切相关，牙槽骨严重破坏和三度松动患牙的牙髓治疗效果一般不佳，对伴有牙周疾病的牙髓病患牙，要进行牙髓牙周联合治疗。③ 与种植之间的关系：注意牙齿是否有外伤史，有否冠折、根折、冠根折、牙根纵折。如果牙齿根管治疗后预后差，必要时则必须拔出患牙后可行种植治疗。逆行性种植体周围炎的发生与邻牙的根管治疗有一定的关系，研究认为即使是临床和 X 线片均显示根管治疗完善的种植体邻牙，可能根尖周仍存在一定的炎性组织，而引起种植体周围炎的发生，导致种植失败。因此，对于根管治疗后的患者进行随访是必须的，也是非常重要的。

归纳起来，根管治疗难度系数应当包括以下几方面的内容：患者的全身情况，过去治疗史，药物史，麻醉史，口腔情况、患牙情况，以及与牙周、口腔修复、种植之间的关系等。

二、根管治疗难度系数的评估及其与临床治疗的关系

本标准制订的目的是对根管治疗的难度有充分的认识和评估。每个病例的治疗难点不尽相同，医师在制订治疗方案前，必须全面掌握病史，分析病情，认识难度。当患牙根管治疗的难度系数较大，属于高难度高风险的病例，治疗差错发生率高，操作者术前必须有充分的准备，并与患者做良好的沟通，让患者有足够的思想准备，避免医疗纠纷的发生。根管治疗中，要求医师技术好、操作谨慎、态度好，医患配合好，同时考虑患者的全身状况、牙齿的保留价值以及患者的经济能力等，力求取得满意的效果。临床应用时要具体情况具体分析，才能做出科学的评估结果，正确指导临床医疗工作。

本难度系数评估标准可用于临床治疗效果的预测和疗效判断、专科医师技能考核依据、临床教学质量的评价标准、作为裁定医疗纠纷的参考依据，也可作为制订收费标准的参考依据。根据难度系数制订收费标准，既体现不同难度的治疗在仪器设备、消耗材料、诊治手段上的差异，又体现知识和技术价值。

第二节　根管治疗的疗效评估

根管治疗术的疗效评价是指不可逆的牙髓病或根尖周病等通过根管治疗后，排除其影响治疗效果的干扰因素、统一标准化，在一定时间内，对其成功和失败，进行相关性、

客观性以及全面性的综合评估。

一、根管治疗疗效评估的时间

无论我们牙体牙髓病专科医师还是患者，对于一颗经过根管治疗的牙齿，肯定是希望用的时间越长越好，因此从根管治疗疗效评估的时间来讲，越长，越能说明问题，其根管治疗疗效评估也越有价值。关于疗效评估观察时间，世界卫生组织规定的观察期为术后 2 年，大多数学者也认为：最少 2 年的追踪时间才能获得较准确地疗效评定，也就是说评估的时间最少为 2 年。这是因为文献报道大多数根管治疗失败患牙往往发生在治疗后 2 年之内，而且这些学者认为从拔牙创口（多为感染创）、骨折（多为污染创）、还是种植牙（近似无菌创）的骨创愈合来看，其骨组织完全修复时间仅为 3~6 个月，即使存在潜伏感染，2 年的观察时间也已足够，但也有学者认为要观察到一个稳定的治疗疗效至少则需 3~5 年，有些病例甚至需要更长的时间。许多学者强调 X 线片追踪疗效最终评定至少 4~5 年，甚至到 10 年，10 年以后再发生失败的病例很少见，但有学者对 1 年以内，2~3 年，3~4 年和 5 年以上的疗效进行统计分析，发现各个观察期之间的成功率相差不显著，我国史俊南等的研究也认为 1 年与 10 年的成功率相差不显著，但也有研究认为根管治疗 10 年的成功率不到 60%，王晓仪教授认为 2 年的观察时间已经足够，她曾对 62 例，132 个牙行根管治疗后 2~10 年的回访中，发现其中 13 例、60 岁以上老人 24 个慢性根尖周炎患牙中，22 个获得成功，而且 2 年的回访已显示骨结构完全恢复。到目前根管治疗疗效评估的时间仍是学术界尚有争议的议题之一。

二、评估的内容

根管治疗的疗效评估比较复杂，一直以来就是许多牙体牙髓病学专家研究和探讨的焦点所在，学者们一致认为临床疗效评价指标必须满足以下的基本要求：① 有效性：反映疾病本质，按病情轻重排序，能区别改善与恶化的程度。② 重现性：何时、何地、何人来评定，得到相同或近似的评价结果。③ 客观性：可量化的客观指标。④ 灵敏性：表现病情发生的微小变化。

根管治疗疗效评估的指标包括临床评定指标和 X 线片评定指标，临床评定指标包括患者的主观症状和临床检查两个方面。患者的主观症状包括：① 有无自发性痛或咬合痛，每次疼痛的诱发因素、时间、情况、范围、程度及缓解因素。② 有无肿胀史、化脓史。③ 咀嚼功能是否良好。临床检查包括叩诊、扪诊、松动度、有无牙龈瘘管等，上述情况出现异常表现时，则不能视为成功的疗效，但在根尖周愈合的过程中，即使临床评定指标均无异常，根尖周组织也未必完全恢复正常，因此临床指标是评定疗效的一个重要方面，还必须考虑 X 线片的表现。

关于根管治疗 X 线评定的指标是：

痊愈：根尖周 X 线透射区消失；骨组织修复、骨硬板清晰；根尖牙周膜间隙正常；或根尖周组织 X 线片表现保持正常。

有效：根尖周 X 线透射区明显缩小。

无效：根尖周 X 线透射区不变或扩大，或根尖周出现 X 线透射区。

X 线作为评定指标在这几个方面会遇到这些问题：

有效性：对牙髓和根尖周病治疗疗效评定是有效的。

客观性：基本是定性——X 线片投射区的有、无。

灵敏性：只能反映根尖周组织病变区一段期间累积的变化（至少 3 个月）。

重现性：被不同程度地表现出来（摄片），被不同程度地评述出来（读片）。

为了更加全面有效客观地应用 X 线片进行疗效评定，评定小组至少要有 3 个人以上，统一评片标准、条件，计算 Kappa 值；并且进行盲评来克服主观因素，并应用根尖周指数（periapica index PAl）体系来量化指标。

1 级：根尖周间隙均匀一致，无增宽或牙周膜从根尖向侧方呈渐变细的锥形；骨质结构正常，骨硬板边界光滑均匀或呈锯齿状。

2 级：根尖孔以外的根周膜不规则增宽。其上方骨质结构轻度紊乱，部分骨小梁粗细不均，髓腔变大，根面可有吸收。

3 级：根尖孔处或超充物周围的 X 线片透射区中度增宽，骨质结构更加紊乱，骨小梁有环绕透射区呈“围墙”形或“贝壳”的趋势，根面可有吸收。

4 级：根尖上方的 X 线透射区宽度明显增加，骨小梁变细，骨髓腔变大，部分骨小梁可呈弓形、放射状或网状环绕透射区排列，根面可有吸收。

5 级：根尖周 X 线透射区大而不规则，边界不清，骨质结构紊乱，骨小梁变细，骨髓腔变大。

X 线检查是评定根管治疗效果不可缺少的基本手段，可作为证明根管治疗的成功或失败的客观资料，但 X 线检查本身也有一定的局限性。

组织学上来评价疗效既不可能也不实际，只能作为一种研究手段。有资料对根尖周病变的基本形式愈合形式有这样的描述和分类：① 新生牙骨质或骨样组织封闭根尖孔。② 根尖孔处有瘢痕组织形成。③ 由健康的纤维结缔组织或骨髓状的疏松结缔组织充满根尖区。④ 根管超填的根尖有纤维组织囊包绕。⑤ 牙槽骨增生与根尖部相连形成。

2011年中国第八次牙体牙髓病学学术会议上特制订了疗效评价的标准，建议无根尖周病变病例观察时间为1~2年；有根尖周病变病例观察时间为2~5年。通过患者感受、临床检查以及X线检查3个指标，分为成功和失败两个级别来评价。

根管治疗成功：

患者感受：无不适症状，咀嚼功能正常，对医疗过程和结果满意，对患牙功能及外形满意。

临床检查：无叩痛，无窦道或窦道在治疗后1~2周内闭合。

X线片：牙周膜间隙正常或轻度增厚；原有根尖病变缩小或消失；根尖未发育完全者术后3~6个月逐渐形成；根管腔隙致密的三维充填，根充物距X线片的0.5~2.0 mm。

根管治疗失败：

患者感受：有持续不适症状，患牙不能承受咀嚼，对医疗过程和结果不满意，对患牙功能及外形不满意。

临床检查：有叩痛或触痛，窦道或肿胀反复发作，有不可修复的牙折裂。

X线片：牙周膜间隙增宽；原有根尖病变无缩小或增大；无新骨质形成，根尖未继续发育；根充后有明显的根管腔隙，不吸收充填材料的超填。

三、影响根管治疗疗效评估的因素

影响根管治疗疗效评估的因素包括追踪观察时间、病例回访率、研究病例例数及实验设计、术者因素等。

1. 观察时间不同

根管治疗完成后，根尖病变的愈合需要一定的时间，在病变没有完全愈合之前即行结果评定，会使得根管治疗疗效受到影响。从软组织及骨组织的愈合来看，2~3年或更长时间的观察是比较有临床价值的，目前大多数研究的追踪观察期限为0.5~17年。赛尔策（Seltzer）等对2921个牙根在牙髓治疗后0.5年的追踪观察，成功率为84%。有人对541颗牙齿治疗后的10~17年的进行追踪观察，其成功率为80%。虽然大多数根尖周病变随时间延长，根尖组织的愈合程度、矿化度增大，但也有一部分原来根尖周无病变的病例会出现。

根尖周组织的炎症。世界卫生组织将根管治疗完成后追踪观察时间界定为2年。现在临床上对接受根管治疗的病例，尤其是可疑病例最好进行动态观察，分别在治疗后3个月，6个月，1年进行追踪观察和疗效评估并持续至少4年时间。有研究表明虽然随着观察时间的延长，治疗成功率增加，但是患者失访率也相应增加，并且术后2年观察治疗成功率和 4 年观察治疗成功率并无显著性差异。

2. 随访率或回访率

根管治疗完成后一部分患者由于迁居等引起的地址改变而停止了复查，或者患牙在根管治疗后没有任何的临床症状因怕麻烦而不再复诊，一部分患者因不愿意接受 X 线辐射而拒绝回访。另有患者在治疗后的一段时间内仍有临床不适感，不敢咬物或在根管治疗完成后的修复时出现了穿孔、根折或龋坏而拔除患牙，因而无法进行回访。由于以上的种种原因，一部分患者不能回访，因而会影响了疗效评定结果。在前瞻性研究中，回访率对研究结果影响较大，至少应有 80% 的回访率，疗效的评定结果才有意义。以往的研究中，回访率多在 70% 左右。因此，在根管治疗过程中，应该加强医师与患者的交流，以最大程度保证术后回访率。

3. 病例数

评价根管治疗的临床疗效，必须有足够的患者病例数。研究中样本量至少有 100~200 例，得出结果才有意义。样本量越大，其代表性越强，所得出的实验结论越有价值。一般来说，前瞻性研究至少要有 100~200 例，回顾性研究至少要有 500~1000 例才能有意义。

4. 实验设计

实验设计与疗效密切相关，一定要有目的设计实验，严格选择病例，制订周密回访计划，详细的临床检查和记录，进行科学的统计学处理，取得真实可靠的疗效评估。若实验设计不合理，干扰因素过多，则会使疗效评估的可信度降低。

5. 手术中因素

对牙髓及根尖周状况评估也影响到对根管治疗预后的评价。肖格伦（Sjogren）研究了根管治疗疗效与术前牙髓和根尖周组织状况的关系，结果表明，无根尖周病变的牙治疗成功率为 96%，死髓合并根尖周病变者为 86%，而再治疗的根尖周病变牙为 62%。术中因素主要涉及治疗过程中的感染控制、治疗过程中就诊次数和根管充填水平。根管治疗过程中没有遵循无菌操作的原则和使用橡皮障，导致外源性微生物进入根管并定植，白色念珠菌和粪肠球菌在根管充填后的根管内检出率较高，原因可能是治疗过程中污染所致，这两种细菌和根管治疗失败有密切关系。有研究认为治疗的次数对于疗效无明显的影响，但当牙髓已坏死并合并根尖周炎时，根管内大量感染的牙本质存在，仅通过根管清理和冲洗不能将感染彻底去净，这时根管的消毒显得非常重要，此时最好选用多次法。

术后微渗漏和术后牙折也是导致治疗失败的原因。微渗漏发生后，细菌及其代谢产物和其他一些刺激物质可再次进入根管，导致根尖周炎症使治疗失败。根管治疗后牙体组织抗力性下降，在受到剧烈的咬合力时易出现折裂，严重时会导致拔牙。

6. 其他因素

有关牙位、患者年龄、健康状况等对根管治疗疗效也有一定的影响。有研究指出，前牙与后牙，上颌与下颌牙治疗疗效无明显差异，但是不同的牙齿有根管系统形态和数目的变异，钙化程度的不同，弯曲根管的弯曲程度和方向的不同均影响着根管治疗的疗效，“C”形根管、副根管、侧支根管等复杂根管系统，以及牙齿的发育异常如畸形舌侧窝等常可成为治疗失败的因素。

患者年龄对根管治疗疗效的影响有一定的争议，从理论上讲，老年人相比年轻人的骨组织细胞、纤维、基质和无机盐等成分都发生了增龄性的变化，根尖周组织病损的修复能力不同，根管治疗的疗效可有显著性差异，史密斯（Smith）对 1970~1982 年期间治疗过的病例进行 5 年随访观察发现：老龄患者治疗成功率较青年患者高。然而王秀平、王嘉德等报道了 108 颗通过观察根管治疗后老年人和青年人慢性根尖周炎牙齿的愈合情况，发现疗效相仿，但在治疗后 4 年，老年患者治疗成功率明显低于青年患者。

此外，患者的全身健康状况，患牙本身是否合并牙周损害，患牙是否为基牙，以及口腔全面情况均会影响到根管治疗的疗效评估。

所以，制订严格的根管治疗的疗效评价标准不仅有利于治疗技术的提高和完善，也可以供各位医师参考来评估自己的技术手段。

（马　瑞）

参考文献

[1] Cohen S, Burns RC. Pathways of the pulp[M].9th,Mosby,InC,2006.

[2] Walton RE, Torabinejad M. Principles and practice of endodontics[M].3th eds, Philadelphia: W.B. Saunders,2002.

[3] Weine F.S.Endodontic Therapy[M].6th,The C.V.Mosby Company,1996.

[4] 王晓仪 . 现代根管治疗学 [M]. 北京：人民卫生出版社，2006.

[5] 王嘉德，高学军 . 牙体牙髓病学 [M]. 北京：北京大学医学出版社，2005.

[6] 樊明文 . 牙体牙髓病学 [M]. 北京：人民卫生出版社，2008.

[7] 尹仕海 . 根管治疗难度系数评估模式探讨 [J]. 牙体牙髓牙周病学杂志，2005，15（1）：35–37.

[8] 四川大学华西口腔医院牙体牙髓病科根管治疗难度系数临床评估标准 [J]. 华西口腔医学杂志，2004，22（5）：381–383.

[9] 黄定明，周学东 . 根管治疗难度分析的要点 [J]. 中华口腔医学杂志，2006，41（9）：532–533.

[10] 四川大学华西口腔医院牙体牙髓病科根管治疗技术规范与疗效评价标准 [J]. 华西口腔医学杂志，2004，22（5）：196–197.

[11] 范兵，樊明文 . 根管治疗疗效评价及其影响因素 [J]. 口腔医学研究，2008：24（1）:1–3.

第十二章

根管治疗失败主要原因及临床对策

随着基础理论不断完善，临床操作日渐规范，根管治疗越来越趋于常规化，但从治疗结果看，仍有许多不尽如人意的地方。根管治疗是一项精细手术，操作中由于各种主客观因素，术中或术后难免会发生一些令人意想不到的事件，导致一系列术后反应发生，给患者增加诸多不适。充分认识常见的根管治疗术后反应，了解其临床应对措施并注意提早预防，对提高根管治疗质量，优化预后具有指导意义。在此，我们从发生原因的角度分别就微生物因素、非微生物因素及个体因素讨论根管治疗术后反应及其临床应对措施。

第一节　根管解剖形态的异常

根管治疗同其他临床医学治疗手段一样，最根本的治疗原则就是去尽感染物质，而在齿科治疗中感染物质主要积留在复杂的根管系统内，而如果在治疗过程发生根管遗漏，往往会导致大量感染物质存留于牙内，从而为根管治疗留下隐患，事实上绝大多数的根管治疗失败往往是由于根管遗漏而致。因此在治疗前有必要对根管解剖尤其是解剖形态上的变异有所了解。

一、根管形态的分型与特点

髓腔形态具有增龄性变化现象。年轻恒牙，髓腔粗大，髓室大，髓角高，根管粗，根尖孔也大。随着年龄的增长，继发性牙本质沉积，髓腔体积变小，髓角变低，根管变细，根尖孔窄小，有的髓腔部分或全部钙化阻塞，这给根管口的探查造成一定障碍，根管治疗时更容易发生根管遗漏。因此，在对老年患者或发生钙化的牙齿进行根管治疗时应在充分把握根管解剖的基础上耐心仔细地探查根管口，同时，结合根尖 X 线片，全面分析，防止遗漏。

根管解剖细微复杂，并存在地域、个体上的差异，不易充分把握；根管数目形态复杂多变，既可以分开又可以融合。Vertucci 将根管的形态分为 8 类：

Ⅰ型：从髓腔延伸到根尖的单一根管（1–1 型）。

Ⅱ型：2 个分开的根管离开髓腔，然后在根尖附近融合成 1 个根（2–1 型）。

Ⅲ型：1 个根管离开髓腔，在根内分叉称 2 个根管，到根尖孔处又合并成为 1 个根管（1–2–1 型）。

Ⅳ型：2 个明显分开的根管，从髓腔延伸到根尖部（2–2 型）。

Ⅴ型：1 个根管离开髓腔，在根尖部分成 2 个明显的根管和根尖孔（1–2 型）。

Ⅵ型：2 个分开的根管离开髓腔，在根内联合，在根尖附近又分成 2 个明显的根管（2–1–2 型）。

Ⅶ型：1 个根管离开髓腔，在根内分开又联合，最后在根尖附近再分成 2 个明显的根管（1–2–1–2 型）。

Ⅷ型：3 个明显的根管，从髓腔延伸到根尖部（3–3 型）。

而实际中的根管形态要比任何书上所介绍的分类都复杂得多，许多牙根有其特殊的根管形态。根管系统的复杂多变使得根管治疗时对根管数目、形态、走形的判断具有一定难度，稍有不慎，就有可能发生根管遗漏。

二、常见的根管变异

单个牙的根管解剖复杂多样，而在群体中每个牙的根管无论数目或者形态也会发生各种变异，以后牙多见。如上颌第一磨牙出现 4~7 个，甚至 8 个根管；上颌第二磨牙出现 5 个根管。尽管这类变异的病例在临床上很少见到，但临床医师应意识到此种变异存在的可能性，在对后牙进行根管治疗时尽力找全根管并进行良好治疗，这样才能避免根管遗漏发生从而避免根管治疗失败。

在根管变异的问题上，以下两种情况因其相当高的发生率而应引起重视，即上颌第一磨牙近中颊根第二根管和下颌第二磨牙 C 形根管。

1. 上颌第一磨牙根管解剖特点与变异

上颌第一磨牙髓腔常呈三角形，颊侧以近中颊根与远中颊根连线构成三角形髓室底边，顶点为腭根，当腭根宽大或腭根有变异时，髓室甚至可呈四边形。髓室底常有发育沟连接各根管口。

上颌第一磨牙近中颊根第二根管（second mesiobuccal canal，MB2）的发生率报道不一，以往报道其发生率在离体牙为51.5%~95.2%，临床为18.6%~77.2%，随着对根管解剖理论的不断完善，以及根管治疗技术方法的不断进步，MB2的发生率也在不断上升。临床上，一些上颌第一磨牙根管治疗后，近中颊根根尖病变持续存在或出现新病变，常为遗漏MB2所致。因此，在对上颌第一磨牙进行根管治疗时，应将MB2作为常规出现根管进行探寻。

MB2根管口位于近中颊根（mesiobuccal canal，MB）根管口舌侧，近中颊根和腭根管口（MB-P）连线的近中，将该连线分为3份，可在连线靠MB根管口1/3处找到较小的根管开口，与MB-P连线的垂直距离为（0.53 ± 0.28）mm；MB-MB2与MB-P连线的夹角为23.07° ± 13.08°。近中颊根的腭侧根管通常非常细小、弯曲，有的汇入大的近中颊根管。可用DG16长探针探寻，但最常用的方法是用小号长柄车针或超声预备工作尖在近中髓室壁与髓室底交界处探寻和暴露根管口。

MB2的临床检查：X线片平行或偏移投照发现根管影像或诊断丝不在根管中央时，应高度怀疑MB2的存在，应遵循MB2与其他根管口的关系，应用超声方法或长圆钻沿MB-P连线的近中侧，适当去除牙本质1~2 mm，即可用DG16探针或根管口探针找到根管口，最好采用08号或10号锉结合根管润滑剂扩通根管。应注意避免过度寻找造成底穿或侧穿。

2. 下颌第二磨牙C形根管的形态及其特点

下颌第二磨牙近中2个根管的约50%，远中大多只有1个根。近中2个根管也有在根尖1/3处融合，形成1个根管1个根尖孔。有的牙根在颊侧融合，形成马蹄形（横断面）。这样就产生了“C”形根管，并使根管之间的交通增加，寻找根管口产生困难。

C形根管多发生于下颌第二磨牙。我国人群中下颌第二磨牙C形根管系统发生率很高，为15.8%~45.5%，明显高于欧美人群（8%以下）。由于根管形态复杂，及较高的副根管、交通支、根尖三角等根管变异的发生，容易造成遗漏根管或根管充填三维不完善，因此，C形根管的治疗被认为是对临床医生的一项挑战。由于C形根管的形态特殊，为了表明C形根管的特点，1991年Melton等对C形根管离体牙横断面形态进行了分型，1999年Haddad参考其分型，将C形根管分为3型：Ⅰ型：根管口到根尖孔为连续的C形；Ⅱ型：根管口分开；Ⅲ型：根管口不连续，排列成C形，向下分为2个、3个独立根管。

C形根管由于发生在融合根中，很多学者认为无法用X线对其进行诊断，但我们通过研究发现，C形根管术前水平投照X线具有以下特点：

（1）牙根特点：① 呈现单根，根尖锥形、方圆形或结节状，中间有条索状或纺锤状X线密度降低区。② 似双根，根尖成为较宽的方圆形，“双根”根尖之间有牙周膜影像相连；“双根”之间骨小梁、牙周膜和“根分歧”显示不清。

（2）髓腔特点：① 髓室底位置较低。② 髓室底窄，髓室底近、远中根管开口距离近，一般不大于髓室底水平处牙根直径的1/3。

（3）根管特点：① 在锥形单根中常可见两根管影像在根尖1/3区靠拢并汇入X线低密度区内。② 在近远中根管影像之间可见细小模糊的第三根管影像。这些X线特点有助于临床术前判断C形根管的存在。

C形根管由于存在较高的副根管、交通支、根尖三角等根管变异的发生率，因此在进行根管预备过程中要注意机械预备与化学预备的结合，如有条件预备后可用超声锉加冲洗液进行根管内荡洗。完善的根管预备后，最好采用热牙胶垂直加压法根充，以便能更好地充填根管交通支和根管狭部。

3. 根管口变异

随着髓室的增龄性改变或因修复性牙本质沉积，根管口常可见变小或形态改变，甚至有髓石形成以堵塞根管口等；也有部分患者可见根管口的位置变异：上颌第一磨牙近中颊根多半有2个根管，但有时这2个根管仅有1个根管口。下颌第一磨牙有时近远中舌侧根管口过于偏向颊侧而被误认为是颊侧根管口。上颌前磨牙因根管分支较低，给寻找根管口带来困难。上下颌第二磨牙因形态变异较大，且位于口腔后部，进入也较困难，要特别注意。

除了以上客观因素，如下一些主观因素也是导致根管遗漏发生的原因。髓腔解剖基础理论掌握不够，开髓入口的位置及外形线设计不合理，髓室顶去除不全导致髓室感染物遗留及根管遗漏；髓室底和髓室壁磨削变形，从而破坏了根管口与髓室壁线角及髓室底沟凹的相互延续关系；对根管解剖了解不足，未意识到根管遗漏的可能性，探查根管口时不能做到心中有数，导致一些隐蔽的根管口容易被忽略而造成根管遗漏；在判读根尖X线片时没有做到仔细阅读，认真分析，导致对根尖X线片信息挖掘不全，对根管影像判断不准确。

三、根管遗漏的应对措施

熟悉根管系统和髓腔的解剖、应用解剖、常见变异，开髓前把握好入口位置并设计良好的外形线，揭净髓室底并彻底去除髓腔内感染物，充分暴露根管口，认真仔细探查根管口，同时观测根管口的位置变化将有助于预防根管遗漏发生。另外，还应了解牙尖

X 线投照原理，提高 X 线根尖片阅读及分析能力。在扎实的理论基础上，熟练的操作结合根尖 X 线片是避免根管遗漏的有效措施。

1. X 线根尖片

尽管存在诸多局限，X 线根尖片仍是判断根管遗漏的主要手段。不论 X 线投照角度如何，当牙根内只有 1 个根管时，根管的影像总是位于牙根的中央。当 X 线片显示根管影像不在牙根中央时，应高度怀疑有其他根管的存在。X 线偏移投照（近中或远中）最能有效显示和判断遗漏根管的存在，并能确定遗漏根管的位置（颊侧或舌侧）。此外，X 线偏移投照还能将重叠的根管影像分开，判定根管弯曲的方向和弯曲度，判断根管内异物和 / 或穿孔的位置，以及定位钙化根管的走形等。对于单根牙，如果根管影像骤然变化，提示以下情况存在：从宽大的髓腔分出 2 个根管；1 个宽大的根管分成 2 个根管；前磨牙和下前牙重叠的双根管开始分开。采用 X 线诊断丝照相时，如果根管中上部存在与诊断丝平行的另 1 条透射线（根管影像），应高度怀疑存在另 1 个根管。

2. 锥束 CT

锥束 X 线投照计算机断层扫描成像技术（cone-beam computerized tomography，CBCT）能够提供一个清晰完整的 3D 根管解剖图，医师可从不同角度观察根管情况而不发生根管解剖结构的重叠，再加上其较高的空间分辨率，因此可最大程度的掌握根管数目、形态、长度等解剖信息，是预防根管遗漏的有效辅助手段。

第二节 微生物因素

微生物因素是牙髓病和根尖周病的最主要致病因子，根管治疗的实质就是通过各种理化措施去除感染并防止再感染。同样，微生物在根管内或根管外持续感染是导致根管治疗失败的主要原因。根管治疗成败取决于感染的控制程度，任何不利于感染控制的因素均有可能影响根管治疗的质量，导致诸如疼痛、肿胀、持续感染、再感染等常见术后反应。临床实践中，许多操作不当如器械损坏，变形，超充，欠充，台阶形成等常导致各种术后不良反应发生，但在多数情况下其直接原因并非操作本身，而是由操作失误妨碍感染控制从而继发感染所致。而在严格规范操作情况下，根管治疗仍可能失败，分析原因可能与下列因素有关。

一、根管内感染

根管内感染指由根管系统内微生物引起的感染，其微生物来源主要有 3 个方面，即细菌残留、操作因素、术后微渗漏。

（一）根管治疗盲区

迄今，已有大量证据表明，在进行充分的清理、预备成形和消毒后，根管内仍有部分细菌残留，根管治疗程序只是将其数量降低到可以引起疾病反应的水平以下，而在根管治疗程序完成后若不及时进行充填，细菌有可能重新在根管中定植，导致再感染发生。对根管进行清理、预备、伴或不伴消毒后，于根充前进行采样检测发现，细菌生长阳性的样本平均每个根管含 1~5 种菌类，数量达 10^2~10^5 个细胞。而由于纸捻采样法的局限，细菌生长阴性的样本也并不代表没有细菌，阴性结果的产生可能是因为纸捻无法到达某些根管解剖区域导致存在的细菌未被采集到，或根管抗菌治疗程序后，残余细菌数量大大减少，采集到的细菌数量太少而未被检测出。

根管治疗后残留的微生物多位于如狭部、分支部位、三角部位等根管不规则区和牙本质小管内，奈尔（Nair）等对根管治疗后根尖部的组织学检查发现，88% 的根管峡部和侧支根管内存在细菌。根管解剖复杂，存在诸如侧副根管、根管交通、根尖分歧、根尖分叉等微细管道，感染根管内，这些细微管道内充满细菌，而刚性根管治疗器械是无法进入这些管道进行抗菌清理的。根管消毒药物即使能克服解剖上的限制，但药物到达这些区域时其浓度大大减小，同时药物都有一定有效时间，因此，凭借根管内消毒也很难完全消灭这些区域的细菌。另外，除了少量细菌以悬浮状态存在以外，主要以生物膜（biofilm）的形式附着在管壁、根尖部牙骨质表面和超填牙胶尖表面，具有很强的耐药性和抵抗机体免疫系统作用的能力，同时根管变异、弯曲同样给抗菌清理造成障碍，致使细菌残留发生。

细菌侵入牙本质小管并牢固定植其中，某些微生物如粪肠球菌、血链球菌、衣氏放线菌等表现出很强的渗透能力，能进入牙本质小管深层，甚至可到达根面牙骨质层。基于牙齿治疗后抗力能力的考虑，我们不可能完全清除掉包含细菌的根管内壁。

根管治疗后，定植于分支部位和三角状部位的细菌的营养供给很可能不变，因此可以长久存活。而侵入牙本质小管和狭部的细菌因被根充物埋葬或进入根尖周组织的通道被封闭，营养来源受阻而大大减少，但仍有一些细菌可存活较长时间，其从残余组织和坏死细胞的营养残渣获取营养。若根充不完善导致根尖封闭不完全，组织液便会通过根尖渗漏入充填根管内，为残留细菌提供营养基质，细菌便会得以繁殖。当残留细菌生长繁殖达到一定数量并获得进入根尖周组织的通道，它们会继续破坏根尖周组织。这部分存活下来的细菌往往具有较强的低氧张力和低营养物质的抵抗能力，而这种抵抗能力得益于其体内所具有的一些调控系统，其调控过程受相应决定基因的控制，这些基因在残酷环境下转录功能增强，相应蛋白表达增加，从而提高细菌对恶劣环境的适应能力。

在临床操作中如何加强对根管治疗盲区的处理，也成为现代根管治疗学的研究重点之一。随着技术与材料的发展，很多新方法新药物也得到了应用，超声根管治疗仪，利用超声的空化效应，可以作用到直线器械无法到达的部位，从而极大地提高了治疗的有效率；同时对根管的化学预备，采用不同的药物渗透于器械难以达到的细小弯曲根管内，提高了对根管系统内感染物质的清除能力，目前临床上次氯酸钠由于其高效的杀菌作用，已成为常规的根管清洗剂，而为针对难治性根尖周炎，针对各种高致病性滞留菌如粪肠球菌、放线菌、真菌等的药物研究也多有报道。

（二）根管内生态改变

根管内生态改变包括两个方面：细菌组成改变、细菌数量改变。

1. 细菌组成改变

感染根管内细菌以群体形式存在，构成细菌微生态。在此微生态系统内，细菌间相互作用，竞争生存空间和营养物质，对所处的生长环境适应能力强的细菌会逐渐成为优势菌，其数量较多，为主要致病菌，相反，其他细菌因空间和营养物质缺乏而出现生长受抑，数量较少。

原发感染根管微生物组成：原发性根内感染由侵入并定植于坏死牙髓内的微生物所致。为革兰阴性菌为主的混合感染，厌氧菌为主。每个根管内微生物种类为 10~30，细菌数 10^3~10^8 不等。在原发性感染根管中，传统培养法和分子生物学方法检测原发感染根管微生物，共发现 391 种细菌、4 种真菌和一种古细菌。最丰富的种类为厚壁菌门，其次为拟杆菌门和放线菌门，革兰阴性菌以产黑色素菌门的普氏菌属和嘌啉单胞菌属为主，而革兰阳性菌以链球菌为主。

根管治疗后微生物组成：在理化预备和随后的根管内封药后根管内细菌生长阳性的样本中平均每个根管含 1~5 种细菌种类，数量达 10^2~10^5 个细胞，传统培养法和分子生物学方法对根充前根管内微生物进行检测，在理化预备及 / 或根管内封药后的样本中共发现了 103 种细菌和 6 种真菌类，最丰富的为厚壁菌门，其次为变形菌门和放线菌门。在原发感染根管内常出现的革兰阴性菌在根管治疗后多数被清除，细菌组成以革兰阳性菌为主。少数的某些革兰阴性厌氧菌，例如核梭杆菌、普氏菌和 *C. rectus* 等可被发现于根充前的根管微生物中，但大多数研究表明，革兰阳性菌较革兰阴性菌对根管治疗的抗菌操作程序具有更强的抵抗力，对根管内抗菌操作效果及根管治疗失败的预防的研究也应该集中在这些细菌上。一项用 16S rRNA 基因克隆文库法分析经 2.5% 次氯酸钠冲洗和根管内氢氧化钙封药等理化预备后根管内细菌的存在情况的研究发现，在原始根管（S1）、器械预备后根管（S2）、和封药后根管（S3）样本中分别检测出 11、4 和 5 个类群。而出现于治疗后根管内的细菌种类均不是原发感染根管内的主要菌。其中，消化链球菌被发现于所有治疗后样本中，并在这些样本中占主要地位。

根管治疗后，原发感染根管中的许多细菌或者被清除或者因不能耐受低氧张力和低营养环境而死亡。而部分具有较强抵抗力的细菌残留下来并逐渐成为根管内的优势菌。学者们对再感染根管进行了大量的研究，并试图找到导致根管治疗失败的主要致病菌。其中，粪肠球菌是研究的较多的一种。先前，多数研究认为粪肠球菌为根管治疗失败的主要致病菌，因其在原发感染根管中较少出现而再感染根管中检出率较高且分布较广泛。莫勒（Moller）在检测了失败病例后报道平均每个根管内有 1.6 种细菌种类。厌氧菌组成这些群体的 51%，粪肠球菌见于病例的 29%。Sundqvist 等发现平均每个根管内有 1.3 种细菌种类及恢复株的 42% 为厌氧菌，*E.faecalis* 被发现于 38% 感染根管中，但许多学者通过研究对粪肠球菌是导致根管治疗失败的主要致病菌提出不同观点，他们通过分子生物学方法检测发现，粪肠球菌在再治疗根管中的分布并无特别优势，其并不是根管治疗失败的主要致病菌。如有人利用 16S rRNA 克隆文库分析法对根管治疗失败病例微生物进行分析的研究中发现，粪肠球菌仅在 9 个病例中的 2 个中被发现，且在这 2 个病例中也并不是主要菌。而在一项关于粪肠球菌在伴 / 不伴根尖周炎的已充填根管内的分布的研究中，还有人发现，粪肠球菌在伴 / 不伴根尖周炎根管内分布并无差异，同样对粪肠球菌是根管治疗失败的主要致病菌的理论提出质疑。目前，对这一问题尚无统一定论，但不论粪肠球菌是否为根管治疗失败主要致病菌，其都应作为根管治疗过程中加以预防的一个危险因素。*E.faecalis* 株被描述为具有多种药物的强抗药性，包括氢氧化钙。因此，一旦 *E.faecalis* 在根管内定植，用传统方法将其根除将非常困难。

另一种情况是根管治疗过程中没有遵循无菌操作的原则和使用橡皮障，导致外源性微生物进入根管并定植。如白色念珠菌在根管充填后的根管内检出率也较高，原因可能是治疗过程中污染所致，该菌的感染与难治性根尖周炎密切相关。

值得一提的是，根管内微生物组成存在较大的个体差异，从微生物丰富性和多样性角度考虑，每个个体都有自己的细菌微生态。不论在原发感染根管、治疗后根管还是再感染根管，没有一种细菌可被认为是所有个体的主要病原菌，多种细菌的集合在疾病发生中起重要作用，即所谓的生态致病。

2. 细菌数量改变

如前所述，根管治疗后大部分细菌被清除。原发感染根管内每个根管内微生物种类为 10~30，数量 10^3~10^8 不等，根管治疗后平均每个根管内含 1~5 种细菌种类，数量 10^2~10^5 不等。这些数字说明，根管治疗后，即使不能完全清除细菌，至少能减少细菌物种多样性。法布里修斯·L（Fabricius L）等研究发现，根充时有微生物存在的根尖周炎也可以愈合，说明，在充填完好的情况下，这些少量的细菌不会导致进一步的感染发生，因此根管治疗得以成功。而另一项对根管治疗后发生或不发生根尖周炎的牙髓微生物组成的比较研究发现，根管治疗后发生或不发生根尖周炎的治疗牙均有微生物，发生根尖周炎者未见特异模式，但群落数量比未发者多。任何病例，只要根管系统内有活菌存在，就会有根尖周感染的持续风险。如前所述，根管治疗不可能完全清除所有细菌，即根管系统内始终是有细菌存在的，无论是原发感染根管、根充时、根充后以及再感染根管。由此可见，根管治疗后的再感染可能是由残余细菌数量变化引起的。

（三）根管内继发感染

1. 冠方渗漏

根管充填后的微渗漏也是导致术后感染的原因之一。据报道，根管治疗的长期预后与冠封闭情况有直接相关性。临时或永久性冠方修复材料发生折裂、溶解，牙齿折裂缺损，患者未做最终的冠修复，根管充填不致密及存在无效腔等均可导致微渗漏，因此在根管充填后及时进行牙体修复非常必要。所有的根管封闭剂都存在某种程度的微渗漏，一旦超过一定的渗漏阈值水平，就会造成根管治疗失败，这种渗漏可能发生在牙本质与封闭剂界面、固相根充材料与封闭剂之间、封闭剂的内部，或者封闭剂溶解后的空隙。

显然，出现在黏固修复体下微渗漏的原因之一是黏固材料的溶解。菲利普斯（Phillips）等在人类在体研究中发现磷酸锌比聚羧酸锌水门汀或玻璃离子水门汀更容易分解，而磷酸锌是目前世界上应用最广泛的封闭材料。微渗漏发生后，细菌及其代谢产物和其他一些刺激物可通过根管充填物再次进入根管，并通过根尖孔进入到根尖周组织，导致根尖周炎症使治疗失败。

对于如何预防微渗漏发生，国内外学者做了大量研究，如使用新的黏结树脂，或能与牙齿结构、金属、其他树脂、瓷等黏接的黏结剂；另一种方法是在根充物上放置有 / 无药物的根管内基底。国外有学者在根充物中加入玻璃离子、抗生素物质、碘仿等来预防微渗漏感染，取得一定效果，但其远期影响有待进一步考究。氢氧化钙糊剂充填用以促进修复性牙骨质形成，覆盖封闭根尖孔和侧支根管已得到广发应用，相应材料也已有市售，但这些封闭剂要在溶解后才能释放出氢氧化钙，这就涉及一个问题：即先发生根尖孔的牙骨质形成还是根管渗漏？答案尚不清楚。

磷酸钙水门汀代替氢氧化钙用于根管充填具有较好应用前景。它包括两种磷酸钙成分：一种酸性，一种碱性，以水混合后在 5 min 内形成坚固的团块 – 羟磷灰石。最终结固后，磷酸钙水门汀几乎全部是晶体结构，孔隙率与使用溶剂的量成正比，强度与牙釉质相当，阻射性与骨相同，几乎不溶于水，在血液和唾液中不溶，但溶于强酸。研究发现其作为封闭剂能很好地黏附于根管壁，能较好地促进骨质形成，且尚未发现其毒性及明显的组织刺激性。

还有一种可能方法就是将激光和羟基磷灰石一起使用。交联的胶原 – 羟基磷灰石混合物放入根管后用激光头融化到位。此外，偶有关于黏结剂充填根管的文献报道，黏结剂可用于去除玷污层后封闭牙本质壁，如能在不改变其固化和黏接特性的情况下改良为放射阻射，将在根管治疗方面有光明的前景。如 Amalgambond 已经用于封闭银汞倒充填以防止微渗漏。

2. 根尖渗漏

根尖周渗出物渗入到根充不完善的根管内是造成牙髓病治疗失败的又一主要原因。研究结果表明近 60% 的治疗失败是因为根充不完善，如前所述，根充不完善时，组织液可经根尖深入到根管内，为残留细菌提供营养物质，导致残留细菌大量繁殖。同时，渗漏通道为细菌进入根尖周组织提供了通道。当细菌繁殖到一定数量，便会进入根尖周组织引起根尖周炎症，导致根管治疗失败。

另外，细菌产生的毒性物质可通过根尖渗漏处渗出，从而引起根尖周炎。而在无菌的情况下，降解血清本身很可能起到主要的组织刺激物的作用。在没有细菌感染情况下，根尖周炎症的持续存在，可能是由于根尖部血清及降解产物的持续渗入。如果根管充填不完善，血清就可以从根尖组织中渗入到根管内，血清为存在于感染根管内的牙本质小管中的微生物提供了营养物质。许多关于根管预备和充填的研究提示，大部分根管充填物并不能完全地充满根管系统。通过采用染料染色、放射性核素、电化学、荧光染色和扫描电镜等方法，证实了牙本质 – 根充物界面存在的微渗漏。因此，牙髓病学研究正在寻找能有效封闭根管的新技术和新材料。

目前，对于根管充填范围的主流思想是充填到根管的解剖止点，即距离根尖孔 0.5~1 mm 处，认为此处可有效封闭根尖孔并能阻止充填材料超出根尖孔。霍斯特德（Horstead）报道了 20 例在人活髓牙进行的去髓术：在几个月内，马来胶 –Kloropercha 充填物与组织表面之间的空间被新生的结缔组织所填塞。他们称临床上健康和慢性炎症的牙髓去髓术后结果相同，但也有一些学者不赞同此观点，他们认为根管充填应该到 X 线显示的牙根外面或恰好超出，有意地超充并在根尖周形成小膨胀区可补偿根充物的收缩，这种补偿通过根充物的收缩产生向根尖方向紧密地牵拉来实现。这些学者主要是使用扩散技术或软化马来胶技术的人。迄今，尚未见到这种充填后不适的统计资料，但与充填到牙本质－牙骨质交界处的病例相比，超充根管往往造成更多的术后不适。

3. 根折根裂导致的渗漏

经根管治疗的无髓牙因失去牙髓营养而变得十分脆弱，充填时用力过度，或者根管治疗后治疗牙承受咬合压力超过其耐受力时，很容易发生根折根裂。此时，根管系统内的微生物会通过裂孔进入根尖周组织，引起感染发生。判断根折根裂的方法是根尖放射影像学诊断，一旦确诊为根折根裂，牙齿便无法保留，及早拔除是防止更进一步感染的唯一方法。

二、根管外感染

近来，人们对根外持续微生物感染在根管治疗失败中的作用进行了大量研究。许多文献报道了根管已治疗和未治疗情况下根外感染的发生。由于定植于根尖周组织的微生物在根管清理过程中不易达到，故根外感染可能是根管治疗失败的一个因素。根管治疗后，由根外感染导致根尖周炎的发生常与下列因素有关：治疗前根尖外有细菌生物膜存在，常规抗菌操作无法将其消灭而导致术后感染；术前根尖外无细菌，但治疗过程中，由于操作不当导致感染物被推出根尖孔造成术后继发的根外感染。

（一）根尖外细菌生物膜感染

1. 根尖外生物膜存在的证据

大量研究表明，许多难治性根尖周炎与根尖外细菌生物膜存在有关。根尖周炎早期阶段，机体免疫机制会促使炎症区域发生一系列防御反应，骨组织被吸收并被包含如免疫细胞和相关化学分子等防御成分的肉芽组织取代，形成一道防御屏障包绕于根尖孔处，阻止微生物进入根尖周组织。正常情况下，很少细菌病原体能通过这一防御屏障继续扩散。近来发现，一些口腔微生物如放线菌属和丙酸短棒菌苗属可能与根外感染有关，其规避宿主防御系统的重要机制之一就是形成细菌性生物膜。与浮游状态相比，生物膜中的细菌表现出对抗菌药和宿主防御机制的高度抵抗力。

先前，有人在对难治性根尖周炎根管的研究中发现，在邻近根尖孔和根尖周肉芽组织内均有细菌生物膜定植，说明生物膜内的细菌成功的规避了宿主防御系统并因而促使持续性根尖周感染的发生。

伦纳德（Leonard）等对 21 例新鲜拔除的离体牙样本（其中 8 例为牙髓坏死不伴根

尖周破坏，8 例牙髓坏死并伴根尖周破坏，5 例活髓伴根尖周破坏）进行切片处理后用扫描电镜观察，结果发现，无根尖周破坏的死髓牙或活髓牙，其根尖外均未见细菌存在，而在有根尖周破坏的死髓牙样本则可见根尖外有细菌出现，包括球菌、杆菌、丝状菌，以及根尖外细菌生物膜的存在。

郭慧杰等对慢性根尖周炎患牙根尖外表面的生物膜进行了细菌学研究和形态学观察，其选择 10 例临床诊断为慢性根尖周炎的患牙，5 例为未治疗牙，5 例为根管治疗失败牙。结果显示，5 例未治疗牙中仅 1 例根尖外表面存在生物膜结构，主要由球菌组成；而在 5 例根管治疗失败的根尖周炎患牙的根尖外表面均可观察到浓密的细菌膜状结构，由球菌、杆菌及 / 或丝状菌组成，且在超填的牙胶尖表面还观察到由球菌和丝状菌组成的典型的“玉米棒芯”样结构。说明慢性根尖周炎外表面存在细菌生物膜结构，该生物膜的存在与临床上难治性慢性根尖周炎密切相关。

Lingyun Su 等用根尖外科手术治疗一例难治性根尖周炎，术后取切除的根尖样本进行扫描电镜观察，发现一种兼性厌氧菌（血链球菌）和两种专性厌氧菌（牙髓嘌啉单胞菌、口腔普雷沃菌），并见成熟细菌生物膜出现于根尖处。研究中发现的三类细菌均为原发感染根管中的常见菌，推测其可能是由原发感染内经根尖孔侵入根尖周组织形成生物膜。

Signoretti 等近来报道了 1 例根管治疗 3 年后行再治疗的患牙，冠向下理化预备、开放扩大成形、一次性充填。1 个月后复诊，窦道未愈合，放射检测发现炎症未愈。在牙科手术显微镜下行根尖微创手术，包括根尖切除、超声消毒、MTA 倒充填，术后收集根尖样本进行微生物学分析，远端根尖用扫描电镜观察发现如下细菌：内氏放线菌、麦氏放线菌、丙酸短棒菌苗、梭状芽孢菌、*Parvimonas micra* 与 *Bacteroides ureolyticus*。扫描电镜观察发现，细菌生物膜围绕根尖孔和根尖外表面，同时发现由根尖狭窄消失导致的超充的存在。治疗 6 个月后随诊显示根尖放射性愈合，24 个月后明显愈合。

根尖生物膜的存在已得到证实，这使我们对难治性根尖周炎有了更好的了解，但对于根尖生物膜的临床处理，仍存在许多难题，如针对根尖生物膜的临床诊断和清除。

2. 诊断困难

尽管大量研究已证实根管外生物膜的存在并对其进行了一定的微生物学和形态学分析，但在临床实践中，根管外生物膜的诊断却是个难题。首先，尚无文献报道在未经治疗的慢性根尖周炎患牙中，存在根尖外生物膜与不存在根尖外生物膜者在术前临床症状和体征上是否有可区分的有意义差别。因此，根尖生物膜的存在不可能通过任何临床表现进行判断。其次，根尖外微生物样本的采集无法实现，临床医师不可能在任何病例中探测到根尖外生物膜。目前也没有任何器械或方法技术能够在临床治疗中检测根尖生物膜的存在。

根尖外生物膜的存在只能依靠其后继不良影响而进行预测。理论上讲，对于一例难治性根尖周炎的再治疗患牙，若根管内采样为阴性，说明根管封闭良好，再感染并非来自根管内，此时应怀疑根外感染的可能性，但也不能完全确定为根尖外感染，因为有可能根管内存在微生物而采样时未被采集到。

3. 清除困难

另一个棘手的问题就是根尖外生物膜的清除。显然，根管内理化清理措施或全身应用抗菌药对定植于根尖孔外的细菌影响不大。而通过根管内封药清除根周微生物和分解根尖周生物膜的方法也不太有效。首先，如前所述，我们很难对根管外感染做出临床诊断；其次，若要消灭根尖外的微生物，药物必须渗出根尖孔进入根尖周组织，而许多药物被推出根尖孔后，其毒性往往大于抗菌性，故而不可行。因此，通过非手术方法清除根尖周生物膜的方法很难行得通，对于顽固性根管外感染的病例，必须考虑用根尖周手术方法进行治疗。

4. 应对措施

综上所述，部分慢性根尖周炎患牙存在根尖外生物膜，其牢固地附着于根尖孔、根尖周牙骨质或超充的牙胶尖表面，与难治性根尖周炎的发生密切相关。由于根尖外生物膜定植于根尖孔外，在临床实践中几乎不可能对其定性诊断和彻底清除，从而针对根尖外生物膜的预防性治疗也很难实现。对此，我们应做好根管内的清理和消毒，将根管外感染的可能性降至最低。而对于由根尖外生物膜导致的难治性根尖周炎，根管显微外科术似乎是目前最好的治疗方法。

（二）感染物进入根尖外

1. 根尖止点丧失

（1）原因：根尖止点丧失，常常可引致根管内感染物质在治疗过程中被推出根尖外，从而引起根管外的感染，而根尖止点丧失的原因常为术前工作长度确定不准或在术中对工作长度把握不准。

1）术前工作长度确定不准：首先应搞清楚几个术语的区别。解剖学根尖孔即我们常说的根尖孔是牙根实际的根尖孔所在位置。放射学根尖孔是从 X 线片上所看到的根尖孔，由于 X 线片的物理特性，放射学根尖孔与解剖学根尖孔可能有所差异。根尖狭窄指根管尖端直径最小处，常位于根尖孔冠端 0.5~1 mm 处，根管治疗确定工作长度时所用的根尖止点即指根尖狭窄。牙骨质－牙本质界是牙骨质在根尖部位或邻近部位的终止点，其仅为一组织学结构，在临床上无法对其进行定位，且牙骨质－牙本质界也并不总是与根尖狭窄的位置相一致。而根管治疗中的工作长度是指从牙冠参考点到根尖止点即根尖狭窄的距离。

工作长度的准确性是保证根管治疗成功的关键。确定工作长度的常用方法有：手感法，根尖定位仪，根尖 X 线片。手感法易受主观因素影响；使用根尖定位仪时应保证根管干燥且没有残髓；根尖 X 线片影像较真实根管可能存在一定变形，因此长度有一定偏差。每种方法各有其优点和不足，临床操作中应将三种方法结合使用，综合判断，才能保证工作长度的准确性。

2）术中工作长度把握不准：工作长度确定后，应在根管预备过程中不断检查和调整，否则很容易在清理和成形过程中丧失。弯曲根管预备变直后其工作长度会有所变化。在清理成形过程中若不能及时彻底对根尖 1/3 进行冲洗，根尖 2~3 mm 处常发生牙本质和牙髓碎屑堆积而导致工作长度丧失。此外，器械跳号、台阶形成、器械分离或其他因素也可能会导致工作长度的丧失。

（2）后果及处理

1）机械预备时感染物被推出根尖孔：根管机械预备的目的是扩大根管，去除根管壁表层感染的牙本质，根据工作长度修整管壁达根尖止点。若工作长度的确定出现失误，可能导致对根管的切削过度，破坏根尖止点，根尖孔开放。此时，器械稍用力过大即很容易穿出根尖孔，不仅损伤根尖周组织而且会将感染带出根尖孔引起急性根尖周炎。

预防根管机械预备过度应准确测量工作长度并在清理成形过程中不断检查和把握，另外还应掌握根管扩大的标准。当第一根器械到达狭窄处时，操作者手指感到阻力，此时可停止用力。一旦用力过大，阻力感消失即可能器械已超出根尖孔。根管扩大的范围应限定在一定标准内，根管近尖端一般可比第一根器械扩大 3 倍。此外，根管预备时应避免垂直用力加压。

2）冲洗时液体穿出根尖孔：根管预备过程中，经器械切削，会产生许多感染牙本质碎屑，若不及时冲洗，碎屑累积会阻塞根管或有可能被推出根尖孔。而在用冲洗液对根管进行冲洗时，若冲洗力度过大，液体穿出根尖孔，不仅可能对根尖周组织造成刺激，还可能将感染物一并冲出根管外，造成根外感染。预防冲洗力过大，可将冲洗针与根管壁形成斜面放入，减缓溶液推出的压力；或选用商品化的根管专用冲洗针头，以避免根尖向的冲洗压力。

3）超充：尽管对于根充止点尚有争论，但大量研究表明充填超过根尖孔较止于根尖止点具有更高的术后炎症反应的发生率。目前仍主张根充应止于根尖狭窄处，即距根尖孔 0.5~1 mm 处，X 线显示的根尖稍下方。根尖止点丧失后，由于失去阻挡，根充材料很容易被挤压出根尖孔造成超充，若同时伴有牙胶尖污染，则很可能会导致治疗后根外感染的发生。大多数情况下，超充会造成炎症，导致治疗失败，但失败不一定是由超充物的刺激作用引起，而可能是因为充填不良造成渗漏引起，或因感染物进入根尖周组织而导致持续的根尖周炎存在。

超充常通过术后 X 线检查以及患者充填后疼痛主诉而发现。X 线检查显示根管超充时，若患者无主观症状则不需要处理，因为牙胶等根充材料一般可为根尖周组织所耐受。而一旦出现临床症状，提示根管治疗失败，则应进行根管再治疗或行根管外科手术。

对超充根管进行再治疗是比较麻烦的。多数情况下，超充牙胶尖在取出过程中会发生折断而在组织中部分遗留。可尝试使用氯仿和 Hedstroem 锉去除侧方加压的超充物。若超充物不能通过根管清除，而炎症加剧，损伤部位扩大，就有必要进行外科手术来去除多余的部分。很多充填材料如牙胶尖等一般和周围的组织有相容性，因此，如果没有炎症和其他临床症状，不一定要用外科手术来去除多余充填物，但若超充物导致了炎症产生，那么通过根管外科手术去除多余充填物是最佳选择。

（3）预防：首先，准确确认工作长度，并在预备过程中始终依照工作长度进行；其次，充填后立即拍摄 X 线片，及时纠正不恰当的充填。另外，对于根管口较粗大的年轻恒牙及存在根尖吸收的牙齿，根尖止点可能不明显或不足以阻挡牙胶尖被挤出，此时，可运用氢氧化钙，MTA 等来制造根尖封闭。

2. 穿孔

（1）髓腔穿孔：原因是术者对牙冠和髓腔解剖的形态及大小不够了解，入口不当，将根管口误认为暴露的髓角而进行扩大，以及高速气动牙钻操作不熟练等。一般冠部穿孔对预后的影响较小，髓室底穿孔可影响牙周组织，形成牙周袋，导致充填后的患牙长期处于牙周慢性炎症状态。磨牙和前磨牙的根分叉穿孔，炎症可进入龈沟和牙周组织，使根分叉处骨质破坏吸收。

侧壁穿孔可行Ⅴ类洞修复，根分叉穿孔须从髓腔内封闭。穿孔严重牙，可采取截根术，牙齿半切除术以及拔牙等外科处理。穿孔封闭充填治疗先用无菌生理盐水或麻醉溶液清理髓腔，吸干止血，控制液体渗出。然后选择适合的材料封闭穿孔完成充填修复。封闭材料应能较好地封闭穿孔防止渗漏，一旦封闭修复有效地完成，再矿化可以发生。封闭穿孔的材料包括钙维他（cavit）、汞合金、氢氧化钙糊剂、Super EBA、玻璃离子黏固粉、牙胶、磷酸三钙、无机三氧化物聚合体（mineral trioxide aggregate，MTA）以及吸收性明胶海绵止血剂等。如果穿孔较大，可用氢氧化钙堵塞穿孔，暂封洞入口，待第二次复诊继续治疗。氢氧化钙可与牙周膜直接接触，作为其他有固缩性质的充填材料的基质，能有效地防止微渗漏。

（2）根管穿孔：根管颈部穿孔常发生于寻找根管口时，多见于下颌磨牙近中弯曲根管。根管中部穿孔常发生于纠正台阶的处理失败和过度钻磨造成的侧壁穿孔，多见于弯曲根管的内侧或内凹如下颌第一磨牙近中根管远中壁。根尖穿孔是由于扩锉过程中没有处理好弯曲根管，未能建立正确的工作长度，以及器械超出根尖界限的结果。此外，台阶、根尖偏移或根尖敞开也易造成根尖穿孔。上颌侧切牙，上颌磨牙近中颊根和腭侧根、下颌磨牙近中根的弯曲根管常易发生根尖穿孔。

根管穿孔若不及时封闭或封闭不良，将导致牙折或微渗漏，感染物可进入牙周组织或根尖周组织，造成后续的慢性牙周炎或根尖周炎持续存在。患者在根管预备过程中突然主诉疼痛,同时血液在根管中突然出现提示根管穿孔的发生。处理方法为及时封闭穿孔，常用材料为 MTA，因其封闭性好且需要水分因而受出血影响不大。牙槽嵴以下的颈部穿孔以及中部和 3 mm 以上的根尖穿孔应作为一个新的根管进行充填。对于局部过度切削造成的根尖穿孔，应重建工作长度。新工作长度必须短于原始工作长度，然后用大的器械扩根，并选用合适的主尖充填至新工作长度，这样可人为的产生根尖缩窄，以防止封闭剂超出根尖孔。在封闭修复效果不良的情况下，应选择使用根尖外科手术进行修复。

第三节　非微生物因素

在一些严格规范操作并取得良好充填的病例中，仍有一部分患牙发生治疗后持续性根尖周炎。除了前述的根管内外的感染作为主要因素外，还有一些是由根管外的非微生物因素引起。

一、药物冲出根尖孔

根管冲洗在根管预备过程中具有重要作用。其目的主要有溶解坏死组织、杀菌抗菌、去除玷污层、清洁和润滑根管等。临床上用于根管冲洗的试剂有多种，其各有优点和不足，但其中多数具有不同程度的细胞毒性和组织刺激性，若操作不当，药物被冲出根尖孔，则可能引起不同程度的组织反应，给患者造成额外的痛苦。

（一）原因

1. 根尖孔开放

（1）根尖发育不完全：牙齿刚萌出时根尖孔尚未完全形成，一般在萌出后 2~3 年方可发育完全。根尖孔发育不全的年轻恒牙，根尖孔粗大，根尖狭窄不明显，对根管治疗过程中出现的根管内物质不能形成有效阻挡，在重力和外力作用下，这些物质很容易经粗大的根尖孔进入根尖周组织。尤其在根管冲洗时，流动的液体较其他物质更容易进入根尖周组织。

（2）根管预备时破坏根尖狭窄：如前所述，在对根管进行清理成形前，若不能准确测量工作长度或预备中工作长度把握不准，在器械预备时很容易导致根尖部的切削过度，导根尖狭窄消失。冲洗时若稍有用力过大，便容易发生药物冲出根尖孔。

（3）根尖吸收：可由牙齿外伤、牙周炎症、牙再植、正畸矫正力不当等引起。一般无明显症状，常由 X 线检查发现。牙根出现显著吸收时，根尖孔可呈斜形、喇叭状开口甚至根尖完全消失。此种情况下，根尖孔可明显开放，根管治疗过程中的器械操作和冲洗及封闭都将变得十分困难。

2. 冲洗方法不当

（1）冲洗时用力过度：操作时动作粗鲁、冲洗器的手持方法不正确或过于追求操作速度，不注意把握冲洗力度，常会导致冲洗液因压力过大而冲出根尖孔。

（2）冲洗针卡得太紧：常由冲洗器选择不当或在根管中的放置位置不当引起。对于较细小的根管，应选用细针头。当针头难以进入根管时切不可使用蛮力加压。此外，应小心把握冲洗器进入根管的深度，不能与根管壁卡紧，一般遇到阻力时应回退 1~2 mm。

（二）组织反应

临床上常用的根管冲洗液有次氯酸钠、过氧化氢、氯己定、EDTA、柠檬酸、生理盐水等。其中次氯酸钠因具有可溶解牙髓组织、杀死生物膜和牙本质小管中的细菌并能溶解玷污层中的有机成分等能力而在临床应用最广泛。任何冲洗液冲出根尖孔都会对根尖周组织产生一定程度的刺激。对于有细胞毒性的冲洗液，刺激会更明显，甚至产生严重的广泛炎症反应。

次氯酸钠不仅可溶解坏死牙髓组织，而且对正常牙髓和软组织同样具有较强的溶解作用。已有大量证据证明次氯酸钠，尤其高浓度，冲出根尖孔可引起严重的急性反应。患者立即感觉剧烈疼痛，根尖周出血，继而可见软组织肿胀及皮下瘀斑，肿胀可扩散至颊面部甚至达眶下。组织反应程度因患牙位置、冲洗液的浓度、用量和患者个体情况而不同。

Becking 等曾报道过 3 例次氯酸钠进入根尖周组织引起急性炎症反应的病例。第 1 例，未知浓度的次氯酸钠于左下颌第二磨牙（伴牙骨质 – 牙釉质界处穿孔）被推出根尖孔，导致由下颌左侧向颊部的进行性水肿，1 天后出现明显的黏膜坏死和神经麻痹。经抗菌和止痛治疗，5 天后疼痛和肿胀消失，神经感觉也于 10 天后得到恢复，而黏膜修复则持续至 2 个月后。第 2 例，未知浓度的次氯酸钠左上颌第二磨牙进入根尖周组织，导致患者左眼后方及下方强烈刺激，出现左颊部、眼和颞区剧烈疼痛。同时患者主诉有氯气气味且喉部受到刺激，故推测冲洗液可能进入了上颌窦，但此病例并未进行抗菌治疗，而只是进行了止痛处理。2 周后症状完全恢复。第 3 例，次氯酸钠由左上颌第二磨牙冲出进入根尖周组织，导致剧烈的疼痛，肿胀以及神经感觉丧失。最初并未给予抗菌治疗，4 天后出现明显的黏膜坏死和感染，后给予抗生素治疗。1 个月后疼痛和肿胀消失，而神经麻木变为神经过敏，之后逐渐恢复。

另外，卡瓦纳（Kavanagh）与泰勒（Taylor）曾报道 1 例次氯酸钠经右上颌第二磨牙冲出，患者即刻出现剧烈的面部疼痛和肿胀，放射检查显示，液体进入上颌窦。随即全麻下行外科手术对上颌窦进行引流。3 周后大部分症状消失，但患牙有局部不适，后拔除患牙。后期恢复正常且完全。

偶尔也有文献报道对次氯酸钠过敏的情况，虽然很少见，但由于过敏反应发作快速性及后果不可预测性，仍应小心预防。关于次氯酸钠冲出造成各种组织反应的病例不断被报道，且这种意外的实际发生率可能比报道的还要高，这充分证实了次氯酸钠的组织刺激性，但鉴于次氯酸钠相对于其他冲洗液在溶解和杀菌能力等各方面的优势，其在临床上仍得到广泛应用。所以，我们在使用过程中应十分小心，做好隔离措施。

（三）处理措施

一旦出现急性反应症状，切不可慌乱，应给予及时治疗，正确护理及密切观察。由于药物进入根尖周组织可引起软组织破坏，患者疼痛剧烈，且存在感染的潜在可能性，故应系统使用止痛药和抗生素。若出现急性的过敏反应，应考虑使用抗组胺药物。对于急性反应引起的软组织肿胀，早期应在肿胀区域给予冷敷以抑制血管充血和破裂，抑制急性炎症的发展并止痛。24 h 后则应对肿胀区进行热敷，以促进局部血液循环，促进炎症吸收和组织修复。情况较严重时可肌注皮质激素，更甚者应选择住院进行外科手术治疗。如果不注意，次氯酸钠反向的注入上颌窦，立刻用至少 30 mL 消过毒的水或者盐水冲洗，以避免窦内损伤。无论何种处理，在确认情况稳定前，都应对患者进行密切监护并给予正确护理。

经过适当治疗和处理后，一般预后是比较好的，但不排除长期不良反应的出现，如感觉异常、瘢痕和肌肉无力等。

（四）预防

根据术前 X 线片观察根尖情况以确认根尖狭窄是否完整是很有必要的。若存在根尖发育不全或根尖吸收等根尖孔开放的情况，在根管预备和冲洗时应十分谨慎。必要可选择刺激性较小的冲洗液如生理盐水进行大量反复冲洗以避免药物冲出时的强刺激反应。同时根管预备时应时刻检查工作长度，预防工作长度丧失导致的根尖狭窄消失。冲洗时选择合适的冲洗器也是预防冲洗液冲出根尖孔的有效方法。侧向开口的牙髓专用冲洗针因减小了根尖方向的压力而可有效防止液体冲出根尖孔，同时可增加液体回流，冲洗效果较理想。冲洗时冲洗针应无阻力的置于根管内，遇阻力时切忌将针向根尖方向挤压，使针紧紧卡住根管壁。相反，此时应将针回退 1~2 mm，保证针与根管壁间有一定间隙以利于液体回流。释放液体时应保证液体是在无压力的状态下缓慢向根尖方向输送，而不可用力将液体推出。此外，操作过程中还应注意患者反应，一旦患者出现不适表现或主诉疼痛，应立即停止冲洗进行检查。

二、异物反应

（一）外源性物质

导致根管治疗后根尖周异物反应的外源性物质有根充材料、其他牙髓材料、食物残渣等。

1. 牙胶尖

用于根充的牙胶尖一般由 20% 古塔胶（gutta percha），60%~75% 氧化锌，用以放射线阻射的金属硫化物，石蜡以及着色剂组成。对于超充牙胶尖是否会引起治疗后的持续性根尖周炎，目前说法不一。曾有动物体内的植入实验表明，牙胶尖具有较好的生物相容性，能为人体组织所耐受，但也有一些临床实验的结论不同，认为大量牙胶尖进入根尖周组织会导致根尖周炎持久不愈。

一般而言，根尖周组织对超充牙胶尖的反应受牙胶尖的体积和组成的影响。Sjögren U 等利用皮下植入法研究了组织对不同尺寸牙胶尖的反应，结果显示，不同体积的牙胶尖可诱发两种不同类型的组织反应。较大块的牙胶能被胶原和周围组织良好包绕而无炎症反应。相反，小颗粒的牙胶则产生强烈的局部组织反应，表现为巨噬细胞和多核巨细胞大量出现。根尖周组织中的块状牙胶尖可逐渐被分解为小颗粒状而引起典型的异物反应并活化巨噬细胞，释放一系列细胞间介质，包括诱发炎症的细胞因子及调节分子，参与骨组织吸收。

另一方面，据证明，从牙胶尖中渗出的氧化锌具有细胞毒性和组织刺激性并引起邻近组织发生炎症反应。市售牙胶尖所含其他成分也可能具有组织刺激性而引起异物反应。在一项研究中，对 9 例伴无症状持续性根尖周炎的病例进行组织活检，光镜和扫描电镜观察分析，结果在一例样本的组织切片中发现了污染牙胶尖。对其进行 10 年随访观察，发现放射性损伤无症状地持续存在且不断扩大。感染区可见大量含包涵体的多核巨细胞，扫描透射电镜发现包涵体中有镁和硅元素出现，推测其可能是由滑石粉污染的牙胶尖超充并被吸收导致的。

2. 食物残渣

食物碎屑进入根管多数是由牙体有崩裂或无冠部修复体，根管暴露等引起的。豆类种子如豌豆、黄豆、扁豆等进入根尖周有可能引起根尖周组织肉芽肿。食物纤维因不能被人体消化也不能被人体细胞分解，其进入根尖周组织后可长期存在而引起根尖异物反应。有报道称植物纤维同样可诱发肉芽肿发生，但这种肉芽肿性异物反应仅偶尔有文献报道，其流行病学的发生率尚不清楚。另外，食物也会将微生物带入根管系统和 / 或根尖周组织。

3. 纤维成分

根管治疗过程中，纸捻常被用于根管采样和根管干燥，而棉捻也常用于根管干燥和根管内封药。这些材料很容易被推出根尖孔引起根尖异物反应。因此，临床中用纸捻或棉捻进行操作时要十分小心。曾有文献报道在治疗牙的组织学检查中发现了纤维素纤维，但由于纤维物质在组织活检中很难发现，且需采用特殊的固定方法和显微技术，因此对纤维引起的原发性或持续性根尖周炎的报道很少见。曾有两项研究对 13 例根管治疗后根尖周炎进行了组织活检，结果均发现了纤维物质的存在。组成纸捻和棉绒的纤维成分同样不能被消化和分解而可长期存在于组织中引起周围组织的异物反应。另外，被根尖外微生物污染的纸捻或棉捻也会将微生物带入根管，若被推出根尖孔进入根尖周组织，会在其周围形成生物膜，这将进一步导致并促进治疗后持续性根尖周炎的发生。

4. 其他外源性物质

偶有报道称在持续性根尖周炎的根尖周组织活检中发现了汞合金和牙髓封闭材料，但这些材料在根尖周组织的出现对持续性根尖周炎的病因学意义尚未被实验证实，因为炎症也可能是由与这些材料并存但未被检出的如根尖外感染等其他因素造成的。即使如此，临床操作中应尽量避免这些材料被推出。

（二）内源性物质

最常见的为胆固醇晶体。根尖周炎胆固醇的发生率 18%~44% 不等，其来源有红细胞分解，慢性根尖周炎大量的淋巴细胞、浆细胞、巨细胞死亡并释放胆固醇，循环血中的脂类。其中，根尖周破坏区的炎症细胞是胆固醇的主要来源，因为慢性炎症区域炎症细胞增多，大量炎症细胞可持续释放胆固醇。胆固醇沉积形成晶体，最初在炎性根尖周结缔组织中作为外源物质引起巨细胞反应。组织学观察，晶体间可见大量多核巨细胞。

关于持续性根尖周炎症与胆固醇晶体的关系的具体研究很少。在一项豚鼠的在体研究中，将纯净的糊状胆固醇晶体植入豚鼠皮下，于 2 周、4 周和 32 周分别取出并用光镜和电镜进行观察。结果发现，晶体周围炎性软组织增生，晶体被大量巨噬细胞和多核巨细胞紧密围绕，形成明显的组织反应区。经 8 个月的跟踪观察发现，胆固醇晶体并未被巨噬细胞和多核巨细胞清除。巨噬细胞和多核巨细胞能以脂滴形式酯化并动员胆固醇。通过脂蛋白载体将其转化为可溶的小颗粒，继而被酯化或参加脂蛋白循环。这说明巨噬细胞和多核巨细胞具有分解胆固醇的能力。另外，据证巨噬细胞可在体内内化胆固醇晶体。给鼠腹腔注射胆固醇的精细颗粒，可在胸骨淋巴结的巨噬细胞中发现胆固醇，但这种内化作用只能针对较小的颗粒，当巨噬细胞遭遇较大外源颗粒或胆固醇晶体时，会变成多核巨细胞。而多核巨细胞的吞噬能力较巨噬细胞大大降低。

组织学观察结果和胆固醇肉芽肿诱导实验的结果显示，巨噬细胞和多核巨细胞围绕于胆固醇晶体周围但晶体却可以长期存在。说明，聚集在胆固醇晶体周围的巨噬细胞和多核巨细胞并不能以已知的生理方式破坏胆固醇晶体。因此，在有胆固醇存在的根尖周组织中，围绕在胆固醇晶体周围的巨噬细胞和多核巨细胞不仅不能清除胆固醇晶体，而且可以导致根尖周炎症反应和骨吸收。对此，我们可以推断，大量胆固醇晶体一旦出现于炎症根尖周组织中，会导致炎症持续存在。

综上所述，有内源性或外源性物质导致的根尖周异物反应可延迟或阻止治疗后根尖周组织的愈合。巨噬细胞和多核巨细胞不仅不能分解导致炎症持续的外源性物质和内源性物质，而且是炎症和骨吸收的主要因素。目前，在临床上诊断根尖周炎中这些根尖外物质的出现是不可能的。根尖周异物反应的发生率是很低的。然而，一旦发生，其治疗也是比较麻烦的。一般情况下，如果异物反应较局限，无须特别关注；但若患牙出现症状则需要治疗。这种情况下，通常只能采用根尖外科手术方法再治疗，因为从冠方进入根尖周取出异物是十分困难的。对于根管治疗后持续性根尖周炎的病例，根尖周外科手术应算是一种较为合理和有效的处理方式。因为治疗后根尖持续感染的病因往往不容易明确，对于根管内外的感染导致的治疗后持续性根尖周炎，根管再治疗后也不能保证感染完全清除以及再失败不发生。从治疗的长远效果看，根尖外科手术不仅可清除导致治疗后持续炎症的根尖外物质，而且可以通过根尖刮治或根尖充填清除任何潜在的根尖部感染。

三、根尖周囊肿

根尖周囊肿继发于慢性根尖周炎。据报道，慢性根尖周炎的囊肿发生率为6%~55%不等，但根据组织病理学证据，根尖周囊肿的实际发生率不超过20%。根尖周囊肿有两种不同类型，一种有上皮衬里完整包绕的囊腔，与根管不相通；另一种也有上皮衬里包绕的囊腔，但囊腔在根尖处与根管相通。前者叫做真性囊肿，后者现在被称为根尖周袋囊肿。两种类型囊肿的结构及形成方式均不同。

（一）根尖真性囊肿

根尖真性囊肿的形成分为3个阶段。第一阶段，上皮细胞增殖。根管内的病原刺激物出根尖孔作用于根尖周组织，根尖周膜发生炎症反应，大量炎性细胞如淋巴细胞、浆细胞、中性粒细胞等聚集，炎性细胞在防御反应中释放多种化学物质及细胞因子，根尖周膜中静止的Malasez上皮剩余细胞在炎性细胞所释放的生长因子作用下大量增殖。第二阶段，上皮腔形成。关于囊腔的形成机制，长期以来存在两种理论：① 营养缺乏理论。上皮细胞增殖形成上皮团，上皮团中央部位的细胞因营养缺乏而发生退行性变，坏死、液化，释放的产物吸引大量中性粒细胞聚集至坏死区域。这些由坏死的上皮细胞、浸润的白细胞及组织渗出物形成的微腔逐渐融合形成囊腔，并被多层鳞状上皮细胞包绕。② 脓肿理论（abscess theory）。炎症区域先形成脓肿，中心为细胞、组织坏死溶解形成的脓液。受炎症刺激后增生的上皮细胞沿脓腔表面生长，将脓腔包绕。脓液被吸收，组织液渗入，脓肿转化为囊肿。第三阶段，囊肿生长。真正的生长机制尚不清楚。随着分子生物学的发展，人们逐渐从分子层面探索囊肿形成的机制，随着研究深入，过去的渗透压学说逐渐被摈弃。渗透压学说认为囊肿生长是囊腔内渗透压增大，组织液渗入的结果，但其无法解释与根管相通的根尖周袋囊肿可以生长这一事实。囊腔内死亡的中性粒细胞持续释放前列腺素，前列腺素可穿过多孔的上皮墙进入周围组织。上皮外周区域内的巨噬细胞可产生一系列的细胞因子，尤其IL-1β。前列腺素和炎性细胞因子可激活破骨细胞，并最终导致骨吸收。

（二）根尖周袋囊肿

根尖周袋囊肿的形成原因可能是根管内细菌感染导致中性粒细胞在根尖孔处大量聚集，引发根尖孔周围组织的炎症反应。随后上皮细胞增殖并附于炎症区域，继而与根尖接触，并通过上皮附着形成一圈上皮领圈。通过这种方式形成的微小脓肿可封闭感染根管从而将其与根尖周组织环境隔离。当外源性中性粒细胞死亡并降解后，它们所占据的空间会变成微小的囊腔。根尖部的微生物及其分泌产物以及囊腔中的坏死细胞通过化学趋化作用吸引更多的中性粒细胞，但由于囊腔内的细胞得不到营养物质供给，细胞逐渐坏死溶解。随着坏死细胞逐渐累积，囊腔不断增大，并向根尖周组织扩展。与囊腔增大相关的骨吸收和分解的机制与真性囊肿相似。从病理、结构、组织动力学等角度看，根尖周袋囊肿与牙周袋与许多相似之处。

（三）根尖周囊肿与治疗后根尖周炎的关系

根尖周囊肿的存在可抑制治疗后根尖周炎的愈合。关于根管治疗后根尖周囊肿能否愈合，长久以来一直存在争议。许多牙髓病学家认为，根管治疗后大多数囊肿可愈合。该观点的提出可能基于报道的根尖周囊肿的高发生率（6%~55%）和根管治疗的高成功率（85%~90%）。认为，囊肿形成源于炎症导致上皮细胞破坏而诱发的免疫反应。若导致上皮破坏的根管内刺激物去除，那么囊肿可以愈合。而常规根管治疗后，根管内大部分感染物被清除，且通过严密的根管充填防止了再感染，因此推断，多数根尖周囊肿可在根管治疗后愈合。

但是另一方面，有学者则认为，常规根管治疗后，真性根尖周囊肿不会愈合，必须通过外科手术摘除。因为真性囊肿具有自身稳定性而不受根管内有无刺激物的影响，因此，真性根尖周囊肿，尤其那些包含胆固醇结晶的囊肿，很可能不会被常规根管治疗而清除。

Nair 等曾在 1 例根管治疗后持续性根尖周炎的病例中发现了根尖周囊肿的存在，但微生物检测同时可见衣氏放线菌，且由于组织切片并不包括根尖组织，因而无法确定囊腔与根管的关系。由于检测结果中细菌的出现，我们无法判断囊肿在根尖周炎持续存在中的真实作用。即持续性根尖周炎可能由微生物感染引起，囊肿的存在是由于根管治疗时微生物未完全清楚所致；也或者持续性根尖周炎是由囊肿刺激所致，微生物可能来源于采样时的污染。此外，另一个不确定因素就是囊肿的类型。这些不确定因素在根尖周囊肿的临床研究中普遍存在且难以克服。

至今，尽管有许多关于不同类型根尖周囊肿愈合的理论，但并没有足够充分的科学证据来支持任何一种理论。有报道称，与根管相通的根尖周袋囊肿可经常规根管治疗后愈合，而真性囊肿由于自身稳定性而不易愈合。不管怎样，囊肿的存在都预示着根尖周炎愈合的不利因素的存在。因此，在治疗后持续性根尖周炎的病例中若发现囊肿的存在，应进行外科摘除。

第四节 个 体 因 素

除了以上因素外，个体间的差异对于根尖周疾病的愈合也有着不同的影响，有些甚至是导致患者在根管治疗后持续不适的原因，因此在对根管治疗后疾病的诊治方面，个体因素也应给与足够的重视。

一、局部因素

1. 牙齿

后牙位于口腔较深位置，不利于器械进入及手术视野的开放，因此给根管治疗的操作造成一定困难。若不能熟练使用口镜等辅助器械，很容易因视野不清导致髓室顶揭不净，根管口探查不全，最终造成根管遗漏。

上颌后牙牙根距离上颌窦较近，上颌窦的底壁由前向后依次盖过上颌第二前磨牙到上颌第三磨牙的根尖，与上述牙根尖之间以较薄的骨板相隔，甚至无骨板而仅覆以黏膜，其中以上颌第一磨牙根尖距上颌窦底壁最近，上颌第二磨牙次之，第二前磨牙与第三磨牙再次之。上述牙的根管治疗过程中，根管预备、冲洗及充填时若操作不当可能将根管内物质推入上颌窦引起上颌窦炎症。因此，术者首先应充分了解牙齿与上颌窦的解剖位置关系，操作中注意避免垂直方向的过度用力，充分利用 X 线片，确保根尖解剖结构的正常。术中应注意随时观察患者症状和体征，一旦出现根管内物质推入上颌窦的情况，应及时冲洗并应用抗生素，必要时行外科手术。

少数患者伴有先天性的牙发育异常，如遗传性乳光牙本质（hereditary opalescent dentin）、过小牙、牙内陷、弯曲牙、额外根等。可能出现根管内牙本质沉积甚至完全堵塞根管、牙根短小、根管狭窄、根管弯曲等表现。此种情况下，常规根管治疗往往更容易发生失误或效果不理想。如因牙根过短而易导致器械超出根尖孔造成根尖垂直穿孔及感染物推出；根管狭窄、根管弯曲提高了根管清理成形及充填的难度，常因遗留治疗盲区而发生治疗后根管内感染；额外根使根管遗漏的发生率提高。术前 X 线片对于解剖异常的诊断非常重要，参照术前放射学检查，术中谨慎操作，尽量避免意外发生。另外，严重的牙内陷单用根管治疗尚不能控制感染，必要时应结合手术方法，即拔出患牙、充填修复畸形舌侧沟后再植入患牙。

牙齿长期受到诸如创伤、龋病、磨耗、牙周病等慢性刺激时，常发生根管钙化。根管钙化多见于老年人，据报道，60 岁以上的老年人中超过 80% 的根管有不同程度的钙化或根管腔变细。根管发生钙化时，髓室及根管变得细小甚至完全钙化闭锁，会造成根管口探查困难，根管预备难度增加及根管遗漏发生。另外，随着牙骨质不断沉积，牙本质牙骨质界可能向冠方移动，根尖孔至根尖狭窄的距离增大，根管感染时，感染难以彻底清除，不利于根尖周炎症的愈合。

钙化根管很难用传统方法扩通。术前 X 线片对钙化根管的治疗尤其重要。X 线片上根管钙化通常表现为在髓腔和根管内有条状或针状的低密度影像，有时充满整个髓腔和根管，严重者根管影像消失。利用根管显微镜的放大和照明作用，可清晰地看到钙化牙本质和正常牙本质间的界线。超声对钙化根管的预备效果要明显好于传统手用器械。另外，配合使用化学试剂如含 EDTA 的螯合剂，可对钙化形成的牙本质进行化学溶剂并可润滑管壁，悬浮碎屑。

2. 牙周

牙髓组织与牙周组织在发生和解剖学上都有着密切的联系。根管通过根尖孔、侧副根管、牙本质小管及根管治疗过程中因意外造成的穿孔和根折根裂等与牙周组织有着广泛的交通。据研究，感染根管所分离的细菌与邻近牙周袋内分离的菌丛具有很高的相似性。提示牙周感染与牙髓感染具有一定的内在联系。目前对于牙髓病变与牙周病变的关系尚无统一观点。对于牙周是否为牙髓炎的一个微生物来源，也无确切证据加以定论，但从根管与牙周组织的解剖关系看，理论上存在牙周微生物进入根管系统的可能性，若根管封闭不完全，来源于牙周的微生物就有可能进入根管进而导致治疗后的再感染。即使此种可能不存在，严重根尖周炎造成牙齿松动时造成的咬合创伤也会对根尖周组织产生直接损伤。此外，牙周状况较差的患者，口腔卫生情况一般较差，口腔内微生物数量较多，在同样根管治疗质量下，在感染发生的可能性会增大。因此，对于牙周状况较差的患者，根管治疗的预后往往受到影响。

3. 其他

若因颞下颌关节损伤、面部肌肉、神经损伤或口腔内外其他病变导致张口受限，那么根管治疗时，尤其是后牙，患牙的隔离及术野的显露就会变得十分困难。此种情况下，常会影响根管治疗的整个过程，如根管口探查不全导致根管遗漏，根管预备器械进入根管的方向位置受限导致预备不良，根管充填效果不佳，封闭不全，进而导致后继的根管治疗失败。

部分患者还可能存在唾液分泌旺盛的情况。口腔中唾液是细菌的一个储存库，根管治疗要求在全程中都要遵循无菌原则。因此，术中常使用橡皮障、吸唾器及无菌棉球等将患牙进行隔离。隔离失效的情况下，会在治疗操作过程中将细菌带入根管，造成治疗后根管内感染。因此，隔离效果同样影响根管治疗的质量。对于唾液分泌量较大的患者，操作中发生唾液污染的可能性会大大增加，因此，应做好术前隔离，术中及时吸唾，暂封结束时表面涂以凡士林等隔离材料，以防唾液溶解和渗入。

正常咬合时，上下颌牙应是一种牙间交错颌的关系，即上下颌牙牙尖交错，达到最广泛、最紧密的接触。此时，牙体的正常解剖结构可以最大程度的分散咬合力。根管治疗后的牙齿往往失去正常的尖嵴等解剖结构，若冠修复时恢复不恰当，常发生早接触或应力集中等情况，造成治疗牙创伤性损伤，如冠折或牙根折裂等。另外，若患者存在偏侧咀嚼习惯或不注意治疗牙的保护而经常用其咀嚼硬物也会导致牙齿的冠部或根部折裂。轻则导致微渗漏引起的根管再感染，根管治疗失败；重则导致牙齿松动，无法保留。

二、全身因素

1. 精神因素

影响根管治疗结果的精神因素包括患者术前的焦虑和恐惧、术中对治疗的依从性及术后的精神状态。

牙科焦虑（dental anxiety）和牙科恐惧（dental fear）普遍存在于各类人群中。常因以往的牙科相关治疗的创伤性经历或从别人口中听到的有关创伤经历有关。其发生率报道不一，有人对圣保罗牙科急诊中心的 252 例 18 岁及以上的就诊患者进行了牙科焦虑及恐惧的调查，结果发现 28.17% 有焦虑，14.29% 有恐惧，女性较男性更容易发生焦虑。46.48% 的焦虑患者在过去曾有过牙科相关的伤痛性经历。而在 do Nascimento DL 等近期的一项调查中，400 例曾做过根管治疗的 18 岁以上的成人中，23% 有牙科焦虑（9.5% 非常焦虑，13.5% 焦虑），43.5% 有牙科恐惧（13.5% 为非常恐惧，30.2% 为中度恐惧）。女性焦虑的发生率高于男性。牙科焦虑往往会导致患者失约和推辞检查，牙科恐惧则可妨碍患者进行口腔就诊，造成延误治疗时间或耽误治疗的顺利进行。遇到此情况，口腔医师应温和耐心地对患者进行开导，使其了解口腔治疗的流程和重要性，告诉患者恐惧的原因，并表明恐惧是可以克服的，使患者对医师及自身建立一定的信任。

另外，患者在根管治疗过程中对治疗的依从性也会影响治疗的顺利进行及治疗结果的有效程度。正常成年人及老年患者往往依从性较好，感激心理强，相反，儿童往往依从性较差，哭闹挣扎等反应常导致治疗过程中断，甚至直接导致许多意外发生，如预备中的穿孔、台阶、器械折断等。治疗中断易造成术区污染，而上述意外则会导致后续充填封闭效果不佳。这些都会影响根管治疗的结果。

2. 生理因素

据 Wang CH 等近期一项研究，糖尿病、高血压和冠状动脉疾病可提高根管治疗后牙拔除的风险。说明这些全身系统疾病的存在会影响根管治疗的预后，妨碍根尖周炎的愈合。

有证据表明，糖尿病患者在根管治疗过程中及治疗后更易发生治疗性疼痛（endodontic interappointment pain，EIP）。此外，根管治疗后，糖尿病患者的根尖周损伤不易恢复，因为：①高浓度血糖使血流减慢，血小板黏附、聚集增强，抗凝因子生成减少，红细胞脆性增加，运输氧气的能力降低，造成组织缺氧、血管内皮损伤，有利于细菌及其毒素的侵袭和感染的发生。另外，高血糖引起微血管基底膜增厚及血流动力学紊乱，组织局部供血减少，组织营养减少，可能降低根尖周组织对损伤的恢复能力。②糖尿病患者中性粒细胞的趋化、黏附及吞噬能力均明显下降，总体抗感染能力降低。高血糖是白细胞黏附功能减低的主要原因。血清的蛋白因子促进中性粒细胞黏附于血管内皮细胞，使粒细胞不易从血管间隙渗出，而造成对炎症反应能力下降。因此，对于糖尿病患者，术前应预防性应用抗生素，术中应尽可能清除根管内感染，并严密封闭根管，以防再感染。术后应嘱患者控制好血糖水平。

3. 个人习惯

根管治疗后若不注意保持良好的口腔卫生，导致口腔微生物大量繁殖，一方面会诱发或加重牙周炎的发生，深牙周袋形成，继发的牙齿松动会损伤牙周组织而抑制根尖周炎的愈合；另一方面，一旦有冠方或根部的渗漏通道，大量微生物就很容易进入根管或根尖周导致再感染的发生。再者，对于存在偏侧咀嚼习惯的患者，若治疗牙位于惯用侧，则发生治疗后牙齿折裂的可能性较正常咀嚼者大。另外，其他习惯如吸烟、饮食习惯等均可直接或间接影响根管治疗的预后。

（黄正蔚）

参考文献

[1] Nair P N R, Henry S, Cano V, et al. Microbial status of apical root canal system of human mandibular first molars with primary apical periodontitis after "one-visit" endodontic treatment[J]. Oral Surgery, Oral Medicine, Oral Pathology, Oral Radiology, and Endodontology, 2005, 99(2): 231-252.

[2] Siqueira Jr J F, Paiva S S M, Rôças I N. Reduction in the cultivable bacterial populations in infected root canals by a chlorhexidine-based antimicrobial protocol[J]. Journal of endodontics, 2007, 33(5): 541-547.

[3] Signoretti F G C, Endo M S, Gomes B P F A, et al. Persistent extraradicular infection in root-filled asymptomatic human tooth: scanning electron microscopic analysis and microbial investigation after apical

microsurgery[J]. Journal of Endodontics, 2011, 37(12): 1696–1700.

[4] de Sermeño RF, da Silva LA, Herrera H, et al. Tissue damage after sodium hypochlorite extrusion during root canal treatment[J]. Oral Surg Oral Med Oral Pathol Oral Radiol Endod,2009,108(1):e46–e49.

[5] Ramachandran Nair P N. Non–microbial etiology: periapical cysts sustain post–treatment apical periodontitis[J]. Endodontic Topics, 2003, 6(1): 96–113.

[6] do Nascimento D L, da Silva A A C, Gusmao E S, et al. Anxiety and fear of dental treatment among users of public health services[J]. Oral health & preventive dentistry, 2011, 9(4): 329.

[7] Wang C H, Chueh L H, Chen S C, et al. Impact of diabetes mellitus, hypertension, and coronary artery disease on tooth extraction after nonsurgical endodontic treatment[J]. Journal of endodontics, 2011, 37(1): 1–5.

[8] Ingle, John Ide, Leif K. Bakland. Endodontics. Pmph Bc Decker, 2002.

[9] Cohen, Stephen, Richard C. Burns. Pathways of the pulp. Elsevier Mosby, 2006.

[10] Weine F S, Smulson M H, Herschman J B. Endodontic therapy[M]. Mosby, 1972.

第十三章

根管再治疗

根管治疗是牙髓根尖周病的最佳治疗方法，随着根管治疗技术的不断进步，根管治疗的成功率也越来越高，根据大量的文献报道，根管治疗的成功率大概在53%~94%。尽管根管治疗的成功率越来越高，但由于需要进行根管治疗牙的基数非常高，所以实际根管治疗失败牙的总数还是非常大的。

对根管治疗失败的牙根据失败的原因，需要作出相应的处理。如果患牙可以通过重新做根管治疗就可以愈合，那么非手术再治疗是第一选择。如果患牙存在一些因素不能进行非手术再治疗，如根管阻塞、根管形成台阶、器械折断等，那么手术再治疗则成为第一选择。如果患牙非手术和手术再治疗都不适合进行，或者患者不愿保留患牙时，拔牙则成为最后的选择。这个章节主要针对非手术再治疗进行讨论。

第一节　根管再治疗的临床考量

对于根管治疗术后的持续不适，医者必须明确诊断，了解是否属于治疗失败，以及综合患者的全身与局部因素考量是否可以通过再治疗的方法解决问题，并能分析出再治疗的利与弊。

一、根管治疗失败的原因

根管治疗失败的原因很多，大致可以归纳为两大类：一类是由于原根管内的感染微生物没有清除干净，另一类是根管治疗过程中或治疗后又有新的感染微生物进入根管。

我们都知道牙髓根尖周病主要是由微生物感染造成的，根管治疗的目的就是通过根管预备封药尽量将根管内的感染物质清除，再通过根管充填将已经清理干净的根管严密充填，以保持根管处于非感染状态及防止外界感染微生物再进入根管。大量的研究表明根管内感染微生物没有清除干净，是造成根管治疗失败的主要原因。而造成根管内感染物质没有清除干净的因素也有很多。① 医源性因素。髓腔入口预备不良，造成髓室暴露不足，可能遗漏根管、遗留残髓；根管预备过程中形成台阶、堵塞或器械折断而造成根管清理不完全；根管消毒不当等。② 解剖性因素。由于根管系统复杂，很多部位在目前根管治疗技术条件下无法进行彻底的清理，如侧支根管、副根管、根尖峡部、根尖分歧、C 形根管和一些不规则的根管等。

根管治疗过程中或治疗后新的感染微生物进入根管，也是根管治疗失败的重要原因。在髓腔预备的过程中易发生髓室穿孔，根管预备的过程中有可能发生侧穿，都可能使外界的感染微生物进入根管；根充不完善，超充或欠充都有可能发生根尖渗漏，造成再感染；根管治疗后冠修复不良，充填体边缘不密合、破裂、松动、脱落都可以导致冠方渗漏，使感染微生物从冠方进入根管；根管预备过度、根管充填时加压不当可能造成牙根纵裂，感染微生物可以通过折裂牙根的缝隙进入根管；根管治疗的过程中无菌操作不当，也可造成外界的感染微生物进入根管。根管的再感染往往是医源性因素造成的，所以临床医师应该在根管治疗的各个环节严格进行质量控制，防止再感染的发生。

二、根管再治疗的适应证

患牙经根管治疗后，疼痛症状没有减轻或反而加重，出现面部肿胀或前庭沟肿胀，叩诊扪诊敏感，出现窦道，冠部修复体破损或缺失，持续的继发龋，放射片显示根尖出现透射区或透射区范围增大，有未经治疗的遗漏根管，根管充填不完善，根管没有预备或充填至工作长度，显示有临床检查不能发现的继发龋等，这些都表明原来的病情没有得到控制，而且不是需具备所有上述情况才表明原来根管治疗失败，从而意味着可能需要再治疗。

如果根管治疗失败的患牙，还可以再修复，牙周情况良好，根管系统用非手术的方法可以再进入，那么可以选择进行再治疗。再治疗前还要对一些情况进行评估，以确定是否能进行再治疗。患牙继发龋完全去净以及有缺陷的充填体被去除后，要评估剩余的冠部牙体组织是否还能被重新修复，以及在整个牙列中该牙是否还有修复的价值。软组织的健康状况、患牙的牙周骨量、冠根比例是否合适也要进行相应的评估。

另外，患者的口腔卫生习惯如何，是否有保留患牙的意愿，能否承担再治疗及修复的费用也要进行相应的评估。还要让患者知道再治疗可能比原来的根管治疗更复杂、更耗时间。

再治疗相对比较复杂，所以需要医生具备复杂再治疗的能力，有合适的助手，诊室具备相应的条件，如带有合适工作尖的超声设备、机用旋转根管预备器械、一些特殊的根管锉和加强照明可视放大设备等。

三、根管再治疗的禁忌证

绝大多数牙考虑是否需要进行非手术再治疗时，能否进行再治疗后的修复是主要应该考虑的问题。如果去龋或去除充填体后，所剩牙体组织不能进行冠修复，则不必行再治疗。如果冠根比例不合适、因慢性牙周炎造成牙松动严重也是再治疗的禁忌证。

许多与患牙根管相关的因素可能也是非手术再治疗的禁忌证。根管钙化或桩核难以取出，造成根管无法进入；根管内器械折断难以取出或形成旁路；根管内台阶形成难以通过；根管穿孔用非手术的方法无法进行修补；根管偏移不能找到原有根管通路；外吸收造成的牙根缺损、牙根纵折等情况都是非手术再治疗的禁忌证。

另外，如果患者没有保留患牙的意愿，或因为身体有残疾而不能进行良好的口腔卫生维护，也是再治疗的禁忌证。

四、再治疗的风险及益处

再治疗前要和患者进行详细的交流，让患者了解再治疗的风险、好处以及费用时间等情况，可以使患者更好地配合治疗，避免以后的纠纷。

再治疗的风险包括治疗可能导致冠折或根折，根管壁变得更薄弱或穿孔，在根管壁形成台阶，根管内器械分离，可能需要拆除原有的冠桥，而上述风险可能会最终导致患牙拔除。再治疗的好处包括可保留患牙，减少因患牙拔除而导致更多修复的费用。

第二节　根管再治疗的方法

一、拆冠

如果再治疗前患牙有全冠修复体，则应视情况处理。如果全冠修复体形态功能良好，美观，边缘密合，没有继发龋，一般可保留全冠，可在全冠上直接钻洞开髓进入髓腔，但若全冠影响进入髓腔根管的进路，则必须拆除全冠。需要注意的是在保留全冠的情况下开髓，因为无法准确判断牙体长轴的方向，容易导致髓室侧穿。另外，因为全冠的存在，放射初诊片牙冠显示冠部为高密度影像，不能准确判断患牙本身牙冠的情况，如剩余冠部牙体组织的多少，冠内有无继发龋以及严重程度，髓底的厚度有无穿孔，髓腔内充填体等情况，有时也会造成误判。因此，在再治疗之前要将一些可能预见的情况和患者交代清楚。如果患牙全冠本来就不合适或破损，边缘不密合，有继发龋，那么应该拆除全冠进行再治疗，等再治疗结束后重新进行新的修复。

全冠的拆除一般比较简单，选用合适的锋利的车针高速钻磨，从颊面经𬌗方再到舌侧将全冠磨穿，磨的时候要注意不要损伤牙体组织，不要损伤牙龈，磨穿后可用去冠器尝试使破损的全冠脱位，如果全冠黏接很牢固，可以多磨几处，应该更容易使冠松动。

二、遗漏根管的处理

遗漏根管是临床上最常见的导致根管治疗失败的原因。根管系统非常复杂，虽然我们已经通过对不同牙根管系统进行解剖统计，有一些常规的数据可提示临床医师牙根管大概的分布情况，但是临床上还是会经常遇到一些出乎意料的牙根管的情况，如果不仔细寻找，就很有可能遗漏根管，这些被遗漏的根管内感染物质因为没有被清除，绝大多数会造成根管治疗失败。

根据研究报道，一般临床上容易发生遗漏的根管有上颌第一磨牙的近中颊第二根管，上颌前牙偶尔会有 2 个根管，下颌前磨牙有时有 2 个根管，下颌切牙有较高存在 2 个根管的概率，下颌第一磨牙近中有时会有 3 个根管，下颌第二磨牙远中有时会有 2 个根管，而且容易出现 C 形根管。一般通过 X 射线的偏移投照能有效显示和帮助判断遗漏根管，并大致能确定遗漏根管的位置。

如果临床诊断有根管遗漏，通过 X 射线大致了解遗漏根管的位置后，可以在相应髓室底探查遗漏根管。首选通过牙科手术显微镜进行观察，因为显微镜有良好的照明，足够的放大倍数，可以将髓底的解剖结构放大，可以看清细微的局部，易于发现遗漏根管。另外还需要配有相应工作尖的超声设备，长颈球钻，根管口探针，旋转器械等。

因为探查遗漏根管往往比较费时，而且不确定性高，所以要准备充足的时间，需要医师耐心细致。另外，也要和患者说明情况，以取得患者的配合。

三、牙胶的去除

再治疗时往往首先要去除原根管充填的牙胶，根据根管长度、横断面的大小和弯曲度的不同，原来牙胶充填质量的不同，所用根管充填技术不同，去除牙胶的难度也不相同。一般来说热牙胶充填比冷牙胶充填更难去除，充填质量越好越致密则更难去除，根管越短、横断面越宽，弯曲度越小则越容易去除。

去除牙胶时，可以先用携热器将根管口的牙胶去除或用 G 钻去除，然后用 15 号或 20 号的 K 型锉探查是否有空隙可以进入根管，如果有空隙，则可换用合适的 H 型锉进入，稍做旋转再往外拉，可以去除部分牙胶，然后继续深入根管，继续去除牙胶，直到牙胶去完，一般 H 型锉 15 号要慎用，因为容易在去牙胶的时候断针。如果牙胶非常致密，没有间隙可以进入，可以用 Protaper Universal D 再治疗锉去除部分或全部牙胶，或者尝试用氯仿先溶解部分牙胶，再用 H 型锉进入去除牙胶，有时需要氯仿溶解 H 型锉去除交替使用，反复去除才能将根管内牙胶去除干净。去除牙胶时要有耐心，操作要仔细，小心断针，弯曲根管去除牙胶时还要防止形成台阶或侧穿，防止将感染物质在去除牙胶的过程中推出根尖孔。对超出根尖孔的牙胶，一般很难去除，往往需要手术才能去除。

四、钙化根管的处理

根管钙化是临床经常会遇到的问题，根管钙化常见于老年人、干髓术后的患牙、外伤牙等。根管钙化的位置可能在根管口、根中份、根尖部或者根管的大部分甚至全长。一般如果 X 线显示根管影像不清、细小或者断续都提示根管可能有钙化的情况发生。根管如果完全钙化则再通的可能性很小，但通常情况下 X 线显示根管影像消失，实际情况往往并不意味着根管完全钙化，临床探查经常会发现根管虽已钙化，但通路还在。所以临床上只要根管没有完全钙化，钙化根管都值得医师去尝试疏通。

临床上根管口及根尖部的钙化常见。根管口钙化往往是在医师开髓探查根管时发现不能找全常规存在的根管，这时可能会下意识的反应是否有根管口发生钙化了。核对 X 线片如证实相应根管存在，接下来可能会在相应未找到的根管位置去探查根管口，最好是能在牙科显微镜下进行探查，可以看得更清楚，如果看到有疑似根管口的颜色较深的点，且与其他根管之间有深褐色的沟相连，则可能性更大，可以用 15 号或 10 号 K 型锉进行探查，如果能够进入一点，则说明有可能是钙化的根管口。这时先不要急于用锉进入，因为如果钙化严重锉尖很容易断在根管口。可以先用长柄球钻或 G 钻小心钻磨钙化的根管口，慢慢的小心地去除钙化组织，使根管口敞开，间或用 K 型锉或 C+ 锉加 EDTA 沿根管口向深部进入，一旦锉针越过钙化部分进入根管，则可用锉针来回轻轻挫磨钙化部分，使通路更顺畅。

根管中份的钙化在探查的时候，有时像遇到根管内台阶的感觉，两者都是在根管口进入后遇到障碍，不能下至根下部，两者的鉴别是根管内台阶往往是在预备根管过程中反复使用扩大锉后形成的，即一开始根管能下到底，预备的过程中发现预备的长度短于工作长度了，而根管钙化则是一开始探查根管时就发现根管不能下到底在中份就堵住了。

根管中部钙化有时在 X 线上并不一定能清楚显示，尤其是在前磨牙或磨牙根管。如果根管中部钙化不完全，还有通路，可用小号的 10 号或 8 号的 C+ 锉尝试通过钙化部分，然后来回轻轻挫磨钙化部位，使通路变宽，更通畅。如果锉针不能通过钙化部位，则可先用大号 G 钻扩大根管口，然后换小号 G 钻慢慢深入根管，中间可以用扩大锉探查进入根管的深度是否在增加，同时也可尝试是否能通过钙化区。在去除钙化组织的同时要注意不要过度破坏根管结构，不要形成台阶，尤其在弯曲根管的时候容易造成侧穿。

根尖部的钙化是最常见的，尤其是在再治疗的病例中。在处理根尖部钙化时要耐心，可以用锉以短振幅提拉的动作，一点点凿去钙化组织，慢慢向根尖方向推进，最好能使用短而硬的锉，这样手指的感觉好且能使上劲。

在去除钙化组织的过程中，有时需要经常拍摄 X 线片以确定操作的效果，可以防止过度去除根管组织，防止侧穿，可以及时纠正错误的操作。可以使用 EDTA 等钙螯合剂帮助去除钙化组织。通钙化根管操作的过程中注意要反复冲洗，及时去除根管碎屑。

有时候，如果医师竭尽全力却无法疏通钙化根管，这时就需要思考确定下一步的治疗方案。如果患牙无症状，牙周健康，无牙髓源性损害，那么也可将根管预备到钙化阻塞处然后进行根管充填，但是要告知患者这种治疗是不太理想的无奈之举，今后需定期复查，将来也许需要手术治疗或者拔除患牙。如果患牙存在临床症状，牙周健康较差或存在牙髓源性的损害，则需考虑手术治疗或拔除患牙。

五、根管台阶的处理

当在根管治疗的过程中出现根管工作长度变短或根管原来的通路丧失时，就要考虑根管内是否出现台阶了。形成根管内台阶的原因主要有：① 没有形成良好的直线进路。② 冲洗和润滑不够。③ 弯曲根管过度扩大。④ 根尖部碎屑阻塞。一般来说根管直径越小、根管弯曲度越大、根管越长就越容易在操作的过程中形成台阶，而台阶一旦形成，要想消除台阶是非常困难的，所以在根管治疗的过程中一定要小心操作，避免形成台阶。预防形成台阶有几点要非常注意：① 术前要仔细研究 X 线，对根管的走向、长短、直径要心中有数，尤其要注意当根管是颊舌向弯曲时，在 X 线上并不一定表现出来。② 要时刻注意工作长度的变化，操作时要保持精确的工作长度。③ 弯曲根管预备根管时一定要注意不要轻易换大号的锉，一开始最好用 10 号或 15 号的锉，只有当每一根锉预备至在根管内工作比较宽松时，才能换再大一号的锉。④ 弯曲根管预备最好用镍钛旋转器械进行。⑤ 根管预备的过程中要充分的冲洗和润滑。

如果根管内已经形成台阶，可以尝试用锉针越过台阶，然后再消除台阶。一般可以先将根管口扩大，尽量建立根管直线通路，再根据根管弯曲的方向，将小号锉针（一般 10 号较常用）的尖端大概 2 mm 左右进行预弯，然后用橡皮方向指标标记锉针弯曲的方向，这样当锉进入根管后可以指示操作者锉弯曲的方向，以便锉向下进入的同时能与根管弯曲的走向一致。如果锉针幸运的越过台阶，千万不要将锉针取回，保持锉尖处于台阶根尖向，轻轻的小幅来回挫磨台阶，逐渐将台阶去除或缓冲，如果觉得通路已基本建立，可以换大一号的锉越过台阶，进一步将台阶消除。

在去除台阶的过程中，要注意不要过度破坏根管结构，避免形成新的根管穿孔或新的台阶。如果台阶不能消除，而且台阶处于较高位置，根尖遗留的感染物质或碎屑的量较多，再治疗失败的可能较大，要考虑手术治疗或拔牙。

六、根管穿孔的处理

穿孔是指根管管腔与牙周组织之间形成病理性或医源性交通，是造成根管治疗失败的常见原因。我们这儿指的是根管治疗中或治疗后发生的医源性意外。

评价根管穿孔的患牙有无治疗价值，要从多方面进行考虑。根管穿孔可发生在牙根冠 1/3、中 1/3 和根尖 1/3，一般穿孔越靠近根尖，预后越好。在选择非外科治疗时，根管穿孔发生在牙根的哪个方向，对治疗的影响不大，但如果考虑选用外科治疗，穿孔在颊面则相对容易处理，穿孔位于舌侧，处理就比较困难。穿孔的大小也是影响治疗效果的重要因素，穿孔越大修复封闭的效果就越差。如果在根管预备的早期就发生穿孔，由于根管内还有大量感染物质，预后相对较差，根管预备快完成时发生穿孔，预后相对较好。牙周组织对穿孔损伤的反应也对治疗效果有很大影响，所以在治疗前要仔细检查牙周情况。

临床上在根管预备的时候根管内突然出现鲜血或器械上有鲜血、突然出现疼痛或者器械偏离原来的操作通路，都要考虑是否发生根管穿孔。这时可以用纸尖插入根管进行证实，如果纸尖的尖端有血说明预备过度，可能穿孔在根尖，如果纸尖的侧方有血意味着侧穿或根裂。也可以用电子长度定位仪确定侧穿的部位。当然如果插针拍 X 线显示锉针不是从根尖孔穿出，是最明确的根管穿孔诊断。

一旦发现根管穿孔都应该尽快进行修复。如果根管持续出血，首先要进行止血。可用注射器向根管内注入氢氧化钙，在根管内保留 5 min，然后用次氯酸钠将其冲出，如此反复 2~3 次一般即可止血。如果还不能止血，可以在根管内封氢氧化钙一周。止血后用电子定位仪结合 X 线确定侧穿的部位，用充填器向侧穿处放置屏障材料，目前可吸收的屏障材料有胶原、硫酸钙等，不可吸收的屏障材料有 MTA。胶原（Collacote）是生物相容性材料，支持新组织生长，10~14 天内即可吸收。硫酸钙（Capset）不仅是一种屏障，而且是止血剂。硫酸钙生物相容性好，2~4 周可吸收。用注射器送至根管缺损处可以快速硬化，然后用超声成形。在潮湿区域手术，硫酸钙是理想之选。MTA 具有良好的生物相容性，封闭性好，可在潮湿的环境中操作，能诱导近期和远期合成新的牙骨质。修复穿孔时要注意保持生理性根管通路的通畅，因为使用的屏障和修复材料可能会阻塞根管。为了防止根管被阻塞，可以在修复穿孔的过程中在穿孔的根尖侧放置牙胶片段、棉球或胶原塞。修复穿孔的操作最好在牙科显微镜下进行。

应该承认，并不是所有的根管穿孔都可以通过非外科再治疗的法进行修补的，有些病例还得需要外科手术处理或拔除患牙。所以从一开始就进行仔细规范的操作，预防根管穿孔的发生才是最重要的。

第三节　根管再治疗后需考虑的问题

一、急性疼痛预防与处理

再治疗的患牙疼痛发生率比初次根管治疗的患牙更高，可能是因为再治疗的患牙牙体结构已经遭到人为破坏，感染更不容易清理，操作过程更复杂，操作时间更长，所以在治疗的过程中更易将感染物质推出根尖孔，操作对根尖周组织的刺激可能更大，患牙的抵抗力却又相对降低。

为了预防再治疗患牙疼痛的发生，在去除根充物和其他操作时尽量选择合适的技术，以尽量避免将根管内的感染物质推出根尖孔。这些技术包括尽量采用冠根向的根管预备技术，这样可以使根管上部敞开，感染碎屑更易被清理；操作的过程中注意反复冲洗根管，可以及时将碎屑冲洗出根管；再治疗不推荐一次完成，建议在根充之前能做一次根管封药，以达到最大限度消除根管内感染微生物的目的；再治疗期间尽量少做开放引流，以避免外界感染物质污染根管系统。另外操作手法要轻柔，尽量缩短治疗时间。

如果再治疗后出现疼痛，应该分析可能引起疼痛的原因，做出相应的处理。如果再治疗后出现轻微疼痛，可先不处理，观察数天，若疼痛慢慢消失，则不用处理；若疼痛加重，出现肿胀，则可以先给予抗生素，辅以止痛药，根管进行清理冲洗换药。若出现脓肿，脓肿成熟可考虑切开引流，另外根管疏通开放引流，同时给予全身抗感染治疗，待脓肿疼痛减轻，再行根管治疗。

再治疗疼痛一旦发生，局面相对更复杂，处理更困难，效果可能不明显，所以预防疼痛的发生更重要。

二、最终的冠修复方案

再治疗后的患牙和初次根管治疗的患牙一样，同样需要进行合适的冠部修复以保护冠部结构和防止冠渗漏，但再治疗的患牙牙体结构往往破坏更严重，所以冠修复时需要考虑的因素更多，修复的方案也更复杂。如果患牙有根管穿孔，那么在做桩核时则要避免破坏已被修复的穿孔，有时需要根据穿孔的位置来确定桩核的长度，如果是多根管的患牙，则在设计桩核时尽量避开有穿孔的根管。如果再治疗的患牙有根尖的破坏，在桩道制备时要小心操作，防止将根尖破坏或将牙胶推出根尖孔。

三、定期复查

再治疗的患牙一般应该制订计划，定期复查。复查主要确认患牙是否恢复，临床症状和体征是否消失，治疗后是否有复发，X 射线是否愈合。如果初诊时的病因明确，而且已经得到纠正，那么再治疗后第一次复诊时间最短为 6 个月后，第二次为 1 年后。如果以前治疗失败的原因不明确或者具有导致不能完成治疗的并发症存在，那么建议第一次复诊时间为 3 个月。

四、再治疗预后的判断

绝大多数关于再治疗预后的研究报告都是 18 年或更早以前完成的，由于根管再治疗技术的飞快发展，已经无法反映当今非手术再治疗的情况，那些研究报告从根尖有透射阴影且根管不能疏通到根尖孔的患牙再治疗的成功率低到只有 48%，到根尖没有病损但根管同样不能疏通到根尖孔的患牙再治疗的成功率高到 94%。

在过去的 15~20 年，根管再治疗的技术得到飞速发展，许多再治疗的病例正以一种更可预见性的方式被处理。目前较近的一篇关于再治疗效果的观察报告是 2004 年出版的，报道 95.5% 病例达到放射检查为正常影像，但其报道中的病例都是 20 年到 27 年前治疗的。所以我们期待有关于当今再治疗技术处理的再治疗病例预后的研究报道出现。

（唐子圣）

参考文献

[1] Abbott P V. Incidence of root fractures and methods used for post removal[J]. International endodontic

journal, 2002, 35(1): 63–67.

[2] Behnia A, Strassler HE, Campbell R. Repairing iatrogenic root perforation[J]. The Journal of the American Dental Association, 2000, 131(2): 196–201.

[3] Betti L V, Bramante C M. Quantec SC rotary instruments versus hand files for gutta–percha removal in root canal retreatment[J]. International Endodontic Journal, 2001, 34(7): 514–519.

[4] Gomes A P M, Kubo C H, Santos R A B, et al. The influence of ultrasound on the retention of cast posts cemented with different agents[J]. International Endodontic Journal, 2001, 34(2): 93–99.

[5] Gutmann JL, Damsha TC, Lovdahl PE. Problem solving in endodontics: prevention, identification, and management[M].

[6] Hammad M, Qualtrough A, Silikas N. Three–dimensional evaluation of effectiveness of hand and rotary instrumentation for retreatment of canals filled with different materials[J]. Journal of endodontics, 2008, 34(11): 1370–1373.

[7] Torabinejad M, Walton RE. Endodontics: Principles and Practice[M].ed 4. St. Louis: Saunders, 2009 .

[8] Ng Y L, Mann V, Gulabivala K. Outcome of secondary root canal treatment: a systematic review of the literature[J]. International endodontic journal, 2008, 41(12): 1026.

[9] Ruddle C J. Nonsurgical retreatment[J]. Journal of Endodontics, 2004, 30(12): 827–845.

[10] Taşdemir T, Er K, Yildirim T, et al. Efficacy of three rotary NiTi instruments in removing gutta–percha from root canals[J]. International Endodontic Journal, 2008, 41(3): 191–196.

[11] Wolcott S, Wolcott J, Ishley D, et al. Separation incidence of protaper rotary instruments: a large cohort clinical evaluation[J]. Journal of endodontics, 2006, 32(12): 1139–1141.

[12] Hargreaves KM, Cohen S, Berman L. Cohen's Pathways of the Pulp[M].Tenth Edition.Mosby: an affiliate of Elsevier Inc. 2011.

第十四章

牙髓治疗中的若干问题

牙髓根尖周病是人类面临的常见病多发病，而牙齿解剖结构的变异又相当复杂，可以说每一例患牙都有着独特的结构，相应来说根管治疗所面临的复杂性也不难想象。本章主要探讨在根管治疗中可能会面对的一些特殊的解剖结构及相应治疗，以及如何利用临床所依赖的不同 X 线辅助手段以达到最佳治疗效果。

第一节　椭圆形根管在根管治疗中的研究进展

根管治疗是治疗牙髓坏死及根尖周病主要的方法，通过采用机械和化学预备的方法，清除髓腔内特别是根管内的感染源，通过根管冲洗、消毒和充填，从而防止再感染，促进已经发生的根尖周病变愈合。通过根管治疗去除了病灶来源，隔断了对根尖周组织的不良刺激，根尖周组织才可凭借它自身丰富的侧支循环，较好地清除炎症产物，从而得到痊愈。

根管本身的形态对根管治疗的疗效会产生影响，并非所有的根管和临床常用的根管预备器械一样为圆形。椭圆形根管由于其根管形态的特殊性，增加了根管预备以及根管充填的难度。

一、椭圆形根管的定义及其发生率

梅杰（Mauger）等在 1998 年的研究中提出，根管形态可被归类为圆形、椭圆形、长椭圆形和带状 4 种，但是未在文献中提出具体的定义。加尼（Gani）等在 1999 年研究上颌第一磨牙根管形态时，将椭圆形根管定义为：根管最大、最小径的差距不足一个半径（即 1~1.5 倍）。

此后，Wu 等考虑到测量角度的影响，将研究中的椭圆形根管定义为根管长径至少是短径的 2 倍；而 > 4 倍的也可称为扁形根管。在之后的相关研究中，学者们也大多按照 Wu 等提出的指标来定义椭圆形根管。

梅杰（Mauger）等研究发现，下颌切牙离开根尖 3 mm 处，椭圆形根管的发生率为 42%，长椭圆形的发生率为 40%，但向根尖有逐渐变圆的趋势。加尼（Gani）等研究发现，上颌第一磨牙近中颊侧根管（MB）和远中根管的形态多为椭圆形，而近中颊侧根管（MB2）和腭根则以圆形为主。高燕等在关于上颌磨牙近中颊根根管截面形态的研究中也得出了相似的结论。

另外，Wu 等经过对各组牙齿根管解剖的研究发现，在所有研究的根管中，椭圆形根管的发生率为 25%。除了上颌磨牙腭侧根管以外，其他所有牙齿各根管的颊舌径都要大于它们的近远中径，但有向根尖逐渐变圆的趋势，具体数据见表 14–1、表 14–2。

二、椭圆形根管的预备

对根管系统彻底地清创被认为是根管治疗中重要的一步。根管预备的主要目的是：清除根管内病变牙髓组织及其分解产物、细菌及各种毒素，除去根管壁表层感染的牙本质；达到清创、成形根管的目的。研究表明，在感染根管内，细菌可以进入牙本质深层，通过机械预备要将它们彻底从牙本质小管内清除是困难的，在椭圆形根管内更加突出。

1. 机械预备

（1）手用器械预备方法：目前被广泛采用的手用器械根管预备方法是平衡力法和圆周扩根法，但是研究发现这两种方法的效果都不甚理想。Wu 等使用平衡力法对椭圆形根管进行预备后，发现无法对整个椭圆形根管的根管壁进行预备，65% 的椭圆形根管存留不规则的小翼未得到清理（表 14–1），平衡力法和圆周扩根法对椭圆形根管内壁的牙本质去除情况无明显差异。

表14–1　距离根尖1～5 mm的长椭圆形根管发生率（根管的长径/短径≥2）

牙（根管）位置	1 mm	2 mm	3 mm	4 mm	5 mm
上颌					
中切牙	0%	10%	0%	5%	5%
侧切牙	16%	35%	10%	10%	15%
尖牙	0%	6%	0%	0%	5%
前磨牙					

续　表

牙（根管）位置	1 mm	2 mm	3 mm	4 mm	5 mm
单个根管	38%	29%	43%	57%	63%
颊侧根管	0%	7%	0%	8%	0%
腭侧根管	0%	15%	7%	0%	0%
磨牙					
单个近中颊侧根管	33%	13%	60%	75%	60%
第一近中颊侧根管（MB1）	0%	27%	33%	17%	33%
第二近中颊侧根管（MB2）	0%	73%	80%	58%	60%
远中颊侧根管	11%	30%	20%	20%	25%
腭侧根管	24%	16%	15%	15%	10%
下颌					
切牙	10%	55%	40%	55%	56%
尖牙	11%	5%	5%	5%	5%
前磨牙					
单个根管	13%	13%	13%	20%	27%
颊侧根管	33%	0%	20%	0%	20%
舌侧根管	0%	0%	20%	20%	40%
磨牙					
单个近中根管	20%	45%	67%	91%	92%
近中颊侧根管	25%	25%	30%	56%	50%
近中舌侧根管	0%	25%	10%	11%	13%
远中根管	24%	25%	25%	25%	30%

一些学者设想使用更大号的锉对整个椭圆形根管壁进行预备，但是由于椭圆形根管的近远中径明显小于颊舌径，这将会过多削弱近远中根管壁，甚至造成根尖偏移和穿孔（表 14–2）。

表14-2 距离根尖5 mm位置的椭圆形根管分组

		不同长径/短径比率的根管数量						
牙（根管）位置	总数	≤l.5x	≤2x	≤4x	≤6x	≤8x	≤10x	＞10x
上颌								
前磨牙								
单个根管	8	1	2	3	1	1	0	0
磨牙								
单个近中颊侧根管	10	1	3	2	0	2	1	1
第二近中颊侧根管	10	3	1	4	1	0	1	0
下颌								
切牙	19	7	2	5	3	2	0	0
磨牙								
单个近中根管	12	0	1	3	3	0	2	3
近中颊侧根管	8	2	2	4	0	0	0	0
	67	14	11	21	8	5	4	4

（2）机用预备方法：镍钛合金是一种智能化记忆材料，具有很强的柔韧性和记忆性，镍钛根管预备器械能顺应根管形态，使根管中轴不易偏移，在弯曲根管的预备中发挥了很好的作用。近年来，关于其对椭圆形根管预备的效果也时有报道。

有人比较了3种不同的镍钛机用器械（Lightspeed，ProFile 4%，Quantec SC）清理椭圆形根管的能力，结果表明：尽管镍钛机用器械有可弯曲性，但并没有使椭圆形根管的颊舌向得到有效的预备，而碎屑和玷污层却仍然遗留在未被清理的不规则小翼内，但是研究认为使用镍钛器械可以敞开根管冠方，使冲洗液可以深入到器械所不能达到的狭长区域，从而起到杀菌作用。

罗兰·韦伊尔（Roland Weiger）等比较了手用不锈钢器械（H锉）和机用镍钛器械（Hero642，Lightspeed）清理椭圆形根管的效果。研究发现，无论使用常规手用器械还是机用旋转器械进行圆周扩根，都不能将椭圆形根管中1/3的根管壁完全清理干净。其次，Hedstrom和Hero642的清理效果没有显著区别（图14-1）。

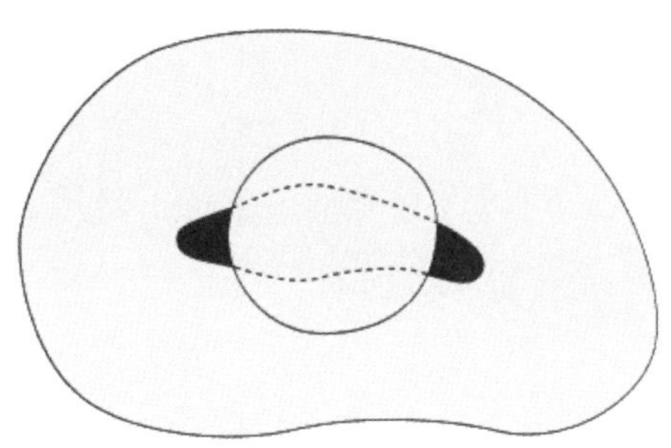

图14-1　常用的根管预备器械应用于椭圆形根管时，不能与根管内壁完全接触，导致完成常规的根管预备后会在根管内壁的颊舌向上留有未进行清理的不规则状小翼（上图中的黑色区域）

有人通过扫描电镜对 AET 不锈钢机用器械，ProFile 镍钛机用器械，和不锈钢手用器械椭圆形根管的清理效果进行观察，研究发现 AET 不锈钢机用器械的清理效果要优于其他两种，但仍然不能完全将椭圆形根管清理干净。

另外有人在评估了镍钛旋转器械（FM）和不锈钢振荡器械系统（EE）对椭圆形根管的清理效果后，也得出了类似的结果。

由于镍钛器械圆形的横截面与椭圆形根管的横截面不相符，故根管预备的效果不甚理想，Mian Khalid Iqbal 等由此提出了结合不同扩大锉来提高对椭圆形根管清理能力的方法。首先用金刚砂车针对普通 H 锉进行磨改，使之成为拥有 2 个切割面和 2 个导斜面的改良型 H 锉（IqFile）（图 14-2）。先用 ProFile 通过冠下法预备根管至 35 号 4% 锥度，然后再用 35 号的改良型 H 型锉（IqFile）继续预备至 70 号。研究发现，在距根尖 1 mm 和 3 mm 水平处，这种方法的清理效果均优于单纯使用 ProFile。这一方法可以提高对椭圆形根管的清理效果，因为它充分发挥了机用镍钛器械敞开根管冠方的能力，又通过改良型不锈钢锉弥补了机用器械在根管部清理时操控性稍差的缺点，但由于改良型 H 型锉是通

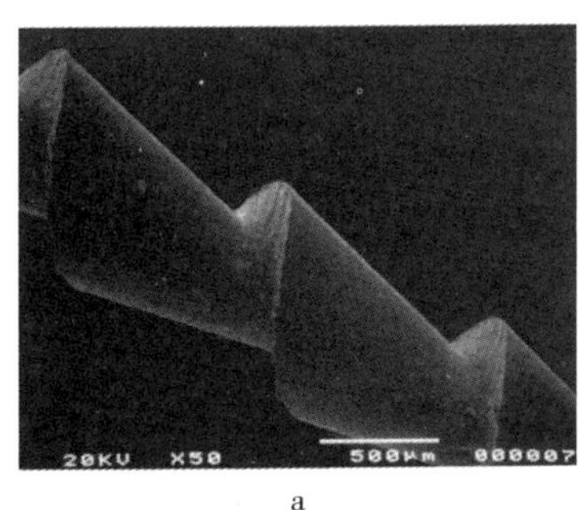

a

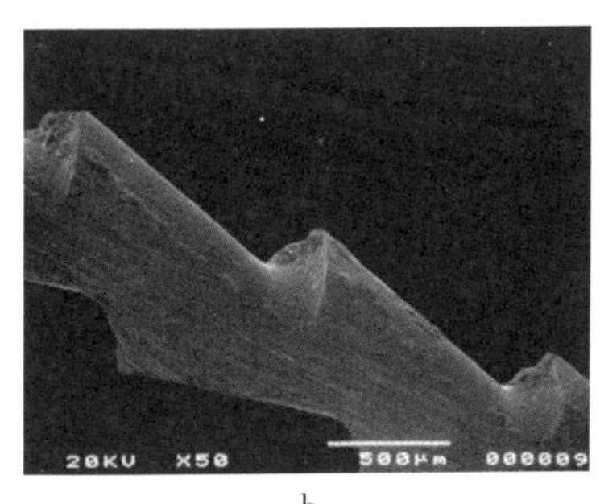

b

图14-2　H锉改良前后

a：扫描电镜，70号尚未改良的H型锉；b：扫描电镜，改良后的H型锉。锉的前后面用金刚砂车针磨改过，只留有上下两面为切割面。

过金刚砂车针人为进行磨改的，所以如何标准化有待进一步研究。

镍钛器械虽然柔韧性极佳，但较之不锈钢器械，其在使用时发生折断的概率仍相对较高。Plotino 等经过研究认为，可以在常规临床条件下使用镍钛机用器械（Mtwo）对椭圆形根管进行侧向加力的提拉式清理，但是镍钛机用器械的这种使用应控制在 10 次以内。

此外，有人使用 ProTaper 和 ProFile 两种镍钛器械对下颌切牙的椭圆形根管进行根管预备后，通过有限元模型对根管内壁的受力分布情况进行了分析。该研究认为，对椭圆形根管进行扩根时，可以在颊舌向两小翼处形成很高的应力集中，而在完成了全部根管的预备后，这一应力集中的情况会有所好转。该研究还表明，使用镍钛机用器械对椭圆形根管进行根管预备可以减小根折的可能性。

2. 化学预备

研究显示，只使用机械清理是不可能彻底清理椭圆形根管内的感染物的，频繁地冲洗有利于碎屑和玷污层的溶解和排出。

目前最常用的根管冲洗药物是 2%~5.25% 次氯酸钠、3% 过氧化氢和 EDTA（螯合剂）。交替使用可将玷污层内的有机和无机成分有效去除。超声活化次氯酸钠冲洗液可能是目前牙髓病治疗中最有效的冲洗方法。超声根管锉可在根管内的冲洗液中产生成穴效应、热效应、声流效应和机械效应，有效地松解和移除根管内的感染物，如残留碎屑和根管壁上的玷污层，增强冲洗和清理效果。

三、椭圆形根管的充填

用根管充填剂或成形充填材料进行根管充填是根管治疗的最后一个重要步骤。其目的是严密封闭根管，消灭无效腔，预防细菌的再感染。经过器械预备、化学冲洗和消毒的根管，感染已经基本去除，但留下了一个创面，由于根管并无防御功能，渗出物和细菌的繁殖会使再感染成为可能。因此，必须严密地充填根管，隔绝根管和根尖周组织的交通，防止再感染，并应该借助根充材料缓慢而持续的消毒作用，消除根管内残余感染，并促进根尖周病变的愈合。

理想的根管充填应该是致密的三维充填，恰达根尖狭窄部，维持根管的自然形态，各种技术和材料的应用都是为了达到这目标。临床常用的根充方法有冷侧压充填以及热垂直加压充填。

1. 冷侧压充填

Wu 等在对椭圆形根管进行平衡力法预备后进行了冷侧压充填。研究发现，预备后遗留下的未得到清理的小翼，并不能由冷侧压充填技术完全填补。若在冷侧压充填前，椭圆形根管的冠、中 1/3 没有敞开的话，进行充填时则很难完成辅尖的充填。

2. 热牙胶根管充填技术

热牙胶根管充填技术是利用牙胶加热软化后具有流动性的特点，使根管充填的效果更理想。其中的代表是热牙胶加压技术、热塑牙胶注射技术和固核载体插入等充填技术。

Wu 等比较研究了椭圆形根管冷侧压充填和热垂直加压充填的根充效果后发现，热垂直加压充填后根管在离开根尖 4 mm 处的牙胶尖充填率（PGP）明显高于冷垂直加压充填后的根管。很明显，热垂直加压充填对不规则形的根管具有更强的适应性，在垂直压力下，热牙胶尚有一定的流动性可以进入根管的不规则区，这也许正是热垂直加压充填后根管 PGP 在此处显著高于冷垂直加压充填的原因。而在离开根尖 2 mm 处两者效果相似的原因主要是椭圆形根管有向根尖逐渐变圆的趋势。

De Deus 等通过椭圆形根管细菌渗透模型对三种不同的根管充填技术（冷侧压充填技术，热垂直加压充填技术和 Thermafil 热牙胶尖充填系统）进行研究，比较了三者的牙胶尖充填比例和封闭效果。研究中发现，即使是在椭圆形根管，3 种不同的根管充填技术在根尖 1/3（离开根尖 5 mm 处）的充填质量也很接近。其次，3 种不同的根管充填技术在该研究结束时（100 天）所受污染都是很小的，即使没有暂时性的冠方封闭也未形成大量细菌渗透的样本。在最近一次的研究中，DeDeus 等又对（冷侧压充填技术，System B 热牙胶尖充填系统和 Thermafil 热牙胶尖充填系统）充填椭圆形根管的整个充填区域（牙胶尖 + 封闭剂）进行了比较。研究显示此三种不同的充填技术在椭圆形根管中（离开根尖 5 mm 处）所提供的根尖封闭和根管充填率无明显差异，且根尖封闭的质量与牙胶尖的充填率之间无显著关联。

因此，椭圆形根管充填后的根尖封闭效果存在一定争议。此外，Wu 等研究根尖手术后的椭圆形根管充填质量后发现，由于残留的碎屑，无论是热牙胶尖还是封闭剂都不能严密充填颊舌向的小翼。因此，在进行根管充填前应通过根管预备尽可能降低根管内残留的碎屑。可以配合使用 5% 的次氯酸钠溶液和超声波器械提高效果。

考虑到不同温度和加压深度可能对椭圆形根管充填效果的影响，Il-Young Jung 等比较了 System B 热牙胶尖充填系统在各种条件下的牙胶尖充填比率（PGP）。该研究认为携热器的温度对牙胶尖充填率没有显著的影响；携热器的尖端在安全范围内应尽量接近根尖，推荐的深度为离开根尖 2 mm 处，但是由于携热器尖端的宽度可能无法到达该处，此时，在移去携热器后可用小的充填器对尚有流动性的牙胶压紧，以提高牙胶尖充填率。

目前，临床上应用较多的根充的材料除了牙胶尖之外，还有糊剂型根充材料。后者常与前者合用，既可弥补固体材料于根管间的微小间隙，又可利用其自身的化学性能，促进根尖周组织愈合。新型的根充糊剂为树脂类的材料，专门为高效的根管封闭而设计，包括 Guttaflow，AH plus 等。De Deus 等通过细菌渗透模型比较了四种不同封闭剂（RoekoSeal，GuttaflowTM，AH plus 和 Pulp Canal Sealer）在椭圆形根管中的封闭效果，研究发现以硅作为基质的封闭剂（RoekoSeal 和 GuttaFlowTM）的根管封闭效果较好，AH plus 和 Pulp Canal Sealer 的效果接近。

综上所述，椭圆形根管由于其特殊的根管形态，增加了根管预备以及充填的难度。无论是手用器械或是镍钛机用器械均不能达到理想的根管预备效果。结合使用镍钛器械和超声活化次氯酸钠冲洗液能提高根管预备的效果。在进行根管充填前应尽可能减少根管内残留的碎屑，采用热牙胶尖充填并使携热器的尖端在安全范围内尽量接近根尖，则可以提供较高的根管内牙胶尖充填率。选择适当的封闭剂也有助于提高根管充填效果。

第二节　X线辅助检查在根管治疗中的作用与地位

自从 X 线应用于牙科治疗以来，牙髓病的治疗就不再是一项盲目的对症处理了，现在几乎每一例的根管治疗均离不开 X 线辅助手段的定位与疗效判定。尽管更多新技术如根尖定位仪的临床应用逐渐推广，X 线检查由于其高效便捷的优势，仍为临床所必须，同时放射学检查技术的持续改进如锥束 CT 的临床应用也极大地推动了根管治疗疗效的提高。

一、根尖X线片

（一）根尖X线片投照技术原理

1. 分角线投照技术

牙胶片紧贴牙冠放置，利用两共边直角三角形相邻两角相等则两三角形全等的原理，使 X 线中心线与胶片、牙长轴夹角平分线垂直，则胶片所成像的牙长度应与牙实际长度相等（图 14-3）。这在单根牙较易做到，但对于多根牙，由于颊舌根不在同一平面上，为准确显示每个牙根的情况，应对每个牙根采用不同的 X 线中心线投照角度。这在实际工作中很难做到。临床工作中，一般选取一个相对较合适的 X 线中心线角度。此法操作简便，我国临床应用较普遍，但由于投照时 X 线中心线与牙长轴和胶片不垂直，而是根据一条假想的角平分线来调整 X 线中心线的方向，往往不够准确，因而所拍摄的牙图像往往失真变形，特别是在拍摄多根牙时，图像失真、变形更为明显（图 14–3）。

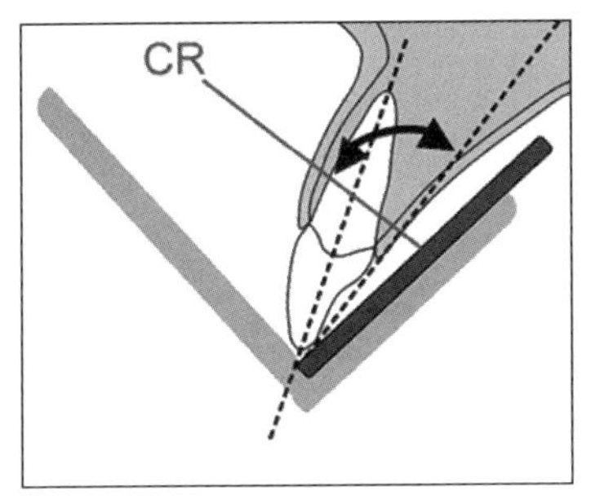

图14–3　分角线投照技术示意图

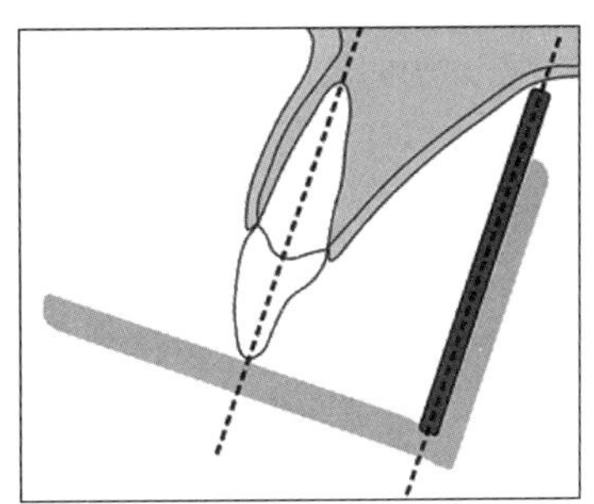

图14–4　平行投照技术示意图

2. 平行投照技术

X 线胶片与牙长轴平行放置，投照时 X 线中心线与牙长轴和胶片均垂直（图 14–4）。此方法所产生的牙变形最小，拍摄出的 X 线图像可相对较准确、真实地显示牙及牙周结构的形态和位置关系，但由于电子是由点向面发射，X 线并非完全平行，因此，图像存在一定放大，且这种技术要求使用持片器和定位指示装置，操作较费时，在我国应用较少（图 14–4）。

（二）根尖X线片的局限

根尖 X 线片在根管治疗的术前辅助诊断和术中辅助操作中具有重要作用，是防止根管治疗失败的有效手段，但根据其投照原理可知，应用于临床的根尖 X 线片具有相当的局限性。首先，其最大缺点就在于它是用二维影像来反映三维目标，因此，不同结构间的遮挡、重影等现象难以完全避免。在单一的影像上，颊舌向的尺寸不能显示，即使技术上可以显示，但也很容易被忽略，造成根管遗漏；同样，在牙根弯曲的情况下，近远中方向的弯曲可以通过 X 线根尖片发现，然而，当弯曲向颊侧或舌侧，即与 X 线中心线在同一平面时，则较难以发现。其次，不论何种原理，均存在角度选择的问题，而在临床实际操作中，由于牙长轴的不确定性，X 线中心线的理论角度是很难控制和把握的，因此，不适合的方法、不正确的操作、解剖的限制都很容易使尺寸变形，导致所看到的影像偏离真实结构，而影响接下来的诊断和治疗。再次，X 线片能反映的信息量很大程度上取决于主治医师对 X 线片的主观判读能力，在医师读片能力不足的情况下，错诊及根管遗漏的风险会大大增加。因此，在根据 X 线片进行根管解剖判断时，应以解剖理论为基础，结合 X 线片影像及相关的症状和体征综合分析判断，才能最大程度的防止根管遗漏发生。

（三）放射照片的判读

经正确拍摄、曝光和处理的X线照片和数字照片只有得到正确的解读才有价值，因此应充分利用照片中相应的信息。放大镜观察可有利于发现额外牙根、根管或难找的根尖。检查X线照片的最好方法是Brynolf放大观察法。这种器具从两方面提高照片观察的效果：将照片放大了几倍，屏蔽了周围的光线。关闭X线照片周围的光源可以最大限度提高观测者区分照片密度的能力。一张轻微曝光过度的照片，如果放大后通过强光观察，可能发现一些隐藏的信息。

二、X线断层照片

（一）传统CT

CT断层扫描将牙齿分成无数很薄的切面进行扫描，然后通过电脑对这些扫描平面进行三维重建，形成一个三维图像，髓腔以及牙根会以三维的形式显示出来，颊舌向的弯曲、根管的形态和根尖孔的位置均可清晰显现。且不再需要特殊角度的X线照片，一次曝光就可以同时拍摄所有的角度。因此是一种预防及诊断根管遗漏的有效方法，但传统CT重组的三维图像是由连续多个二维切片堆积而成的，其图像金属伪影较重。且存在诸如X线辐射量大、图像质量及准确性易受如螺距（螺旋CT）、层厚等多种因素影响、图像重建操作相对复杂、经济成本高等不足而影响了其在根管治疗中的广泛应用和发展。相反，近几年发展起来的锥束CT因其放射剂量低，照射时间短（10~70 s），图像空间分辨率高（低于1 mm）及操作简便而在口腔临床诊断和治疗中具有更广泛长远的应用前景。

（二）锥束CT

锥束X线投照计算机断层扫描成像技术（cone-beam computerized tomography，CBCT）是当今口腔颌面部影像设备中最具实用性和发展前景的设备，其原理为：X线发生器以较低射线量（一般球管电流在10 mA左右）围绕投照体做环形数字式投照，而后将围绕投照体多次数字投照后的“交集”数据在计算机中重建、重组进而获得三维图像。CBCT获取数据的投照原理和传统扇形扫描CT是完全不同的（图14-5）。

锥束CT相对于传统CT的优点：① 放射线量低，安全性好。锥形束CT一次投照剂量较传统CT低15~20倍。② 投照时间短。③ 图像空间分辨率更加高。传统体层CT是将一维投影数据进行计算机二维重建，而后将连续多个二维切片进行计算机叠加重组得到目标投照体的三维图像。因此，其所得图像纵向分辨率较低，金属伪影较重。而CBCT的投影数据是二维的，重建后直接得到三维图像。其X线利用率和空间分辨率大大提高。

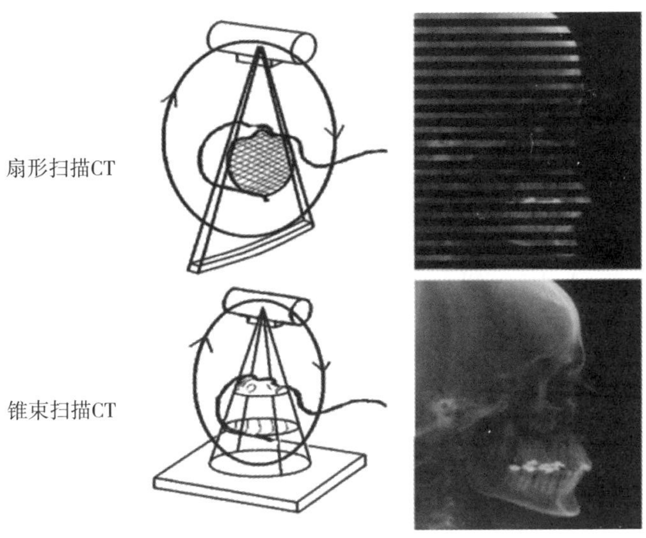

图14-5　锥束CT示意图

④ 操作方便。口腔技术人员或普通放射人员都可操作。头颅锥形束 CT 软件的特殊设计也使口腔专业人员使用起来更加方便，其完全可以按自己的意愿随意获取自己想要的口腔 3D 图像。

（三）锥束CT在牙体牙髓中的应用

1. 疾病诊断

CBCT 在牙髓状态评估，牙根和牙槽骨结构及吸收情况，非牙髓源性疾病如牙内陷、牙根纵折等诊断，根尖周手术的术前评估方面具有重要的辅助作用。尤其，CBCT 有望成为诊断早期根尖周炎及慢性根尖周炎的有效方法。由牙髓感染导致的根尖周组织早期破坏并不能被常规 X 线片发现，而只有当根尖周放射性透射影达骨质破坏的 30%~50% 时才能在常规 X 线中表现出来，这不利于疾病的早期诊断和及时治疗。而 CBCT 基于其较强的敏感性、特异性、准确性及真实性能很好地克服常规 X 线片的这一缺陷。研究发现，相对于根尖 X 线片和传统 CT，CBCT 在根尖周炎的诊断中具有更高的准确性。另据报道，CBCT 能根据密度差别区分囊腔内容物和肉芽组织，因此为无创的诊断根尖周囊肿和根尖周肉芽肿提供了条件。显然，CBCT 在诊断牙齿折裂、早期骨质吸收上也有明显优势。

2. 根管解剖形态评估

充分认识根管解剖是根管治疗取得成功的先决条件。CBCT 能够提供一个清晰完整的 3D 根管解剖图，医师可从不同角度观察根管情况而不发生根管解剖结构的重叠，再加上其较高的空间分辨率，因此可最大程度的掌握根管数目、形态、长度等解剖信息，是预防根管遗漏的有效辅助手段。许多学者利用锥束 CT 作为辅助诊断发现了前磨牙、磨牙的多种根管变异。包括根管数目变异如上颌第一前磨牙，上颌第二磨牙 5 个根管，上颌第一磨牙 5~7 个甚至 8 个根管等。另外，CBCT 已成为一种有效评估根管形态的新方法。例如，利用 CBCT 诊断下颌第二磨牙 C 形根管；Matherne 等将 CBCT 及数字 X 线片在识别根管系统上的图像效果进行比较研究发现，CBCT 图像较数字 X 线片能识别出更多的根管系统信息。Baratto Filho 等研究发现，显微镜和 CBCT 在定位和识别根管中均具有重要作用，而在根管形态的最初识别上，CBCT 是一种更有效的辅助方法。

3. 根管治疗

如上，CBCT 可用于术前适应证准确评估及根管情况观察，为根管治疗的成功提供了基本的前提条件。此外，CBCT 在根管治疗操作过程中也作为一种有效的操作评估辅助手段而广泛应用于根管治疗的各个操作程序中。如根管预备中工作长度的确定、弯曲根管预备后效果评估，根管预备过程中操作失误的探察，根管穿孔诊断，根管充填质量评估，根充材料效果评价，术后根尖周骨组织愈合情况观察，术后冠渗漏识别、根管遗漏识别、根管再治疗等。大量研究表明，CBCT 作为一种新的根管治疗辅助手段较其他辅助方法可获得更高的根管治疗质量，从而降低根管治疗失败率。

（梁景平）

参考文献

[1] Mauger M J, Schindler W G, Walker III W A. An evaluation of canal morphology at different levels of root resection in mandibular incisors[J]. Journal of endodontics, 1998, 24(9): 607–609.

[2] Rödig T, Hülsmann M, Mühge M, et al. Quality of preparation of oval distal root canals in mandibular molars using nickel–titanium instruments[J]. International Endodontic Journal, 2002, 35(11): 919–928.

[3] Weiger R, ElAyouti A, Löst C. Efficiency of hand and rotary instruments in shaping oval root canals[J]. Journal of endodontics, 2002, 28(8): 580–583.

[4] Zmener O, Pameijer C H, Banegas G. Effectiveness in cleaning oval–shaped root canals using Anatomic Endodontic Technology, ProFile and manual instrumentation: a scanning electron microscopic study[J]. International Endodontic Journal, 2005, 38(6): 356–363.

[5] Rüttermann S, Virtej A, Janda R, et al. Preparation of the coronal and middle third of oval root canals with a rotary or an oscillating system[J]. Oral Surgery, Oral Medicine, Oral Pathology, Oral Radiology, and Endodontology, 2007, 104(6): 852–856.

[6] Wu M K, Kašt' áková A, Wesselink P R. Quality of cold and warm gutta–percha fillings in oval canals in mandibular premolars[J]. International Endodontic Journal, 2001, 34(6): 485–491.

[7] Deus G D, Murad C F, Reis C M, et al. Analysis of the sealing ability of different obturation techniques in oval–shaped canals: a study using a bacterial leakage model[J]. Brazilian Oral Research, 2006,

20(1): 64–69.

[8] Khocht A. Computerized image capture, storage, retrieval, and enhancement in digital radiography[J]. Practical procedures & aesthetic dentistry: PPAD, 2004,16(7): 477.

[9] Nevins ML, Camelo M, Rebaudi A, et al. Three–dimensional micro–computed tomographic evaluation of periodontal regeneration: a human report of intrabony defects treated with Bio–Oss collagen[J] . Int J Periodont Res Dent, 2005, 25 (4): 365–373.

第十五章

牙髓病、根尖周病病例分析及临床对策

传统上，根管治疗可以分为根管预备、根管消毒和根管充填3个主要步骤。现代根管治疗还涉及微创髓腔预备、电子根尖定位仪根管工作长度测定、镍钛机动器械根管预备、超声根管预备和荡洗、热牙胶垂直加压充填，以及显微镜放大等诸多技术。高质量的根管治疗依赖于医师对各种技术的熟练掌握和融会贯通，但与治疗技术相比更为重要的是，医师需要在充分了解病史和仔细检查患牙的基础上，做出正确的诊断并制订合理的治疗方案。本章通过3个具有代表性的牙髓病、根尖周病病例的分析，展示从病史获取、临床检查、明确诊断、方案制订到规范操作治疗的全过程。

第一节　病例一的病例分析及临床对策

一、基本情况

患者，男性，26岁，职员。

1. 主诉

右上后牙夜间痛2天。

2. 现病史

患者右上后牙1周前开始出现自发痛，冷热刺激能诱发和加重疼痛，咬物时患牙亦有疼痛。2天前开始出现夜间痛，影响睡眠，否认相关牙治疗史，来我院求诊。

3. 既往史

患者否认心脏病、高血压、糖尿病、肝炎等系统性病史，否认有药物过敏史。

4. 临床检查

17 殆面见大面积龋坏，龋深及髓，可探及穿髓点，探痛明显。冷诊轻度激发痛，叩诊轻度疼痛。16 未及龋坏，无叩痛。16、17 无松动。局部牙龈未见明显红肿和窦道形成。

5. 辅助检查

X 线片显示 17 殆面深龋及髓。近中颊根弯曲较明显，根周膜增宽。腭根根周膜明显增宽，根尖区可见牙槽骨密度稍有降低（图 15-1）。

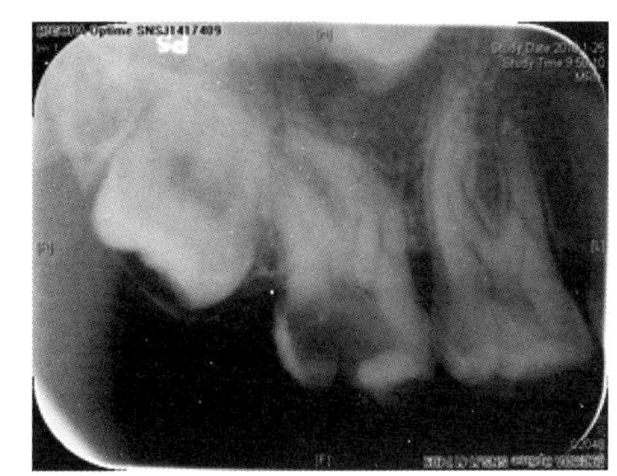

图15-1 17诊断片

6. 诊断

17 慢性牙髓炎急性发作。

7. 治疗方案

17 拟试行根管治疗 + 全冠修复。

二、治疗过程

1. 第一次就诊

（1）术前谈话：告知患者根管治疗术中及术后可能发生的问题，如麻醉意外、器械分离、台阶形成、根管侧壁穿孔、术后疼痛和牙齿折裂等，患者表示理解，签字同意试行根管治疗。

（2）处理：4% 阿替卡因 +1∶100 000 肾上腺素局部浸润麻醉。上橡皮障，显微镜下，17 去净腐质，调殆，开髓，探查根管口，探及近中颊根管第一根管（MB1）、近中颊第二根管（MB2）、远颊根管（DB）、腭根管（P）共 4 个根管。MB1、MB2 根管细小，EDTA 配合 8 号、10 号、15 号 K 锉以及 C 型先锋锉疏通根管。根管长度测定仪测量根管长度并摄片（图 15-2），根管长度长分别为 20 mm、20 mm、22 mm 和 19.5 mm，根管粗扩至 20 号，2% 氯亚明和 3% 过氧化氢交替冲洗根管，纸尖干燥，髓腔内置一干棉球，暂封，告医嘱。

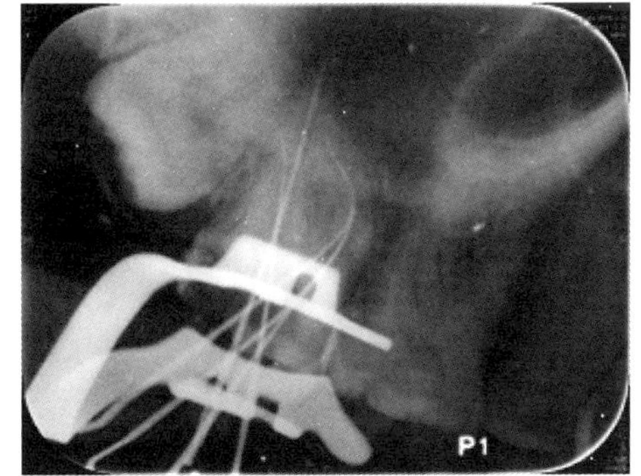

图15-2 17根尖定位片

2. 第二次就诊

（1）主诉：右上后牙治疗后疼痛消失。

（2）检查：17 暂封完整，无明显叩痛。牙无松动，牙龈未见明显红肿。

（3）处理：上橡皮障，显微镜下拆除 17 暂封，取出棉球，清理髓腔，发现近中颊第三根管（MB3）（图 15-3），根管细小。EDTA 配合 8 号、10 号、15 号 K 锉以及 C 型先锋锉疏通根管，根管长度测定仪测定 MB3 根长为 20 mm。插针拍片显示定长到位。EDTA 配合根管预备至 X2（P 根管预备至 X3），2% 氯亚明 +3% 过氧化氢交替冲洗根管，超声根管荡洗，纸尖干燥，根管内置氢氧化钙，暂封，告医嘱。

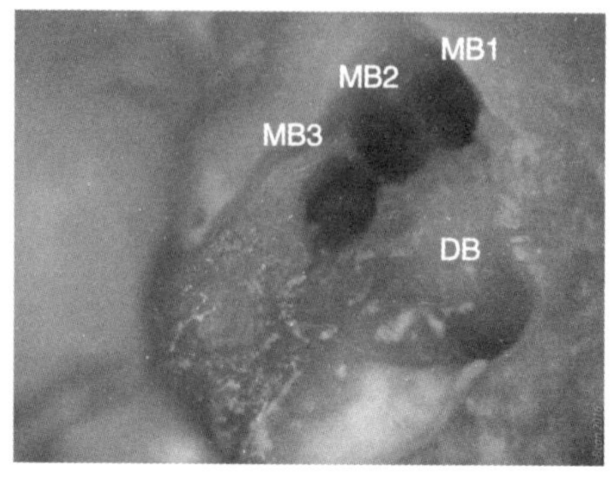

图15-3　显微镜下探查17根管口

3. 第三次就诊

（1）主诉：右上后牙治疗后无不适主诉。

（2）检查：17 暂封完整，无明显叩痛。牙无松动，牙龈未见明显红肿。

（3）处理：上橡皮障，显微镜下拆除 17 暂封，超声根管荡洗，2% 氯亚明 +3% 过氧化氢冲洗，纸尖干燥。主尖试尖到位，iRoot 根充糊剂 + 热牙胶垂直加压充填，X 线片显示根充适充（图 15-4、图 15-5）。磷酸锌黏固粉做基，流体树脂 + 复合树脂充填，调合，抛光，告医嘱。建议 3 个月后复查，择期行全冠修复。

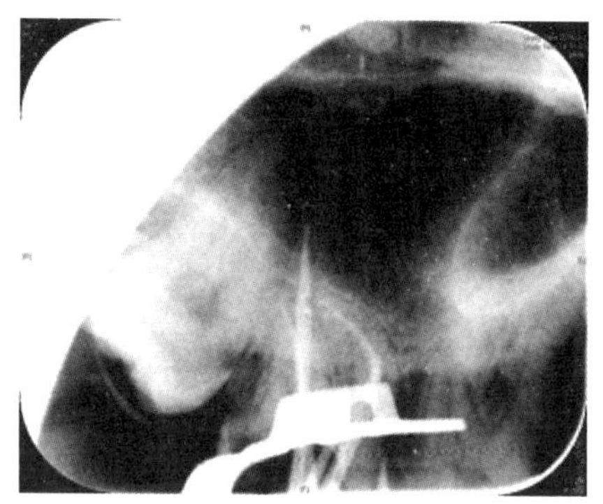
图15-4　17根管充填主尖片

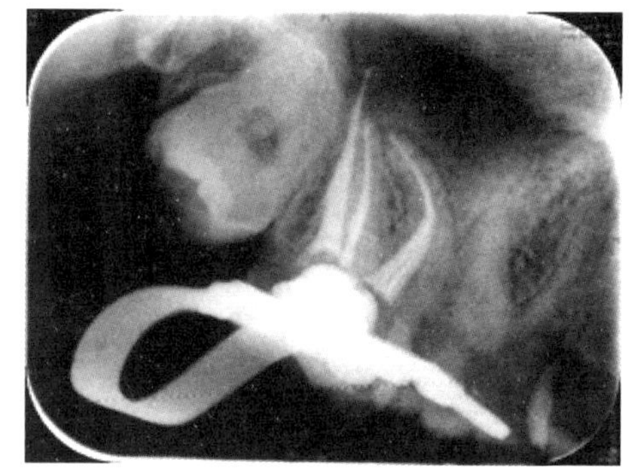
图15-5　17根管充填完成

三、病例讨论

1. 牙髓炎急性期的处理

急性牙髓炎和慢性牙髓炎急性发作是临床常见的口腔急症，疼痛性质剧烈，常在夜间达到疼痛峰值，患者往往难以忍受。牙髓炎急性发作时的疼痛主要有两个来源：① 炎症急性期的牙髓组织充血水肿，在髓腔内形成高压，压迫牙髓神经导致疼痛。② 炎症急性期的牙髓组织释放大量炎症因子，对牙髓神经细胞刺激导致疼痛。因此，开髓引流、减轻髓腔压力、缓解疼痛是处理急性期牙髓炎的基本原则。目前，牙髓炎急性期常用的处理方式有以下两种：① 局部麻醉下备穿髓点，见出血后封失活剂，待牙髓失活后再行根管治疗。该方法具有操作简便的特点，在国内外曾经广泛应用，但是由于失活剂多数具有强细胞毒性，且临床上难以控制其作用范围，可能出现失活不全，对它的应用存在一定的争议，而对于渗出较多的病例，封失活剂后髓腔内的压力并未释放，反而进一步加重，治疗后疼痛持续甚至加重，因此逐渐被淘汰。② 局部麻醉下直接开髓，牙髓摘除并行根管预备。该方法在开髓后摘除了全部牙髓释放了空间，而坏死或化脓的牙髓组织的去除则有效地减少了炎症介质的释放，既去除了致痛的根本原因又有效缓解了髓腔压力。临床研究证实，该方法能够显著缓解急性期牙髓炎的剧烈疼痛，效果优于失活法。不过对于一些特殊病例，如夜间急诊，不具备开髓后牙髓完全摘除的条件，乳牙牙髓炎急性期或者一些术前评估为疑难复杂根管的急性期牙髓炎，一次性完全摘除牙髓组织比较困难，容易出现根髓残留、根管遗漏并导致的术后疼痛持续或加重，而失活法（使用慢失活剂）可以较好地避免上述现象的出现，此时临床医师可以考虑选用失活法。

此外，传统观点认为，牙髓炎急性期应当在开髓后保持髓腔开放，以利于引流和释压。然而近年来的观点认为，开放的髓腔在缓解压力的同时也提升了髓腔和根管系统再感染的风险，不利于后续根管治疗。因此除非急性期症状特别严重，渗出特别多，否则不推荐髓腔开放，即使开放，也应严格控制时间，最好在 1~3 天内将其封闭。

总而言之，完全摘除牙髓，彻底清洁根管内的牙髓组织，是急性牙髓炎的最佳首诊治疗方法，有利于后续根管治疗的顺利进行。本例患牙为牙髓炎急性期，根管重度弯曲属疑难根管，但术者并未采用失活法也并未对患牙实施髓腔开放，而是在局麻下疏通弯曲根管并尽可能清除了牙髓，主要的考量也是基于此。治疗后疼痛明显缓解，取得了满意的疗效。

2. 一次治疗和分次治疗

根管治疗的方法主要包括：① 分次根管治疗，即根管预备、根管消毒和根管充填三大步骤分次完成，约诊间根管内放置根管消毒剂，患牙以暂封材料严密暂封。② 一次性根管治疗，即根管治疗三大步骤在一次治疗中完成。前者是目前临床医师最常用的根管治疗方法，不少临床医师认为该方法能够减少术后疼痛的发生，而且根管内封消毒剂也能够达到更完善的根管消毒效果，提高根管治疗的成功率。后者最大的优点是减少了患者就诊次数及就诊压力，容易被患者接受。然而大量的临床研究结果显示，在根管治疗疗效、影像学远期成功率等方面，一次治疗与分次治疗并没有显著的差异，在治疗后约诊间疼痛方面也没有统计学差异，不过有极个别的研究显示，牙髓炎急性期的患牙，一次治疗的术后反应似乎略大于分次治疗，需要进一步的研究予以证实。我们认为，根管治疗的三大步骤是一个连续的过程，相互联系、相互影响、相互补偿。一次治疗虽然省略了根管封药消毒步骤，恰当的根管预备（使用镍钛根管预备系统）和充分的根管冲洗能够清除根管系统内绝大部分微生物，而根管严密充填使残余的微生物不能进一步兴风作浪。因此一次治疗获得良好的治疗效果的前提是严格的消毒隔离（使用橡皮障）和规范的操作。在此前提下，一次治疗能够节省患者的治疗时间、费用，值得推荐。不过，对于重度弯曲和复杂根管、严重感染的根管或者难治性根尖周炎等特殊情况，分次治疗仍是比较可靠的治疗方法。本例患者为牙髓炎急性期，且根管重度弯曲，一次性根管治疗不利于炎症急性期肿胀疼痛的缓解，而分次治疗不仅可以解除患者的疼痛及急性炎症症状，而且在确保炎症得到完全控制，根管感染彻底清除的情况下完成治疗，可以保证治疗的效果。

3. 根管遗漏

根管遗漏是导致根管治疗失败的重要原因之一，而根管变异又是根管遗漏的重要原因之一。近中颊第二根管（MB2）是一种在上颌第一磨牙和上颌第二磨牙有着相当高发生率的根管变异，需要引起足够的重视。围绕MB2的发生情况，国内外已进行了大量研究，由于研究方法、技术、手段和研究标准的差异，所报道的MB2检出率也大相径庭。在离体牙研究中，报道的上颌第一磨牙MB2的检出率为38%~96.1%，上颌第二磨牙MB2的检出率为12%~93.7%。不过，临床研究所报道的MB2检出率明显低于离体牙研究，在上颌第一磨牙为57.9%~66%，而上颌第二磨牙MB2的检出率更低，仅为9%~38%。MB2临床检出率较低与患者的年龄和患牙髓室内钙化的程度有关，与术者的临床经验、技术水平有关，也与所使用的器械设备有关。随着现代根管治疗技术的快速发展，牙科手术显微镜、牙科放大镜和锥束CT（Cone Beam Computed Tomography，CBCT）临床应用的迅速普及，上颌磨牙特别是上颌第二磨牙MB2的临床检出率得到明显提升。为了避免遗漏MB2根管，提高磨牙根管治疗的成功率，我们提出以下临床对策：

（1）熟悉牙体、髓腔以及根管系统的解剖，特别是MB2根管口、MB1根管口和P根管口的位置关系：将上颌第一磨牙以及上颌第二磨牙的MB1根管口与P根管口做一连线，将此连线3等分，MB2根管口多位于连线靠近MB1根管口的1/3并略偏近中处，距离MB1根管口的距离为1~1.5 mm。熟悉该位置关系，有助于MB2根管口的探查和快速定位。

（2）借助牙科手术显微镜或牙科放大镜：在保证良好照明条件的前提下，充分利用牙科手术显微镜和牙科放大镜。牙科放大镜能够将目标对象放大2.5~4倍，而牙科手术显微镜甚至可以放大16~25倍，大幅度提高肉眼分辨力。在显微镜下通过仔细辨认髓腔的形态，特别是髓室底发育沟的走形以及髓室底与钙化牙本质的颜色差异，通常能够发现遗漏的根管口。

（3）灵活利用影像学手段：X 线平行投照与偏移投照相结合、必要时辅以 CBCT，多种形式的影像学辅助检查手段的组合有助于遗漏根管的探查和发现。

（4）充分利用根管探查器械：超声设备能够相对温和地去除根管口上方覆盖的髓石或钙化牙本质，根管口探针 DG16 仔细探查可疑根管口，小号 K 锉（6 号、8 号、10 号）疏通根管，有助于提升根管口探查和根管疏通的成功率。

本例上颌第二磨牙位于牙弓后方，根管治疗时受视角的影响较大，视野较差，牙体和髓腔内广泛龋坏，根管口的定位较为困难，探查 MB2 甚至 MB3 难度较大。术者借助牙科手术显微镜，在去除全部龋坏组织后，首先发现并定位了 MB1、DB 和 P 根管口，依照 MB2 根管口与 MB1 根管口和 P 根管口相对位置关系的认知，通过仔细辨认髓腔的形态以及髓室底的走形，利用 DG16 根管口探针，很快发现了 MB2 根管口，随后又发现了 MB3 根管口，避免了根管遗漏的发生。

4. 弯曲根管的预备

根管预备的目的是清除根管内的感染物质，扩大根管，维持根管原有形态并形成连续锥度，以利于后续的根管严密充填。临床医师在观察所拍摄的诊断牙片时经常能发现较为弯曲的牙根，而弯曲牙根中弯曲根管的预备一直是根管治疗的技术难点之一。若在尚未充分评估根管弯曲度的前提下贸然进行弯曲根管预备，根管偏移和器械分离等并发症时有发生，可能导致患牙的最终拔除。因此，在进行根管预备之前，有必要对根管的弯曲度进行可靠的测量和准确的评估。临床上目前存在多种根管弯曲度的测量方法，常用的有 Schneider 法、Weine 法、Long-Axis 法、Berbert 法、Purett 和 Clement 法以及 Mahir Gunday 法等，其中，Schneider 法较早提出且简便易行而为临床医师广泛接受。其具体测量方法为：先拍摄一张插针定位片，在根管口处的根管锉影像上定一个“*a*”点，沿弯曲部分冠部根管器械的中心划一直线，在根管锉偏离直线的一点定为“*b*”点，于根尖孔处定“*c*”点，直线 *ab* 与直线 *bc* 的交角 *S* 即为根管弯曲度（图 15-6）。Schneider 法根据根管弯曲度情况将根管分为直根管（0~5°）、1 级弯曲根管（5°~10°）、2 级弯曲根管（10°~25°）和 3 级弯曲根管（>25°）。大量临床实践证明，Schneider 法是测量和评估根管弯曲度有效而可靠的方法之一。

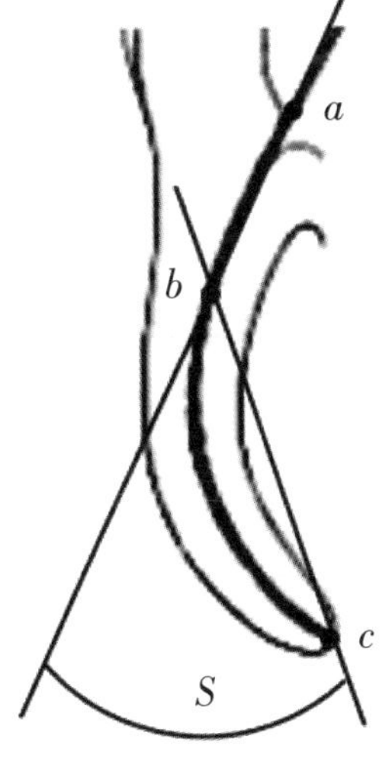

图15-6 根管弯曲度测量Schneider法示意图

在测量和评估根管弯曲度之后，需要选择适合的预备器械并选择恰当的预备方法完成根管预备。对此，笔者提出以下临床对策：

（1）在开始使用大锥度镍钛器械进行弯曲根管预备前，必须先用 K 锉（10 号、15 号、20 号）、Pathfile 或者 Proglider 根管锉进行根管冠部预扩大和顺畅根管，为后续大锥度镍钛锉预备根管建立顺畅的滑行通路（Glide Path）。若根管内发生钙化而变得细小阻塞，应避免将大锥度镍钛器械直接用于未经充分疏通的细小阻塞根管。临床上可以先用小号 K 锉（6 号、8 号、10 号）或者先锋锉（C^+ 锉）配合 EDTA 疏通根管，然后再用 K 锉、Pathfile 或者 Proglider 建立滑行通路。先锋锉（C^+ 锉）的尖端具有较强的切削力，应小心使用，切记使用防止造成根管壁侧穿。

（2）敞开根管口和冠部根管，特别是在有牙本质肩领存在的后牙，可以使用专用的大锥度镍钛根管开口锉或者 GG 钻去除牙本质肩领，扩大冠部根管，从而有效减小根管弯曲度，为高效的根管冲洗创造条件。

（3）选择合适的镍钛器械，采用根向预备法。动作应轻柔，遇到阻力不要野蛮加压。目前认为，镍钛器械的锥度不宜过大，避免过度切削根管壁牙本质而导致术中术后根折的发生。同时根尖预备必须充分，因此一般以完成锉多为 35 号 4% 锥或 25 号 6% 锥度。

（4）根管预备过程中应按顺序正确使用镍钛器械，不要随意跳号。预备过程中使用 EDTA 充分润滑根管，每次更换器械都应该使用足量冲洗液冲洗根管，去除牙本质碎屑。

（5）注意镍钛器械使用寿命，达到一定使用次数或者已进行过重度弯曲根管预备的镍钛器械应及时丢弃，以降低发生镍钛器械分离的风险。

本例中 17 近中根管的弯曲度高达 75° 以上，属于极重度弯曲，治疗难度较大。术者充分利用小号 K 锉、Pathfile 锉疏通根管并合理使用 Protaper Next 镍钛器械，在保持根管弯曲形态的前提下，有效清理了根管并形成了连续的锥度，为后续良好的根管充填以至根管治疗的成功奠定了良好的基础。

5. 根管治疗后牙体修复的方式和时机

研究证实，根管治疗后良好的冠方封闭是根管治疗远期疗效的有力保证，因此，优良的冠方修复就显得尤为重要。根管治疗后的冠方修复分为直接修复（如复合树脂等）和间接修复（如全冠、嵌体、高嵌体、超嵌体等）。选择合适的修复方式也是临床医师必须认真思考的问题。笔者认为根管治疗后修复方式选择需要考虑以下一些问题：

（1）牙齿的可修复性（余留牙体组织抗力）。

（2）患牙的牙位及咬合状况 。

（3）牙周危险性评估（是否需要牙周治疗、冠延或龈切）。

（4）美学因素 。

（5）患者的主观要求（经济能力、时间）。

除了修复的方式，根管治疗后最佳的修复时机也是临床医师关心的问题。即刻修复和延期修复哪一种更好存在争议，目前尚无定论。即刻修复可能会出现根充术后反应持续不消或加重，而延期修复则有牙体折裂或暂封破坏导致冠方渗漏的风险。Torabinajed等人的研究发现，冠方渗漏后，最快只需要 19 天，感染就能从冠方扩散到根尖区。笔者认为，关于修复时机的确定，需要考虑以下一些问题：

（1）原发疾病的诊断。

（2）根尖周病变的大小，是否与牙周相通。

（3）根管治疗术后的时间 。

（4）患牙在牙列中的位置。

（5）修复方式的选择。

在此基础上，对于修复时机确定的临床建议是：

（1）原则上应在临床症状消失、根尖病变完全或基本愈合后再行永久修复。

（2）根尖周病变较大，先行过渡性修复，观察 3~12 个月，待病变明显愈合后再行永久修复。

（3）无根尖周病变，根充顺利、恰填，可以在根充后即刻或近期永久修复。

本例患牙为上颌第二磨牙，牙髓有急性炎症根尖有骨质破坏，我们选择根充后树脂充填，观察 3 个月后复查确认临床症状已消失、根尖病变已完全愈合后开始永久修复。患牙牙体缺损较大且牙尖受损较为严重，考虑修复方式为全冠或高嵌体。但是患者全口的咬合关系较为混乱，且患者为年轻男性，目测咬肌较为发达，上颌第二磨牙可能承担较大的咬合力，因此最终修复方案定为全冠修复。

第二节 病例二的病例分析及临床对策

一、基本情况

患者，女性，30 岁，职员。

1. 主诉

右下后牙自发痛 3 天，加重 1 天。

2. 现病史

患者1周前在外院局部麻醉下行右下后牙嵌体修复，具体不详。3天前出现自发痛，遇冷热刺激能加重疼痛，昨日起疼痛明显加重，否认夜间痛史。

3. 既往史

患者否认心脏病、高血压、糖尿病、肝炎等系统性病史，否认有药物过敏史。

4. 临床检查

47 𬌗合面全瓷高嵌体修复，未见明显牙体龋坏和修复体边缘裂隙。冷诊轻度激发痛，叩痛轻度。46未及明显龋坏和叩痛，冷诊同对照牙。46、47均无明显松动，局部牙龈未见明显红肿。

5. 辅助检查

X线片显示47𬌗面嵌体位于牙本质中层，46、47未见明显根尖异常（图15-7）。

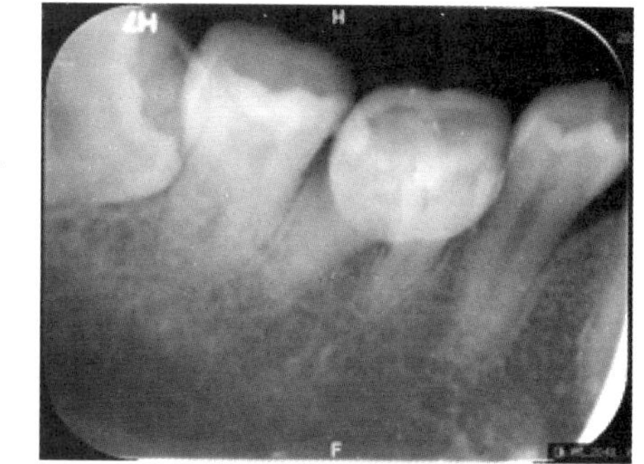

图15-7 47诊断片

6. 诊断

47慢性牙髓炎急性发作。

7. 治疗方案

47拟行根管治疗。

二、治疗过程

1. 第一次就诊

（1）术前谈话：告知患者患牙在根管治疗术中及术后可能发生的问题，如麻醉意外、器械分离、台阶形成、根管侧壁穿孔、术后疼痛和牙齿折裂等，患者表示理解，签字同意试行根管治疗。

（2）处理：4%阿替卡因+1 ∶ 100 000肾上腺素行47局部浸润麻醉。显微镜下，47嵌体𬌗面中央钻入，开髓，探查根管口，探及近中舌侧根管（ML）、颊侧根管（B）、远中根管（D）共3个根管。其中B根管口与D根管口相连，似C形根管。拔髓针拔髓，EDTA配合8号、10号、15号K锉疏通根管，根管长度测定仪测定ML、B和D根长分别为18.5 mm、18.5 mm和18 mm，插针拍片（图15-8），确定根管长度。2%氯亚明和3%过氧化氢交替冲洗根管，纸尖干燥，髓腔内置一干棉球，暂封。

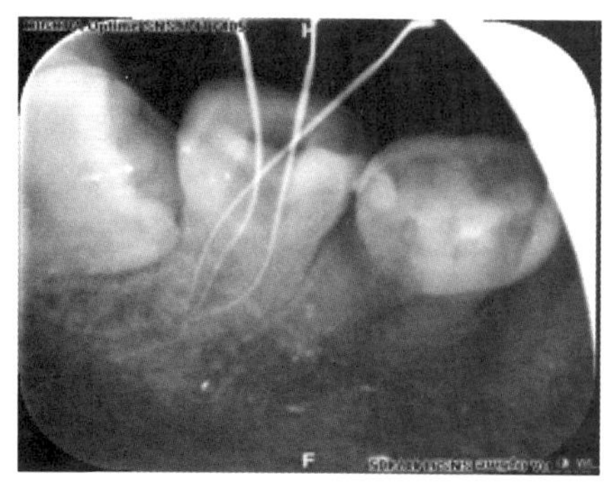

图15-8 47根尖定位片

2. 第二次就诊

（1）主诉：右下后牙治疗后疼痛消失

（2）检查：47 暂封完整，无明显叩痛。牙无松动，牙龈未见明显红肿。

（3）处理：显微镜下拆除 47 暂封，取出棉球，清理髓腔。EDTA 配合 Protaper 根管预备至 X3，2% 氯亚明 +3% 过氧化氢交替冲洗根管，超声根管荡洗，纸尖干燥，根管内置氢氧化钙，暂封。

3. 第三次就诊

（1）主诉：右下后牙治疗后无不适主诉。

（2）检查：47 暂封完整，无明显叩痛。牙无松动，牙龈未见明显红肿。

（3）处理：显微镜下拆除 47 暂封，超声根管荡洗，2% 氯亚明 +3% 过氧化氢冲洗，纸尖干燥。主尖试尖到位，iRoot 根充糊剂 + 大锥度牙胶尖行热牙胶垂直加压充填，X 线片显示根充适充（图 15-9、图 15-10）。磷酸锌黏固粉做基，流体树脂 + 复合树脂充填，调合，抛光。告医嘱。建议 3 个月后复查。

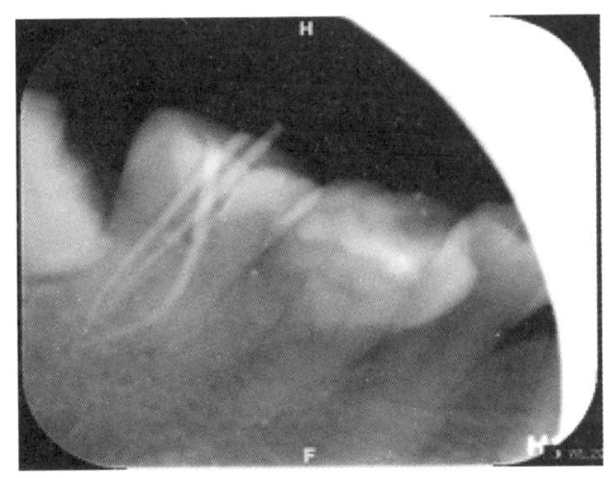

图15-9 47根管充填主尖片

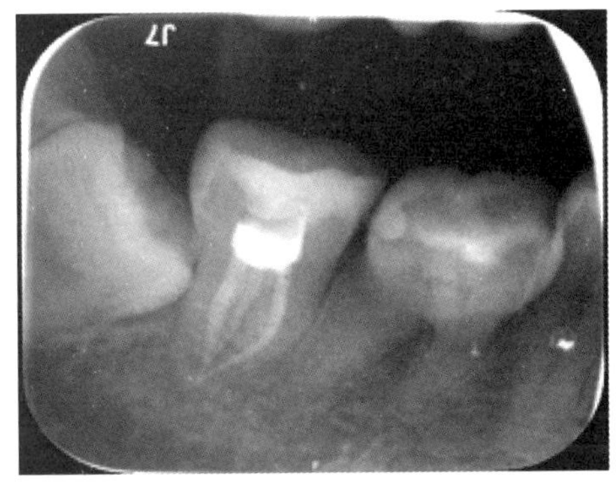

图15-10 47根管充填完成

三、病例讨论

1. 可复性牙髓炎和不可复性牙髓炎

可复性牙髓炎是牙髓组织以血管扩张和充血为主要病理变化，一种程度比较轻微的初期牙髓炎症，组织病理学上相当于“牙髓充血”。其特征性的临床表现是没有自发痛史，当牙髓受到温度刺激或甜、酸化学刺激时，会产生短暂疼痛，当刺激去除后，疼痛立即消失。临床检查时，冷诊产生敏感或疼痛，刺激去除后疼痛仅维持数秒就消失。基于此临床特点，可复性牙髓炎的治疗只需将病原刺激因素去除，安抚充血的牙髓，待牙髓状态恢复正常再行后续充填治疗。与之相反，不可复性牙髓炎是一种严重的牙髓炎症，牙髓局部或者全部出现了炎症或者化脓等不可回复的病理改变。不可复性牙髓炎的特征性临床表现是患牙有自发痛史，冷热刺激能诱发尖锐疼痛，刺激去除后疼痛往往仍能持续较长时间，有的患牙还可以有轻度叩痛。对于不可复性牙髓炎，牙髓没有回复正常的可能性，因此及早行根管治疗是最佳的治疗方案。不可复性牙髓炎中的急性牙髓炎和慢性牙髓炎急性发作比较容易与可复性牙髓炎鉴别，而症状不明显的慢性牙髓炎有时则难以鉴别，临床上可以先行安抚治疗，在一定时间内观察其症状改变再明确诊断。

本例患牙有明显的进行性自发痛病史，临床检查发现冷诊能诱发疼痛且去除刺激后疼痛持续十多秒，患牙还有轻度叩痛。基于上述临床表现，考虑患牙的诊断为不可复性牙髓炎中的急性牙髓炎，拆除高嵌体后安抚治疗意义不大。因高嵌体制作较为逼真，患者要求予以尽可能保留，故与患者沟通后直接在修复体上开髓并行根管治疗。

2. C 形根管

C 形根管是一种特殊的根管形态，因根管的横截面呈“C”字形而得名，属于根管形态变异。可发生于下颌第二磨牙、下颌前磨牙、上颌磨牙、下颌前磨牙和上颌侧切牙等部位。以下颌第二磨牙最为常见，欧美人群中发生率较低，文献报道仅为 2.7%~8.0%，而在中国人群中的发生率高达 24.0%~31.5%。C 形根管其根管系统极为复杂，有大量的根管分叉、交通枝、侧枝根管和根管峡部等变异出现，给根管预备、冲洗、消毒和充填都带来了严峻的挑战，因此必须引起临床医师的高度重视。

3. C 形根管的识别和分类

C 形根管包绕在牙根内，其识别依赖于影像学手段，虽有一定的难度，但仍有迹可循。一般 C 形根管在 X 线片上的表现为：

（1）牙根特点：① 呈现单根，根尖锥形、方圆形或结节状，中间有条索状或纺锤状 X 线密度降低去。② 似双根，根尖呈较宽的方圆形，“双根”根尖之间有牙周膜影像相连；“双根”之间骨小梁、牙周膜和“根分歧”显示不清。

（2）髓腔特点：① 髓室底位置较低。② 髓室底窄，髓室底近、远中根管开口距离近，一般不大于髓室底水平处牙根直径的 1/3。

（3）根管特点：① 在锥形单根中常可见两根管影像在根尖 1/3 区靠拢并汇入 X 线低密度区内。② 在近远中根管影像之间可见细小模糊的第三根管影像。

当然，CBCT 是判断 C 形根管的金标准。在 CBCT 根管横断面看到弧形根管形态基本上就可以诊断为 C 形根管了。

C 形根管有多种分类方法，其中最为经典是 Melton 分类法。梅尔顿（Melton）根据牙根横截面根管数目和形态的不同，将 C 形根管分为 C1~C3 3 种类型：① C1 牙根横截面上只有 1 个根管，且根管呈弧形。② C2 牙根横截面上有 2 个根管，其中较大的一个根管呈弧形。③ C3 牙根横截面有 2~3 个独立的圆形或椭圆形根管。范兵等根据显微镜下下颌第二磨牙根管口的形态，将 C 形根管分为 4 型：① I 型：有半岛状弧形髓室底，只有 1 个弧形根管口。② II 型：舌侧半岛状弧形髓室底与颊侧根管壁有带状牙本质连接，有独立的近中和远中根管口。③ III 型：舌侧半岛状弧形髓室底与近中侧根管壁有带状牙本质连接，有 1 个较大的根管口（近颊和远中根管口融合）和 1 个较小的根管口（近中舌侧根管口）。④ IV 型：没有半岛状弧形髓室底，颊侧和舌侧髓室底融合，有独立的近中和远中根管口。

4. C 形根管的治疗

C 形根管的难点在于治疗，临床医师需要着重考虑的是如何进行完善的根管预备、消毒和充填。

绝大多数大锥度镍钛器械的运动轨迹被设定为围绕器械中轴线的同心圆，理想的镍钛器械预备后根管形态为一连续锥度的圆锥形，增加器械直径并不能显著改变预备后根管的圆锥形态。临床研究显示，即使使用大锥度镍钛器械预备根管，C 形根管内仍有近 60% 的根管壁未接触根管预备器械，再加上根管分叉、管间交通支、侧支根管和根管峡部等变异频繁出现，单纯的机械预备不足以完全清除 C 形根管系统内的感染。因此，C 形根管的预备要强调机械预备与化学预备的结合。预备过程中需要使用大量根管冲洗液冲洗根管，超声荡洗根管，以尽可能去除根管峡部的牙本质碎屑和残留的牙髓组织，并使用氢氧化钙进行根管封药消毒，为患牙根管充填后的牙体修复创造条件。

由于 C 形根管形态的特殊性，传统的侧方加压充填技术并不能有效封闭整个根管。使用热压胶垂直加压充填技术可以将软化变形的牙胶压入根管峡区和侧支根管，提高根管封闭的效果。

C 形根管的探查、疏通、预备、消毒和充填每个步骤都有着较高的技术敏感性。为了我们提出以下临床对策：

（1）使用牙科放大镜或者牙科手术显微镜提升肉眼分辨力，镜下仔细观察髓腔形态，探查根管口，避免遗漏根管。

（2）确定根管口的位置后，建议使用 8 号或者 10 号的 K 锉从近中舌侧根管口或者从根管口的近中舌侧开始，按逆时针方向仔细探查根管，可疑遗漏根管。

（3）C 形根管系统内部存在根管分叉、相互交通，较为复杂，但目前临床上一般仍按照传统 3 根管或 4 根管进行根管机械预备，而根管峡部和管间交通支等特殊部位的清洁主要依赖化学预备实现，需要使用足量的高浓度次氯酸钠溶液和 EDTA 溶液或者过氧化氢溶液交替冲洗根管，超声波根管荡洗。对于根管再治疗病例或者难治性根尖周炎病例，还可以辅以氯己定溶液冲洗，以尽可能除根管峡部的牙本质碎屑和残留的牙髓组织，开放牙本质小管口，杀灭细菌。

（4）根管内封药推荐使用氢氧化钙。需要注意的是，氢氧化钙必须接触根管壁才能发挥消毒作用，因此在放置氢氧化钙时需要使用螺旋输送器协助或者使用K锉逆时针旋转将氢氧化钙导入根管系统并与根管壁充分接触。

（5）根管充填前，应使用超声设备荡洗根管，彻底清除根管系统内氢氧化钙，避免残留的氢氧化钙影响根充远期密和性。

（6）选用AHplus、iRoot SP等封闭性能较好的根管封闭剂，使用螺旋输送器、纸尖或小号K锉逆时针旋转协助输送和导入根管封闭剂。首选热牙胶垂直加压充填技术进行根管充填。

第三节　病例三的病例分析及临床对策

一、基本情况

患者，男性，17岁，学生。

1. 主诉

右上前牙龈反复肿胀流脓近2个月。

2. 现病史

半年前患者因外伤致右上前牙折断并逐渐出现冷热刺激痛症状，3个月前，患者在外院就诊，诊断为“冠折露髓”，建议行根管治疗，患者未接受相应治疗，具体不详。近2个月来，患者右上前牙龈反复肿胀并偶有脓液溢出，咬硬物时偶有疼痛不适，否认自发痛。现来我院，要求治疗。

3. 既往史

患者否认心脏病、高血压、糖尿病、肝炎等系统性病史，否认有药物过敏史。

4. 临床检查

11近中切角折断缺损，可见陈旧性穿髓点，探诊无明显疼痛。11唇侧根方牙龈轻度肿胀，可见一瘘管，无明显溢脓。11叩诊略有不适，无明显松动。21切端釉质少量缺损，无叩痛，无松动，电活力同对照牙。

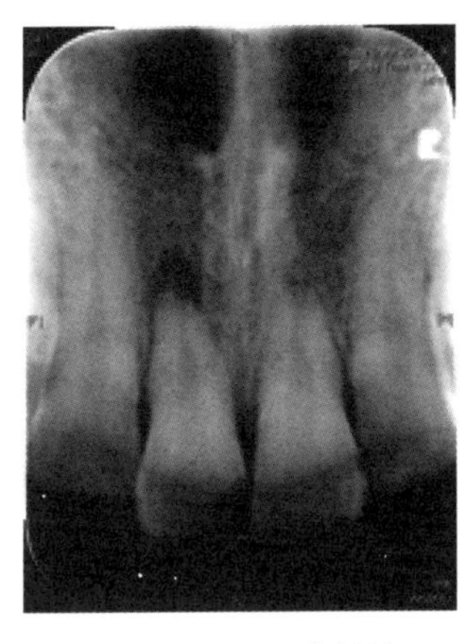

图15-11　11诊断片

5. 辅助检查

X 线片显示 11 近中切角缺损及髓，根尖区牙槽骨密度降低影像，根尖疑似外吸收。21 根周膜稍有增宽。11、21 牙根短小（图 15-11）。

6. 诊断

11 慢性根尖周炎，根尖外吸收？ 21 牙体缺损。

7. 治疗方案

41 拟试行根尖屏障术 + 根管充填 + 树脂充填修复，18 周岁后视情况决定后续修复方案。12 观察随访。

二、治疗过程

1. 第一次就诊

（1）术前谈话：告知患者及家长术中术后可能出现的问题，说明患牙的近期和远期疗效，必要时需拔除患牙。患者及家长表示理解，家长代签字同意试行根尖屏障术治疗。

（2）处理：显微镜下，11 开髓，拔残髓，根管清理疏通，生理盐水冲洗，干燥根管。根管长度测定仪测长 16.5 mm，插针摄片（图 15-12），粗扩根管至 25 号，2% 氯亚明和 3% 过氧化氢交替冲洗根管，纸尖干燥，髓腔内置一干棉球，暂封，调合，2 周后复诊。

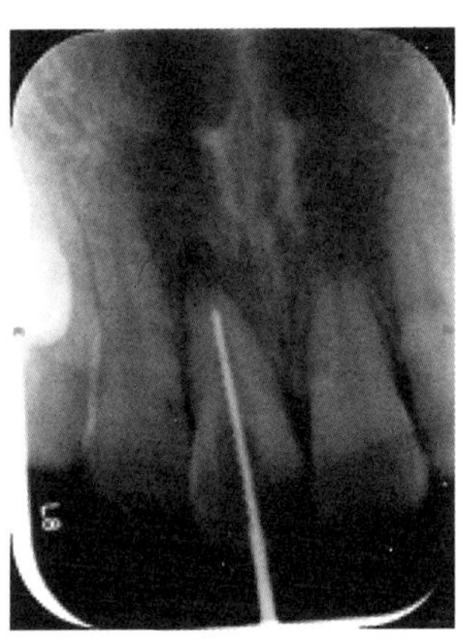

图15-12　11根尖定位片

2. 第二次就诊

（1）主诉：治疗后右上前牙无不适主诉。

（2）检查：11 暂封完整，无明显叩痛。牙无松动，唇侧牙龈肿胀明显好转。

（3）处理：显微镜下，拆除 11 暂封，取出棉捻，根管内无明显异味和渗出。根管预备至 80 号。超声根管荡洗，2% 氯亚明和 3% 过氧化氢交替冲洗根管，纸尖干燥，根管内置氢氧化钙糊剂，髓腔内置一干棉球，暂封，2 周后复诊。

3. 第三次就诊

（1）主诉：治疗后右上前牙无不适主诉。

（2）检查：11 暂封完整，无明显叩痛。牙无松动，牙龈无明显红肿。

（3）处理：上橡皮障，显微镜下，拆除 11 暂封，根管清理，超声根管荡洗，2% 氯亚明和 3% 过氧化氢交替冲洗根管，纸尖干燥，在根管根尖段置入约 5 mm 的 MTA，摄片确认 MTA 放置到位（图 15-13）。AHplus + 热牙胶垂直加压充填根管，磷酸锌水门汀做基，复合树脂充填，调合，抛光。X 线片显示根充密和到位（图 15-14）。告医嘱，建议 3 个月后复查。

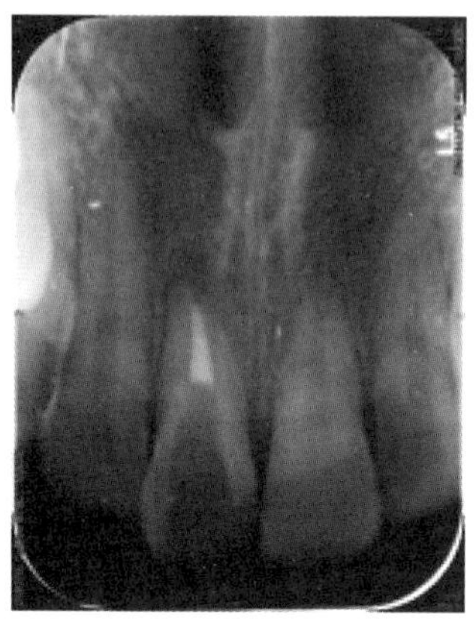

图15-13　11制作MTA屏障

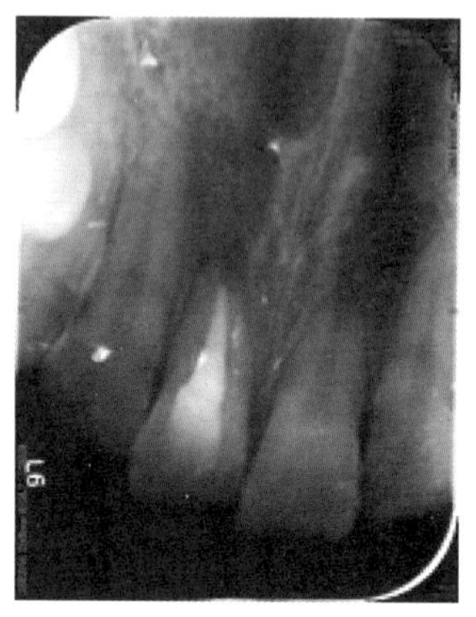

图15-14　11根管充填完成

4. 第四次就诊

（1）主诉：治疗后 3 个月，右上前牙无不适主诉。

（2）检查：11 充填物完整，无明显叩痛。牙无松动，牙龈无明显红肿。

（3）辅助检查：X 线片显示 11 根尖区牙槽骨低密度影像范围明显缩小。根尖疑似外吸收处可见牙骨质沉积（图 15-15）。

5. 第五次就诊

（1）主诉：治疗后半年，右上前牙无不适主诉。

（2）检查：11 充填物完整，无明显叩痛。牙无松动，牙龈无明显红肿。

（3）辅助检查：X 线片显示 11 根尖区牙槽骨低密度影像基本消失。根尖疑似外吸收处可见牙骨质明显沉积修复（图 15-16）。

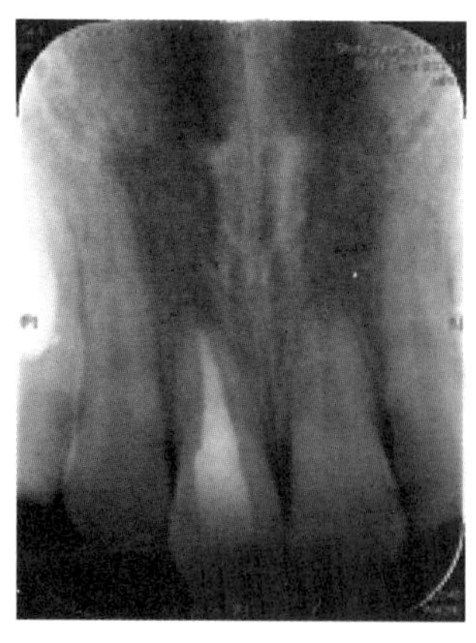

图15-15　11治疗后3个月

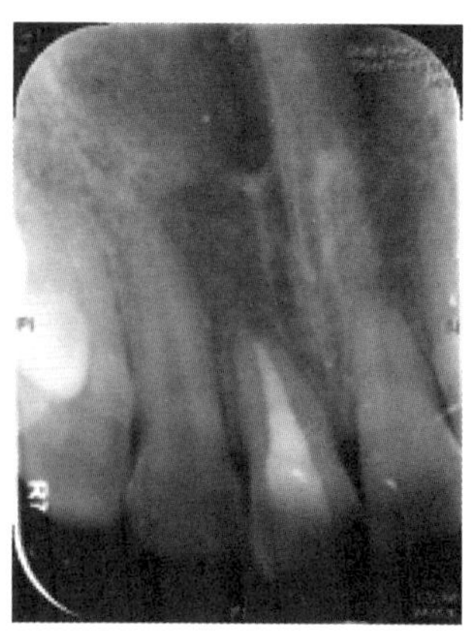

图15-16　11治疗后半年

6. 第六次就诊

（1）主诉：治疗后 1 年，右上前牙无不适主诉。

（2）检查：11 充填物完整，无明显叩痛。牙无松动，牙龈无明显红肿。

（3）辅助检查：X 线片显示 11 根尖区牙槽骨低密度影像完全消失。根尖疑似外吸收处修复完成（图 15-17）。

（4）处理：上橡皮障，拆除原树脂充填物，复合树脂美学修复近中缺角，调合，抛光。

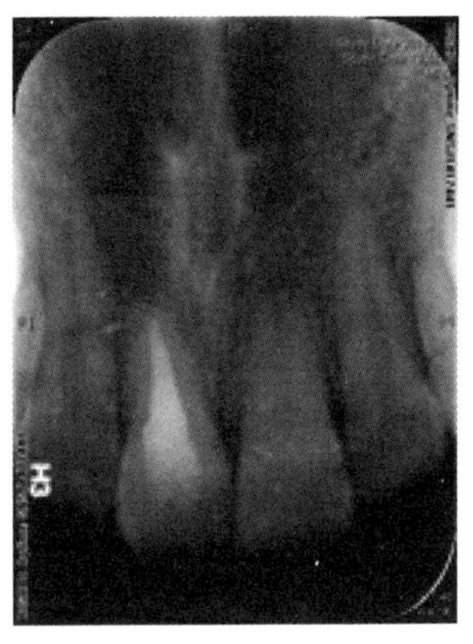

图15-17　11治疗后1年

三、病例讨论

1. 关于根尖屏障术及其适应证

根管治疗的目的是阻断病源刺激物进入根管及根尖周组织。口腔中的细菌及其营养物质可以通过牙冠或根管冠方的渗漏进入根管，而根尖周组织中的病原体和组织液也可以经由封闭不全的根尖孔和副根尖孔进入根管，导致根管再感染。因此，根管治疗必须实现根管冠方和根方两个严密封闭，以确保根管治疗的远期疗效。要实现良好的根方封闭，就要求根管必须具备良好的根尖屏障作为根管充填的止点。

牙本质牙骨质界也称为生理性根尖孔，在根尖发育正常的牙齿，生理性根尖孔既是髓腔预备的终止点，也是根管充填的终止点，在根管预备过程中要避免损伤这一天然根尖屏障。但是，在根尖孔闭合的牙髓坏死或慢性根尖周炎的恒牙，就需要通过人工方式重塑根尖屏障。将无机三氧化物聚合物（mineral trioxide aggregate，MTA）置入根尖部位，待其硬固后形成根尖止点，达到根尖封闭的效果，称为根尖屏障术（apical barrier technique），也称 MTA 根尖屏障术（MTA barrier technique）。其适应证包括：

（1）牙髓坏死或根尖周炎症的根尖孔未发育完全的恒牙。

（2）长期根尖诱导未能形成根尖屏障的恒牙 。

（3）根尖有吸收的恒牙。

（4）根尖过度预备的恒牙。

（5）根尖手术失败的恒牙 。

（6）根尖周炎症较为严重，但牙根短小，不适合进行根尖手术的恒牙。

本病例患牙牙根短小，属于根尖手术的非适应证，若行根切术，术后冠根比例将严重失调。因此根尖屏障术是本病例的首选治疗方法。

2. 根尖屏障术 MTA 放置的时机

放置 MTA 的时机是不少临床医师关心的问题。在放置 MTA 之前一般需要完成包括开髓、根管清理、工作长度确定、根管预备、根管消毒等一系列操作，过程与常规根管治疗极为相似。事实上，放置 MTA 的时机与根管充填的时机也较为相似，关键是感染的控制情况。具体而言主要和以下几个因素有关：① 患者的症状和体征。② 牙髓和根尖周组织的状态。如果患者存在严重的根尖周症状，需要先行对症治疗，优先处理根尖周急性感染，待根尖周感染控制后再考虑 MTA 的放置。由于根尖屏障术的病例大多有长期根尖周感染病史，感染情况一般较为严重，根尖一般有不同程度的破坏且根管粗大，根管壁往往较薄，机械预备往往难以彻底清除感染，很大程度上需要依赖化学预备实现根管彻底消毒。因此患牙即使没有明显的根尖周症状，根管清理后也不建议立即放置 MTA，应该在根管封药消毒并完全控制根尖周炎症后再行 MTA 放置。概括起来，临床医师应在根管机械预备、化学预备和封药消毒后，检查患牙无自觉症状、无明显叩痛，根管干燥无分泌物无异味，窦道闭合的情况下放置 MTA 并进行 MTA 冠方根管的充填。

3. 关于 MTA

MTA 是一种新型生物材料，主要成分是磷酸三钙、铝酸三钙、氧化三钙和氧化硅等。因其具有优良的生物相容性、亲水性、边缘封闭性，高 pH 和诱导根尖硬组织形成等优点而被广泛地应用于根尖屏障术、根管侧壁穿孔修补、根尖倒充填、活髓切断术、盖髓术和牙髓血运重建术等，其疗效已为大量研究所证实。

4. 根尖屏障术的临床对策

（1）根尖屏障术并非牙髓病和根尖周病的常规治疗手段，适用范围较窄，但因其与根尖手术相比具有操作相对简单、创伤小，治疗效果较好的优点，可以作为部分根尖手术病例的备选治疗方案。

（2）MTA 操作性不佳，特别是对于经验不丰富的低年资医师，放置到位且充填密实比较困难，使用专用的输送和充填器械可以简化操作，缺点是器械价格比较昂贵。在没有专用器械的情况下，简单有效的方法是将调拌好 MTA 团块放置在根管口，使用大锥度纸尖推压输送 MTA 至根尖并压实。有学者研究发现，即使少量 MTA 被推压超出根尖孔也不会对治疗效果产生严重影响。也有学者尝试以操作性能较好的 iRoot BP 代替 MTA 进行根尖屏障制作。iRoot BP 作为根尖手术倒充填材料的疗效已经得到证实，但其作为根尖屏障的疗效尚缺乏足够的研究数据。

（3）MTA 调拌后需要 4 个小时左右才能固化，因此在 MTA 放置到位后立即进行冠方根管充填是不合适的，充填加压时可能会破坏还未硬固的根尖屏障并将其推出根尖孔区，导致治疗失败。因此置入 MTA 后可以在根管口放置一个潮湿棉球，用玻璃离子封闭髓腔，待 1~2 天后复诊再行冠方根管充填。

5. 临床疗效观察时间和评价标准

对于根尖屏障术疗效的评价，临床上尚无统一的标准，目前，学术界大都参考根管治疗疗效评价标准进行评价。根据中华口腔医学会牙体牙髓病学专委会制订的全国根管治疗技术规范和疗效评价标准，“对于根充后疗效评价的观察时期应在 2 年后评价远期疗效，或应该分为无根尖病变和有根尖病变，前者为 1~2 年，后者为 2~5 年”。我们建议，根尖屏障术后 3 个月、6 个月、12 个月、24 个月定期复查，若根尖周病变较为严重伴有较大范围的牙槽骨破坏，则需延长观察期至 2~5 年。

参考文献

[1] 樊明文 . 牙体牙髓病学 [M]. 第四版 . 北京 : 人民卫生出版社 ,2012.

[2] Ingle, Ide J. Ingle's endodontics 6 /[M]. BC Decker, 2008.

[3] 梁景平 . 临床根管治疗学 [M]. 上海：上海世界图书出版公司 , 2016.

[4] 高燕 , 安少锋 , 凌均棨 . 离体上颌磨牙近中颊根第二根管出现率的研究 [J]. 中华口腔医学杂志 , 2006, 41(9):521-524.

[5] Wolcott J, Ishley D, Kennedy W, et al. A 5 Yr Clinical Investigation of Second Mesiobuccal Canals in Endodontically Treated and Retreated Maxillary Molars[J]. Journal of Endodontics, 2005, 31(4):262.

[6] 梁广智 , 范兵 . 上颌第二磨牙近中颊根 MB2 根管的临床研究 [J]. 现代口腔医学杂志 , 2005, 19(1):38-40.

[7] 顾迎新 , 朱亚琴 . 根管弯曲分类与弯曲度测量方法的研究进展 [J]. 上海口腔医学 , 2002, 11(4):366-368.

[8] Melton D C, Krell K V, Fuller M W. Anatomical and histological features of C-shaped canals in mandibular second molars.[J]. Journal of Endodontics, 1991, 17(8):384.

[9] Fan B, Cheung G S, Fan M, et al. C-shaped canal system in mandibular second molars: Part I—Anatomical features[J]. Journal of Endodontics, 2004, 30(12):899-903.

[10] Fan B, Cheung G S P, Fan M, et al. C-Shaped Canal System in Mandibular Second Molars: Part II—Radiographic Features[J]. Journal of Endodontics, 2004, 30(12):904.

[11] Torabinejad M, Chivian N. Clinical application of Mineral Trioxide Aggregate[J]. Journal of Endodontics, 1999, 25(3):197-205.

[12] 徐琼 , 凌均棨 , 黄芳 , 等 . MTA 形成根尖屏障的疗效观察 [J]. 上海口腔医学 , 2006, 15(1):7-10.

[13] 刘正 , 周学东 . 全国根管治疗技术规范和质量控制标准 [J]. 华西口腔医学杂志 , 2004, 22(5):379-380.

（刘　斌）